别等

才体检

体检主任之家　著

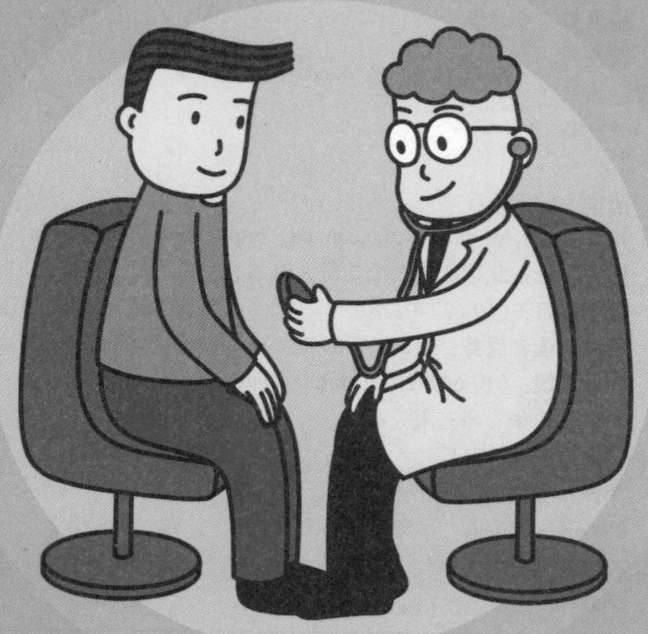

清華大學出版社
北　京

图书在版编目（CIP）数据

别等生病才体检 / 体检主任之家著. — 北京 : 清华大学出版社, 2019
ISBN 978-7-302-51137-3

Ⅰ. ①别…　Ⅱ. ①体…　Ⅲ. ①体格检查 – 基本知识　Ⅳ. ①R194.3

中国版本图书馆CIP数据核字（2018）第202119号

责任编辑：胡洪涛　王　华
封面设计：靳晓彤
责任校对：赵丽敏
责任印制：李红英

出版发行：清华大学出版社
网　　址：http://www.tup.com.cn，http://www.wqbook.com
地　　址：北京清华大学学研大厦 A 座　　邮　　编：100084
社 总 机：010-62770175　　邮　　购：010-62786544
投稿与读者服务：010-62776969, c-service@tup.tsinghua.edu.cn
质量反馈：010-62772015, zhiliang@tup.tsinghua.edu.cn
印 刷 者：北京鑫丰华彩印有限公司
装 订 者：三河市溧源装订厂
经　　销：全国新华书店
开　　本：188mm × 200mm　　印　张：13　　字　　数：268 千字
版　　次：2019 年 3 月第 1 版　　印　　次：2019 年 3 月第 1 次印刷
定　　价：65.00 元

产品编号：080810-01

目录

一、体检或许比你想象的更重要

1. 说真的！我们为什么需要体检？

油数地沟醇，霾是故乡浓，好久没有吸过故乡的霾了，甚是想念啊~
是啊，这一天不吸霾，浑身不得劲儿啊~

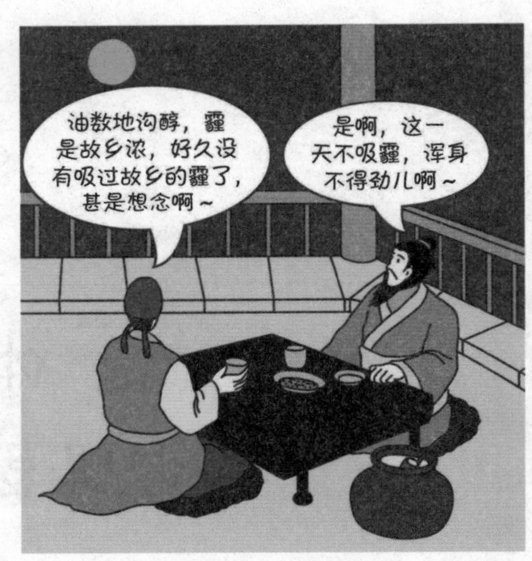

现在这个时代
雾霾当空，污水遍地
餐馆早已沦为地沟油的乐园

我们抽一支烟、喝一杯酒
呼吸一口空气
喝一口看似干净的水
甚至隐藏在我们身体内的基因
都有可能对我们的健康造成威胁

今天我送你那地沟油味道不错吧~
是不错，加点儿添加剂味道更棒了~

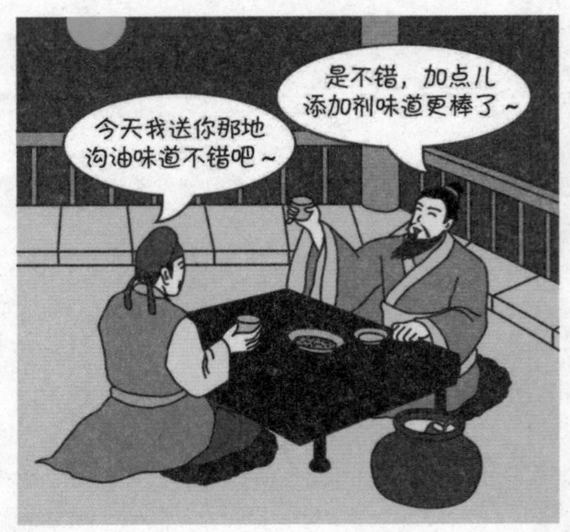

我们为成功努力拼搏
压力倍增，身心俱疲
熬夜加班，久坐不动，饮食无规律
就算铁打的身体也经受不住长期的摧残
往往早已一身病却不自知
甚至一不小心还有可能归西
这样的例子不在少数

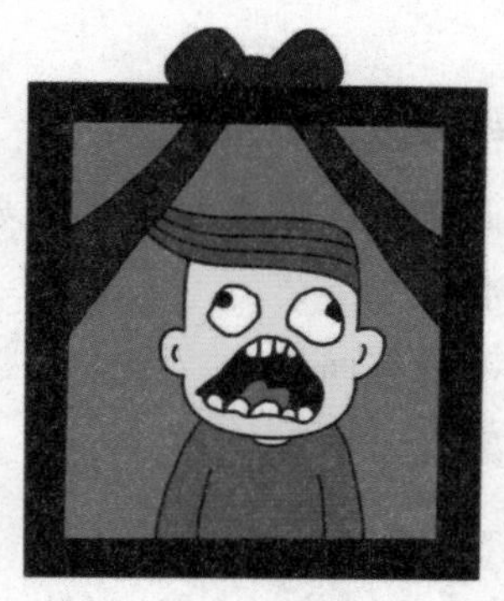

检检：卒，享年 35 岁
归西原因：加班熬夜，久坐不动，
压力山大，从不体检……

据统计
目前我国只有 5% 的人是基本健康的
亚健康人数超过 75%
达到了惊人的 9 亿
很多人在患病后才幡然醒悟
为什么当初没有早点发现
为什么没有早点引起重视
如果早点治疗就不会发展成那样
但是往往已经晚了

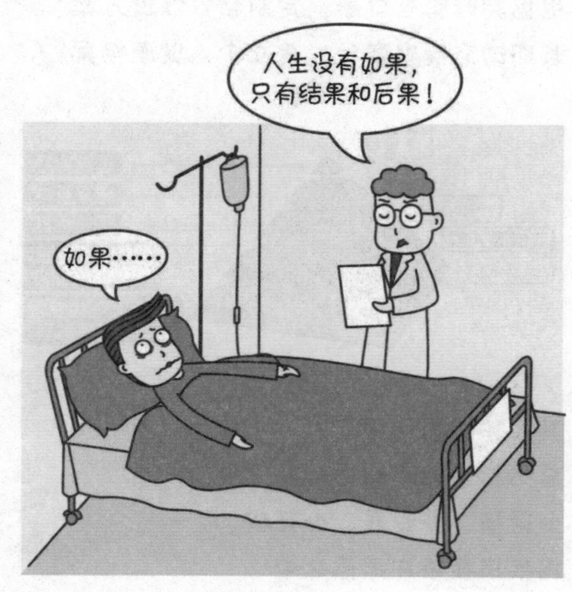

而体检
就是了解受检者的健康状况
早期发现疾病线索和健康隐患的重要方式
早发现、早治疗
将疾病消灭于萌芽时期
及时挽救健康

那体检具体能够做什么呢?

及时发现健康风险，走出亚健康旋涡
动态监测疾病风险，规避家族性疾病
及时发现早期疾病，防止严重性后果
根据实际管理健康，定制私人保健方案
长期动态观察变化，建立个人健康档案

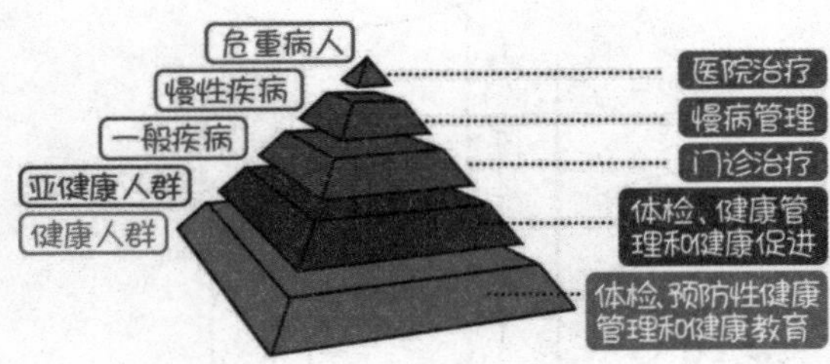

其实体检的作用
总结起来就一句话
少得病、少受罪、少花钱
将疾病扼杀在摇篮之中

那些你不知道的体检误区

大家好像都知道体检是那么回事儿
但是又并不太明白到底是怎么回事儿
一知半解往往容易误解
而很多人就对体检存在不小的认知错误

有些人认为根本不用查
能吃能睡能吹牛
查了也是白查

但是很多疾病往往是没有预兆的
年轻不是健康的保险柜

我长得这么帅，应该不用体检吧~
如果你光靠脸就可以走路、吃饭、工作的话，那是不用查了~

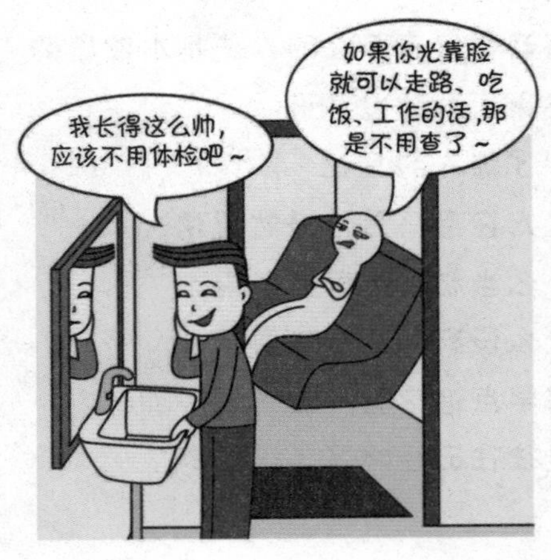

有些人想等以后再查
明日复明日，明日何其多
等到以后
小问题就有可能发展成大风险

我现在忙着吃饭、睡觉、思考人生呢，以后有时间再去查吧～
你找理由能不能走点心啊～

有些人则是害怕检查
怕查出病给自己和家里人添麻烦
只是现在怕麻烦
以后只会更麻烦

不管以后麻不麻烦，反正我现在不麻烦～
你的思想很危险啊～

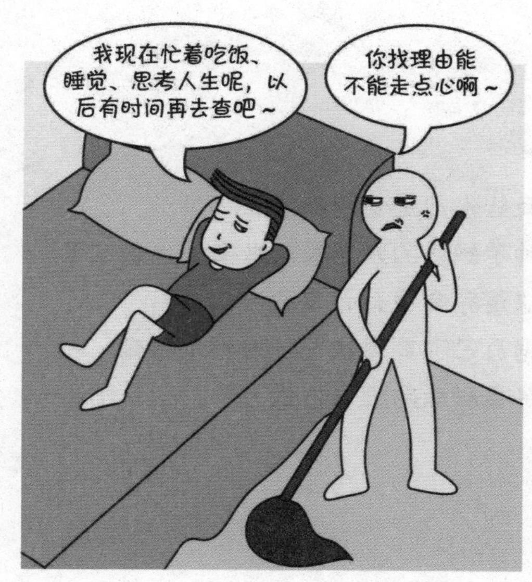

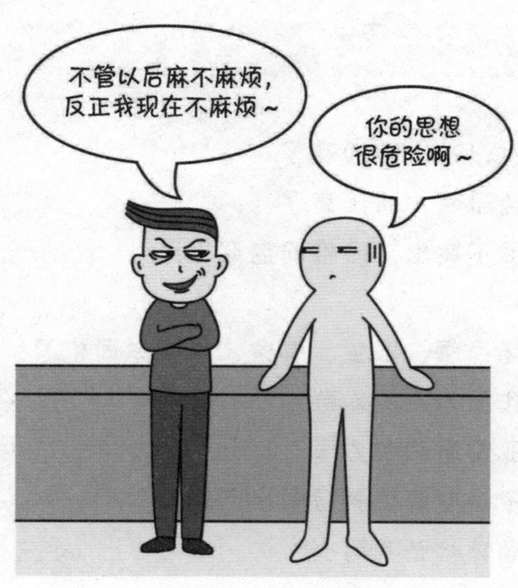

还有些人却是全部都要查

这种不缺钱的大佬喜欢做高端、做全套

但这是完全没有必要的

根据自己的身体状况针对性地检查

才是最科学的检查方式

你这里没法做
CT是吧，来小王，
给这里送台CT机器，
今天我是做定了
就喜欢您
这样的大佬！
是！

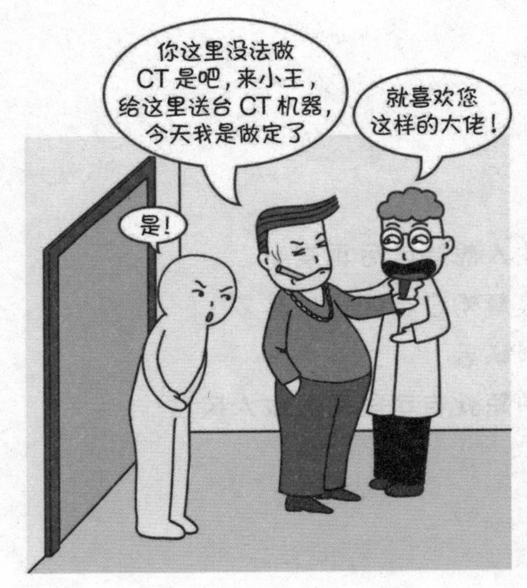

这几类人群，尤其需要体检

薪水没涨，腰围涨了

职位没高，血压高了

业绩不突出，腰椎间盘突出了

职场白领、医生、警察、出租车司机等

工作压力大的人群

是亚健康的主力军

一不小心身体就容易出问题

定期体检必不可少

听说你的鸭
梨比山还大？
是啊，这就
是我种的鸭梨~

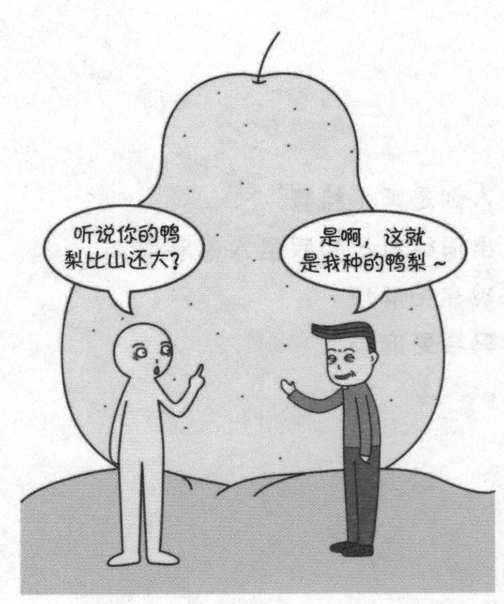

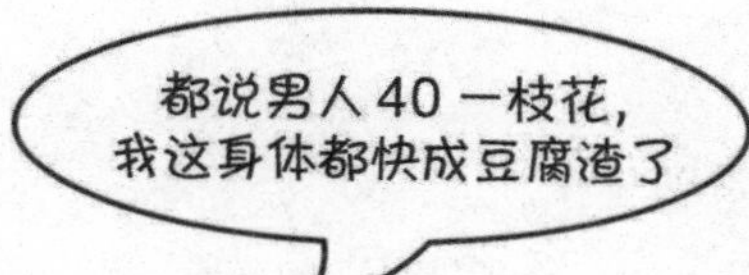

还有就是步入不惑之年的中年人
40岁是一个分水岭
事业在收获，身体却在下坡
各种健康问题开始找上门
注重体检，早查早治才是王道

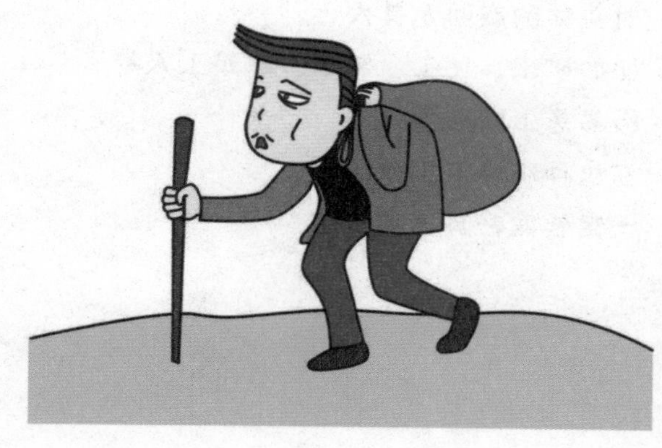

慢性病缠身的人
也是体检的重要对象之一
心脑血管病、糖尿病、肝炎、肠胃病……
一旦中招这些疾病
就要与其长期纠缠，时时监督
定期检查不可忽视

你们立字据！！
你快下来，
我们保证不再
纠缠你了～
糖尿病
高血压
心脑血管病

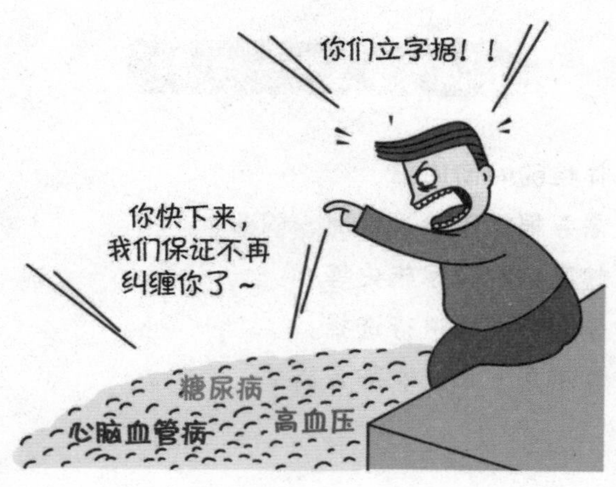

工作环境恶劣
对身体的威胁尤其大
比如矿山、化工、制革、建筑工人等
极易患上职业病
在这种环境下工作的人
一定要做好身体的年检

医生，我在工地皮肤都晒黑了，要体检吗？
能不能把灯打开再说话，我看不到你在哪儿~

该隔多久查一次呢?

体检的时间间隔
需要根据年龄、性别、职业、
健康状况和家族史等
全面考虑再进行选择
并不是一年一次那么简单

我虚岁 50 岁，实岁 49 岁，那我今年是做 1 次还是做 2 次呢，纠结~
那就做 3 次呗~

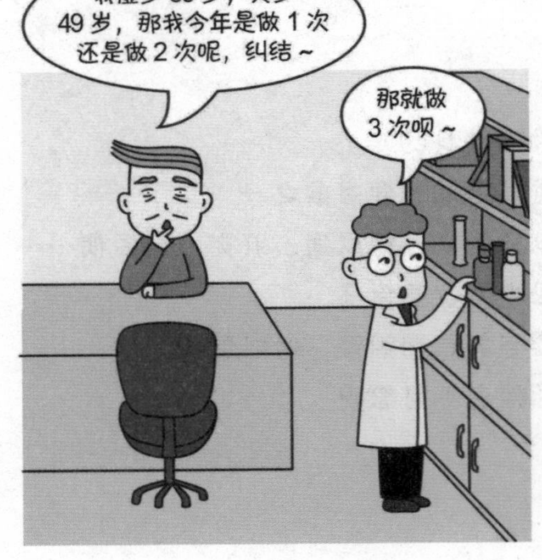

30 岁以下的青年人群
一般每两年检查一次
30~50 岁的中青年人
一般每年检查一次
而 50 岁以上的中老年人
可考虑每年体检两次

对哦，你真是太聪明了~
一般一般，世界第三~

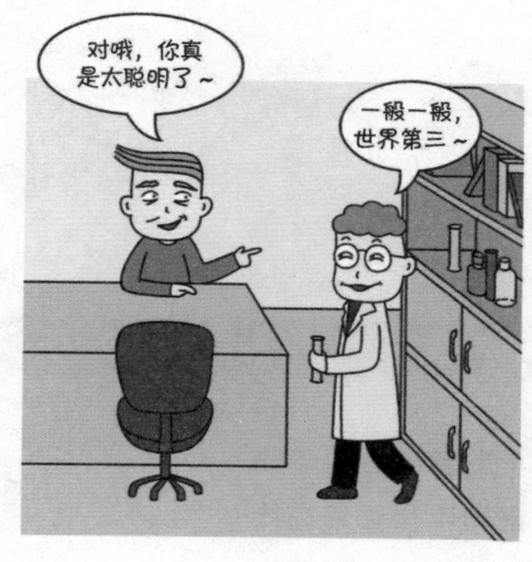

而女性除了按照年龄检查身体
最好也要每年检查一次子宫和乳腺
以便早期发现相关疾病
40 岁以上的女性还应定期进行针对
更年期健康的相关检查

而患有慢性病的人群
则需要实时进行针对性的监控
控制慢性病的发展

时时监控？不存在的~
那你想要的健康？也不存在的~

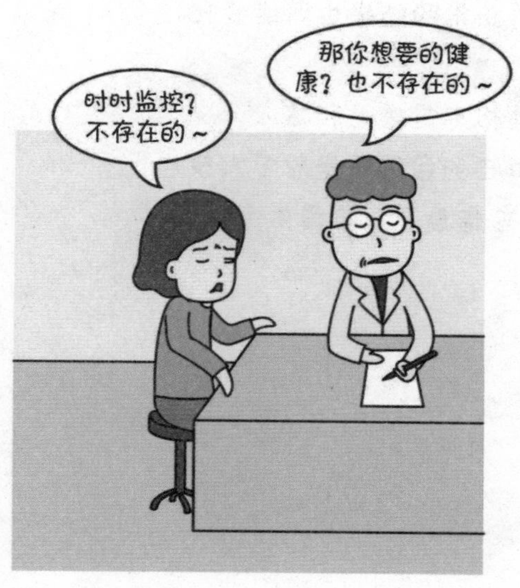

体检并非万能，但不体检是万万不能

再豪华的套餐也不齐全

再先进的手段也有局限

再敏感的指标也有盲区

正常的背后也可能隐藏着异常

再正常的结果也可能变化

体检不是重点和核心

真正的目的还是想要大家

“珍惜自己，珍爱生命”

曾经有一个健康的机会摆在我的面前，我没有好好珍惜，如果上天能再给我一次机会的话，我一定好好体检～

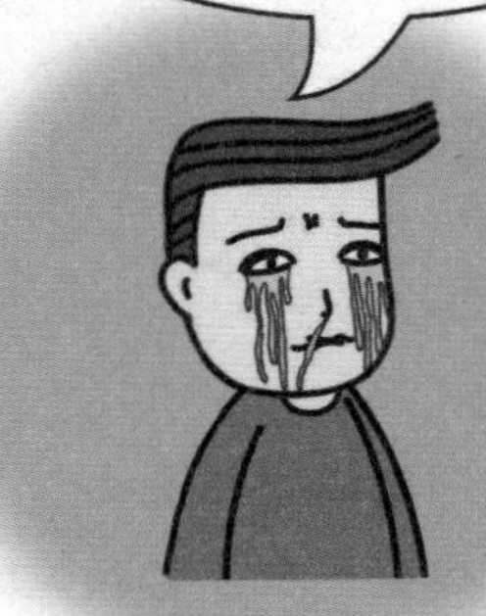

定期体检

不要等到失去健康后才追悔莫及

2. 为什么年轻人更需要做体检？原因震惊了！

现在的年轻人
好像不熬个夜
都不好意思说自己是共产主义接班人了

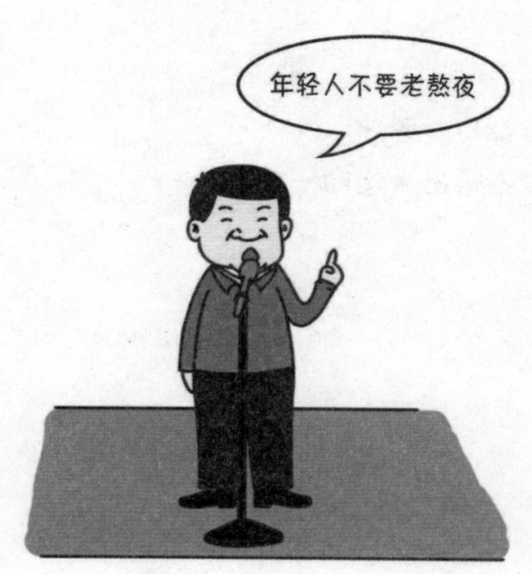

而有些人好像忘了
这世界上还有早餐的存在

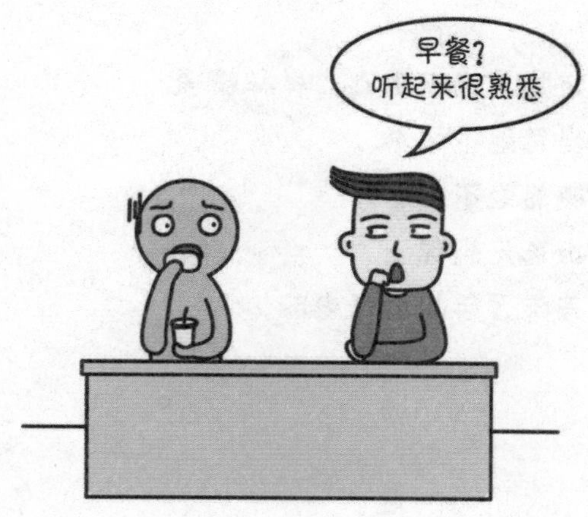

身体都快发霉了

也舍不得出去运动一下

今天天气不错
啊,走,跑个步去~
啊~我想我得了
一种不能跑步的病~

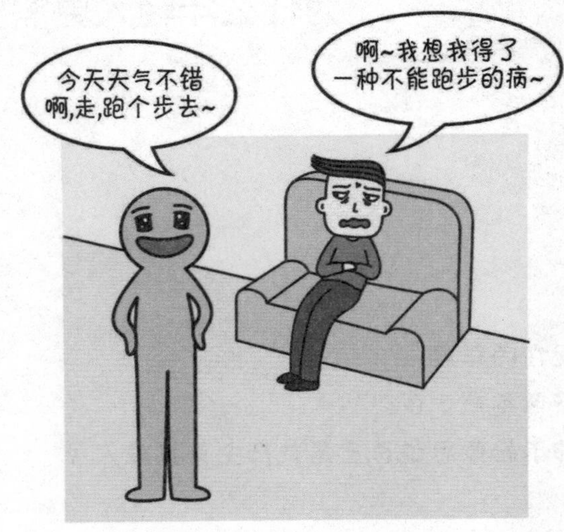

还有些人抽烟喝酒，样样精通

能坐着绝不站着

能躺着绝不坐着

吃饭毫无规律

整天除了手机就是电脑

加班累死了,
来玩会儿手机吧

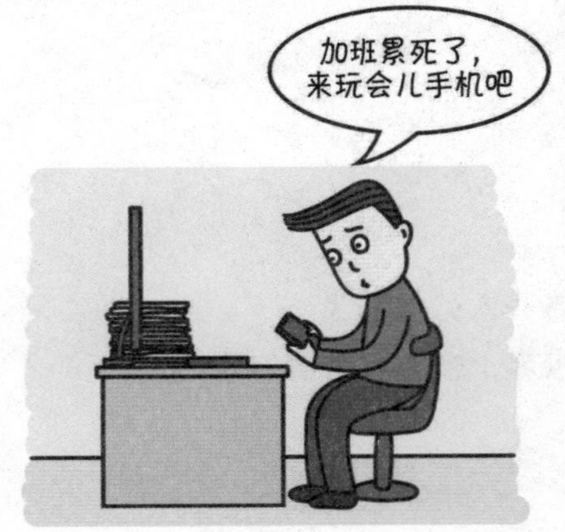

年轻人，你们这样下去很危险啊
不良生活方式造成的疾病数不胜数
二十几岁患癌可不是耸人听闻的
再不体检可就晚了

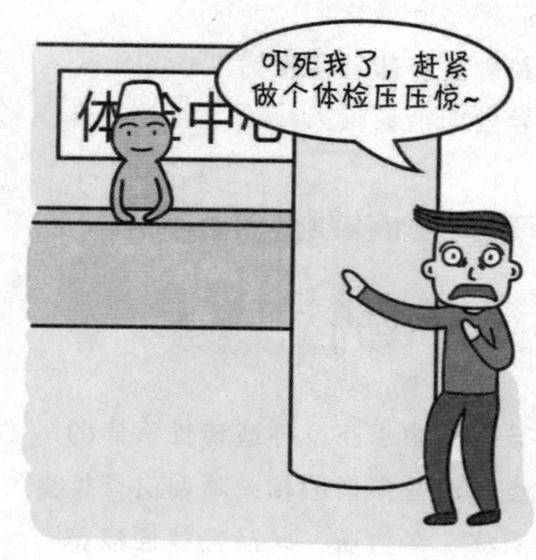

事实证明
定期体检可以显著降低患病风险

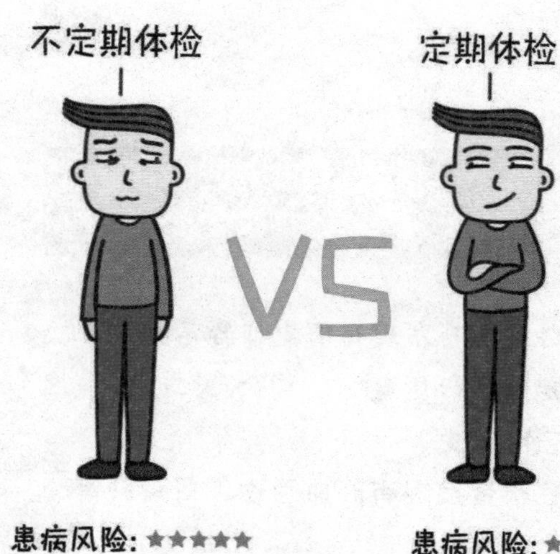

现在环境如此糟糕
特别是那些有着不良生活方式的年轻人
更需要定期做体检

请问你有没
有遗传你们家族
的某些疾病？
穷算吗？

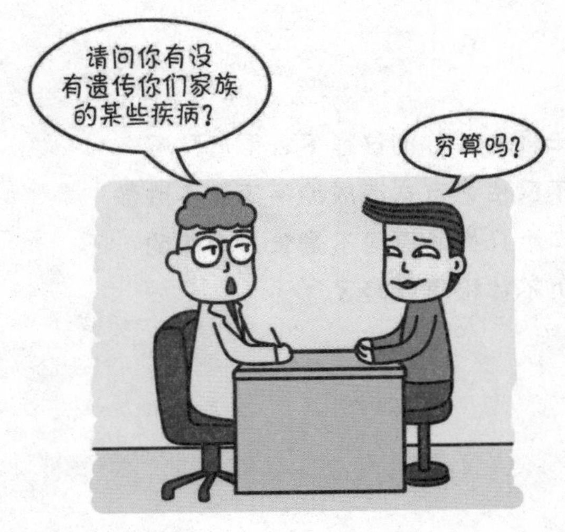

那年轻人又该做哪些检查呢？

根据家族史

如直系家族中患有某种遗传性疾病的
应重点对这些疾病的相关项目进行检查
如糖尿病、高血压，以及某些癌症等

请问你以前
有没有被检查
出什么问题？
他们说我脑
子有问题……

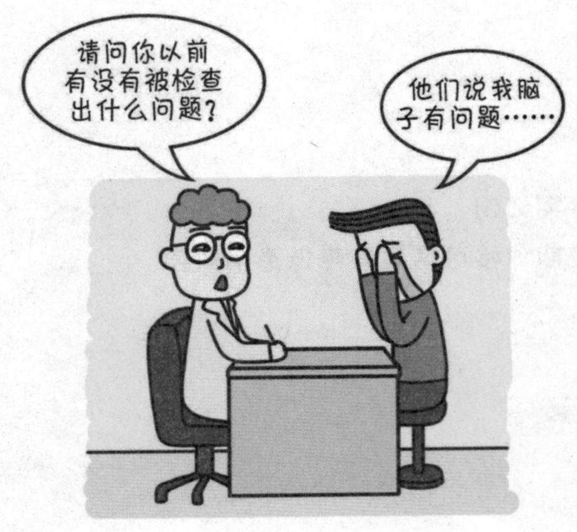

根据既往史或者既往检查发现异常的项目

如之前检查发现有病史或异常的
应定期进行复查
如乙肝病史
既往检查发现有肝血管瘤、肾囊肿等

根据职业

今天获奖者是——检检，他曾创下连续10个小时不喝水，连续12个小时不上厕所，连续加班3天3夜的感人纪录，当之无愧的最佳员工
感谢公司的肯定，我会加倍努力创造更高纪录的！

办公族糖尿病、心脏病、高血压、眼部疾病、肌肉和关节酸痛、颈椎和腰椎患病率明显增高

体检时应注意这些方面的检查

吸完尾气吸粉尘，我这鼻子和肺可真遭罪啊~

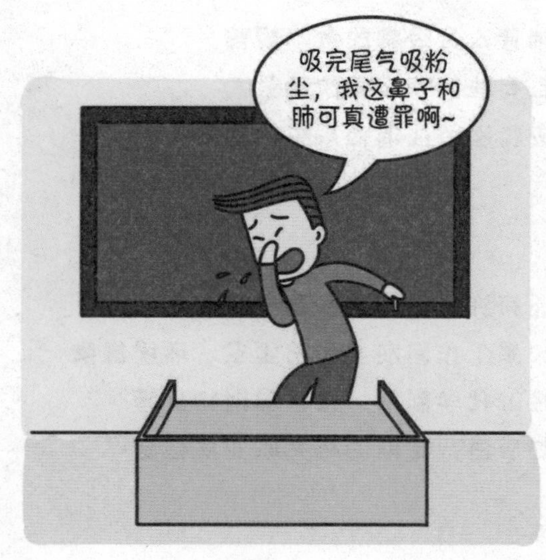

教师由于粉尘对咽喉部和肺部的刺激

长期站立和不良坐姿对腰椎、颈椎有影响

应该关注这些方面的问题

司机是高血压、噪声性耳聋、视力疲劳综合征、胃病、颈椎病的高发人群
体检时应重点筛查

×××体检中心
快上车吧，我是老司机~
快下车吧，体检我才是老司机~

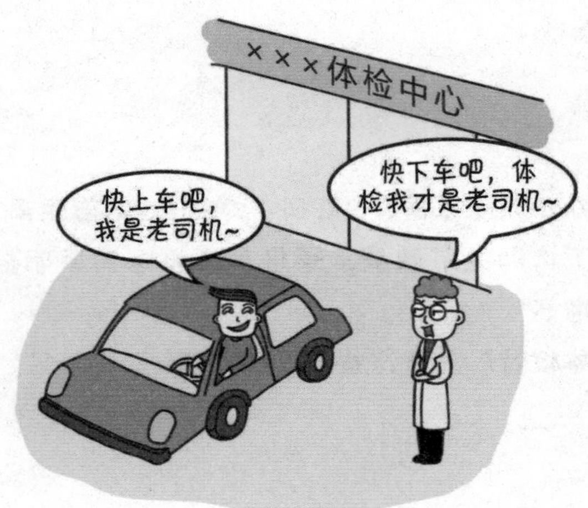

销售人员经常饮食不规律
且有些销售人员饮酒量大
应特别关注消化系统的检查

销售销售，东西没销售出去，人就快废了~

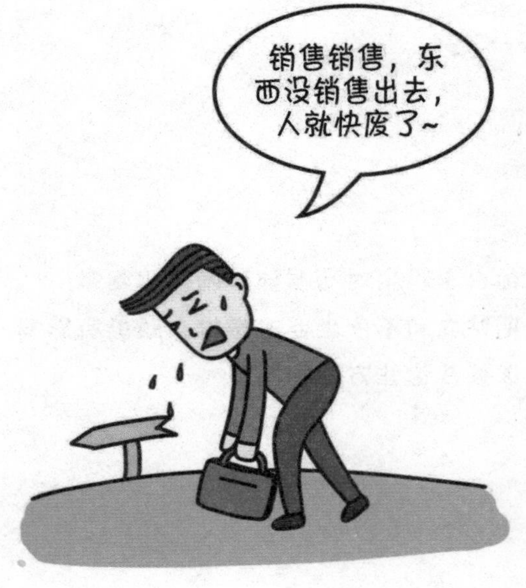

还有许多工作容易造成职业病
如果工作间灰尘和粉尘多、环境复杂
接触化学制剂、接触辐射物质等
都应进行定期的相关职业病检查

根据个人需要和生活习惯

比如经常抽烟的年轻人
应定期做肺部和咽喉筛查

你抽烟多久了？
二十年吧

你二十五岁，从五岁开始抽烟，要是不抽烟的话估计也有辆保时捷了~
你不抽烟，那你的保时捷呢？

在那放着呢~

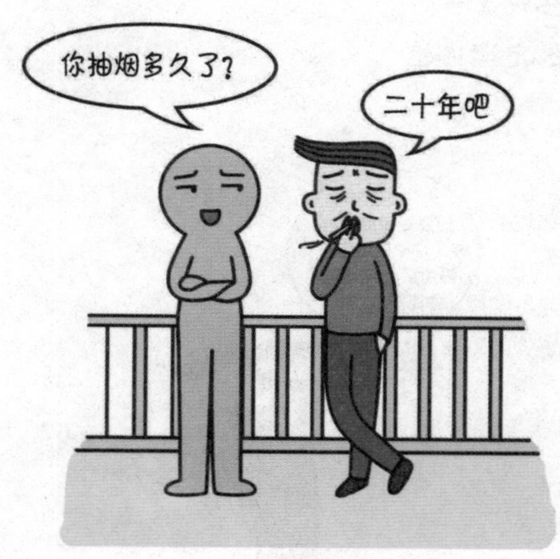

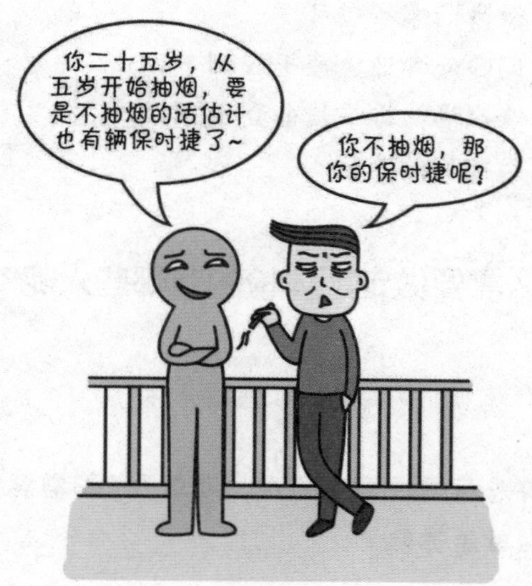

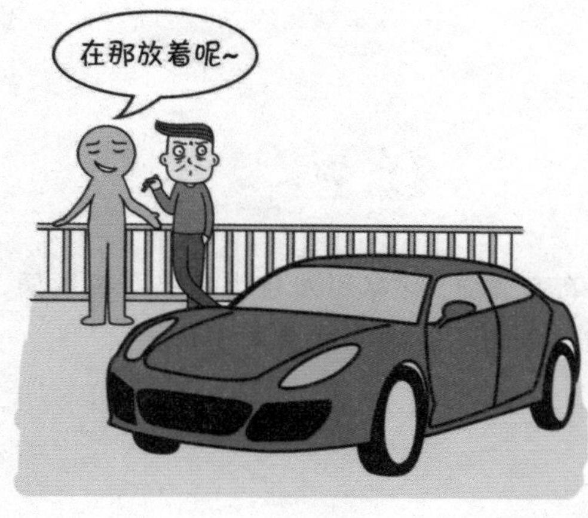

原来年轻人也需要做体检
现在的危险因素实在是太多了
不多说了
我得赶紧做个检查去了

3. 需要定期体检的人群，看看有你吗?

有时候，生活的压力
压得我们喘不过气
我们四处奔波、疲于应酬
风吹日晒，抑或是透支生命
只为撑起一个家
家是撑起了，自己却倒下了
要撑起这个家，自己也不能倒下
方法只有一个
就是定期体检

那么需要做定期体检的有哪些人呢?

体弱者

本身患有慢性疾病的人、老年人，都需要定期做健康体检

出门走路摔个跤都能摔成骨折，晚上吹个风感觉身体被掏空，我的身体你能争气点吗？

吸烟族

吸烟有害健康，可以引发各类呼吸系统疾病，戒烟、定期检查肺部非常有必要

一包“软中华”，策马平天下
抽多“软中华”，半路就得挂

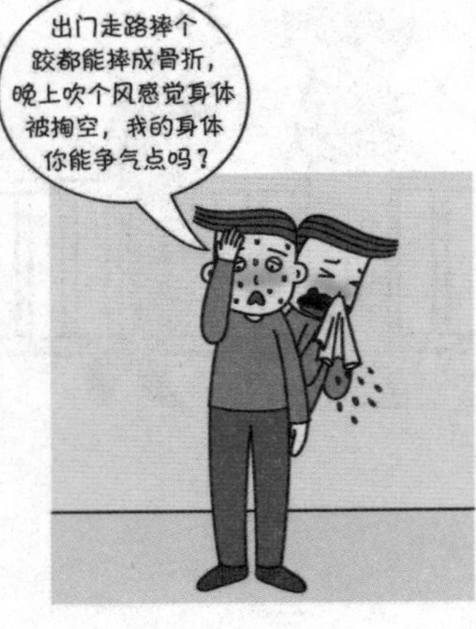

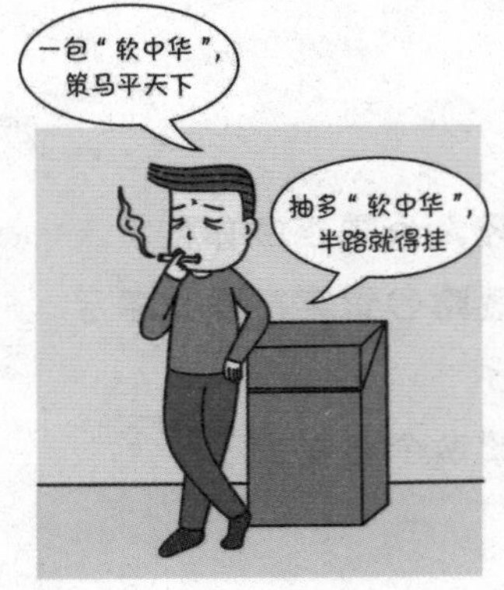

技工族

很多体力工作者，工作期间需要长期保持固定姿势

容易造成肌肉和关节损伤，引发职业病

定期做健康检查可以预防职业病

我这个动作
已经做了654321
次了，申报个吉尼
斯世界纪录应该
没问题吧~

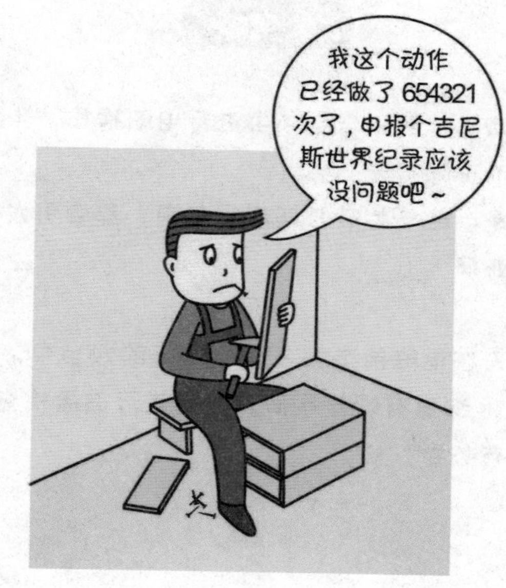

驾车族

司机是噪声性耳聋、视力疲劳综合征、胃病、颈椎病等的高发人群

进行健康体检时，需要重点查看消化系统、血脂、心脏的检查结果

作为老司机的
我，见过凌晨4点
的秋名山，漂移就跟吃
饭一样，现在却落得一
身病痛。开车有风险，
司机需谨慎！

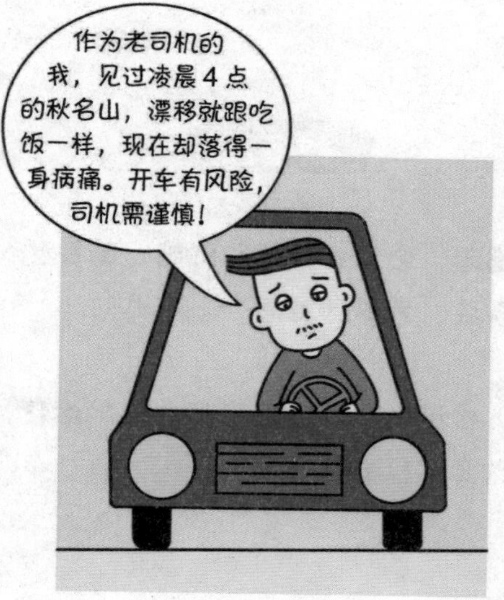

久坐族

电脑工作者，需要久坐进行电脑操作，坐姿不正确
或是手臂与关节长期疲劳使用，都会引发职业病

每天在电脑前工作 3 小时以上的人当中，90% 都患有眼部疾病。定期进行健康检查很有必要

给我一台
电脑，我可以
瘫痪在桌上

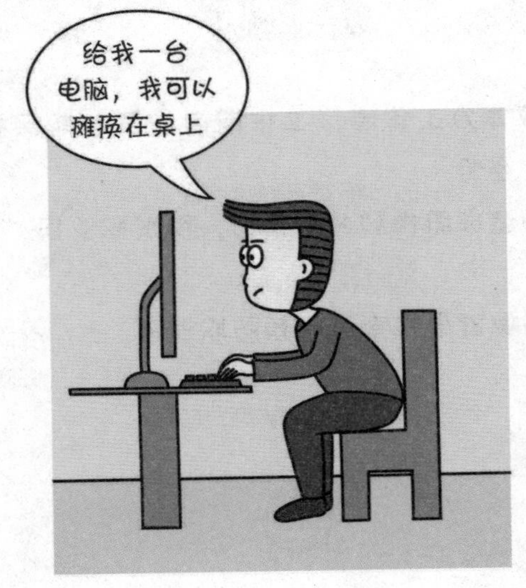

饮酒族

经常喝酒，会损害人体的肝脏、肠胃、神经系统、大脑的健康

定期体检可以及早发现疾病并及早治疗，及时改变不良生活习惯

你永远无法叫
醒一个装醉的人～

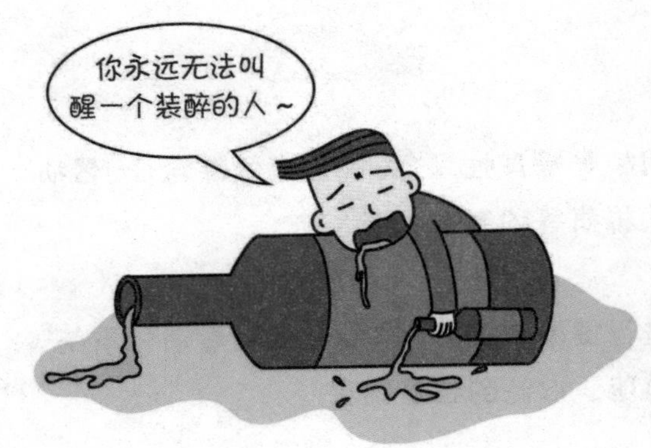

准妈妈

产前检查及孕检
对于孕妇和肚子里面的小宝宝都是必不可少的
为了母亲和婴儿的健康
在规定的时间进行产前检查可以预防许多疾病

特别是妊娠后期，胎位容易出现变化，
及时发现可以及时纠正

孩子，你别着急，妈妈这就给你做体检
妈妈，我要体检！

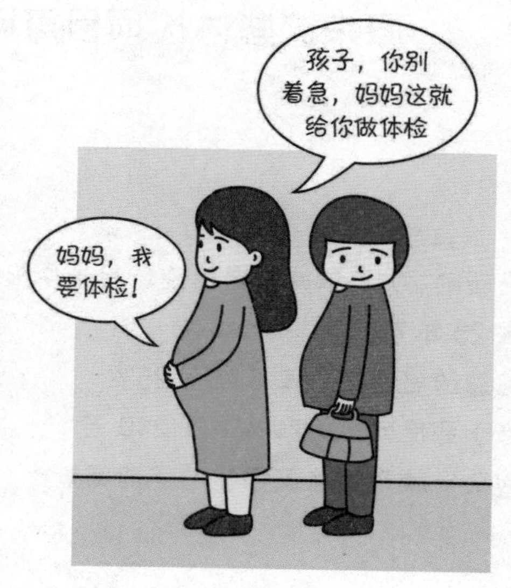

压力族

“高压族”极易出现以下身体症状：
抑郁焦虑、记忆力下降、精神不集中等
定期做检查可以预防心脑血管疾病的发生

这个怎么跟我平时吃的鸭梨不大一样啊，这么大个，背不动啊……

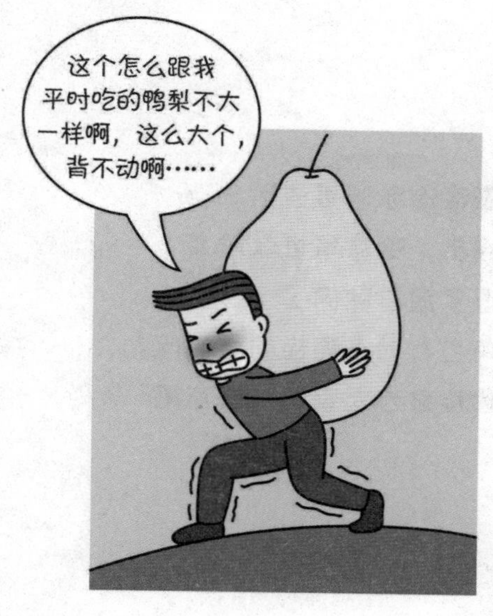

4. 原来这些体检项目可以发现癌症，看完又长知识了！

在最新的 2017 年美国癌症统计报告中显示

过去 25 年来

美国总的癌症死亡率下降了 25%

相当于癌症死亡人数减少了 210 万

原因之一就是得益于癌症的早期筛查

Come on,
体检去~
没病体检个啥呀，浪费钱~
No No No！不管有病没病都要定期体检，这也是我们美国人癌症死亡率一直下降的原因
原来是这样，看来我也得体检去了，走起~

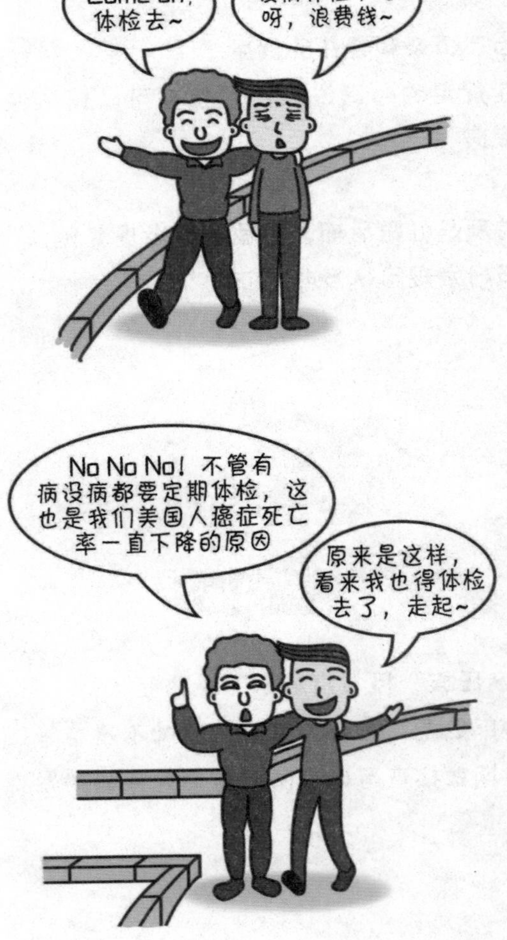

早期癌症治愈率可达到 90%

越早检出，治愈率也就越高

那有很多朋友就问了

哪些项目有助于癌症的检测呢？

就让体检君为大家解一解惑吧

肿瘤标志物

只有当恶性肿瘤细胞存在时
才可能检测到肿瘤标志物飙升
它可能是直接由恶性肿瘤细胞合成或释放的
也可能是机体对肿瘤的刺激反应而产生的
它能够反映肿瘤发生、发展情况
是检测肿瘤的重要辅助手段之一

爱放屁，会唱歌，上错床，这说的是谁啊~
小伙子思路可真够清奇的，这些都是肿瘤标志物!
AFP
HCG
SCC
①

肿瘤标志物?是个什么东西~
就是诊断你是否有肿瘤的一个参考，比如AFP，就是诊断肝癌的常用项目
AFP
HCG
SCC
②

原来是这样,那我肿瘤标志物升高就是患癌咯?
这个不一定,有一些其他的因素也会影响肿瘤标志物的检测,比如抽烟、饮酒等,所以肿瘤标志物只是提供一个参考依据,确诊还需进一步的检查哦~
③

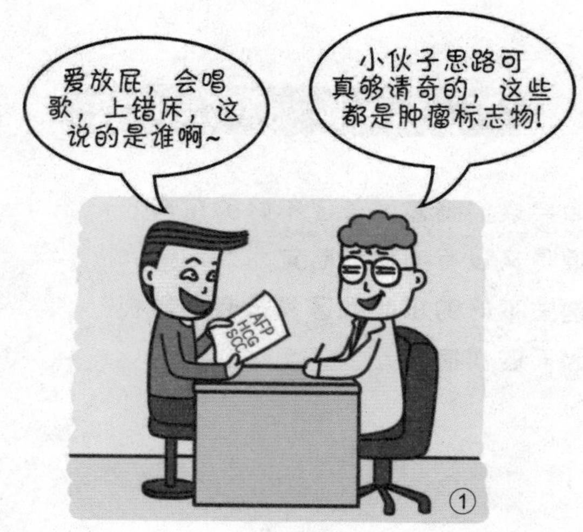

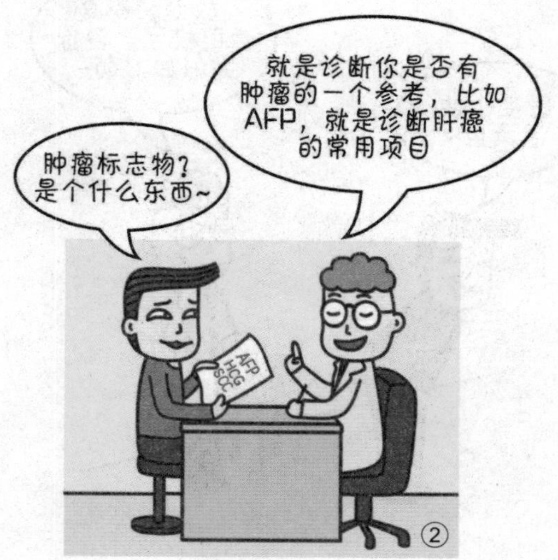

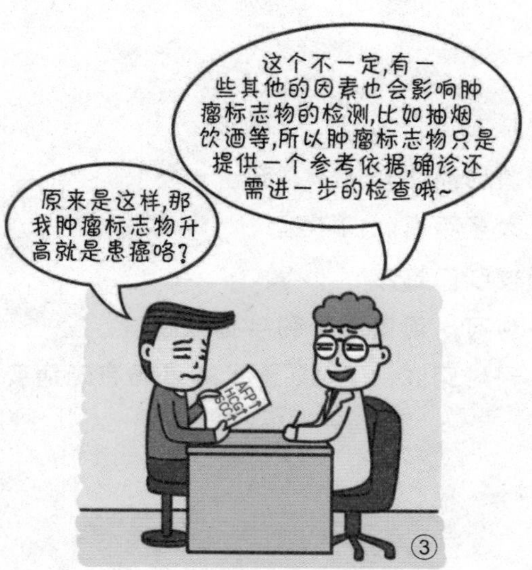

肛门指诊和大便潜血试验

如果我们肠道内长了不好的东西

但是又没有明显的感觉

这些不好的东西就容易被我们忽视

因而耽误病情

兄弟，你这招叫什么？太厉害了
暗度陈“肠”~

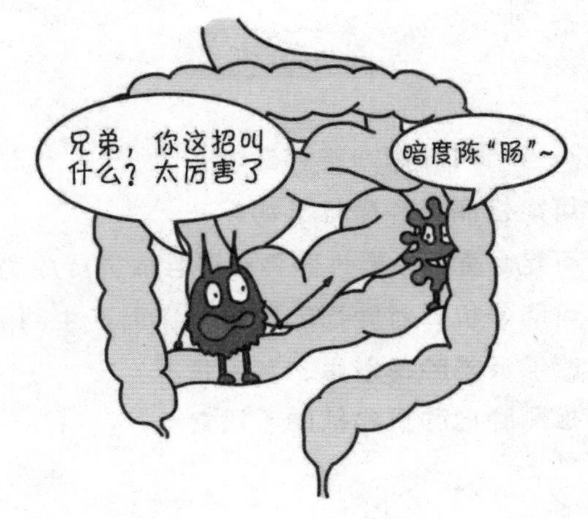

实际上呢

肠道的癌症多见于直肠

且大多距离肛门不远

通过肛门指诊

医生可以用戴手套的手指触摸

并判断距肛门 7~10 厘米的直肠有无病变

医生，请温柔点~
放心，都是老司机了，包你完好如雏菊~

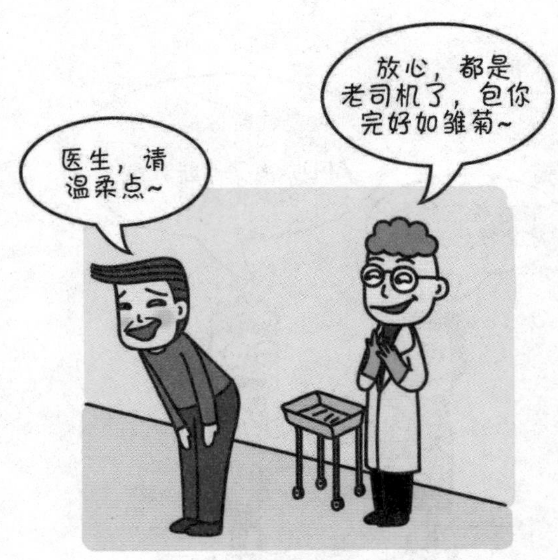

通过大便潜血试验
可以检验到肉眼看不到的大便中的血

去看看这个便便里有没有血~
好的~

10 分钟后……

主任，我看了10分钟也没看出有什么血啊~
我是让你通过化验检测!!!你用肉眼能看出个什么!

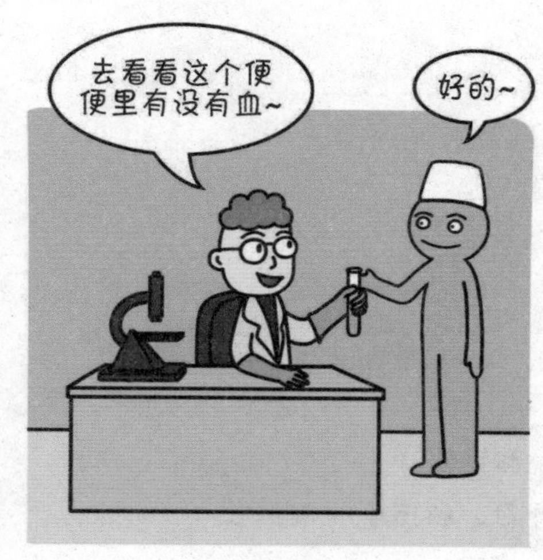

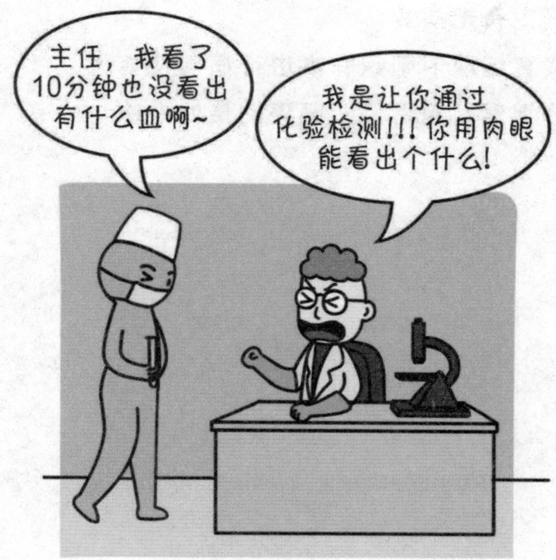

胃镜和肠镜

胃镜和肠镜
不开刀、创伤小
在内镜下
医生可以直观地看到胃肠道黏膜状态
确定有无病变
或直接取下组织样本进行病理检查
是提早发现胃癌、肠癌的最好办法

小肠肠，我
好难受啊~
我也是啊,小胃胃,
不过我听说最近来了个
大侠,是来救你的~

真的吗？太好
了，在哪儿呢~
你看，就
是那个~
胃镜检测仪

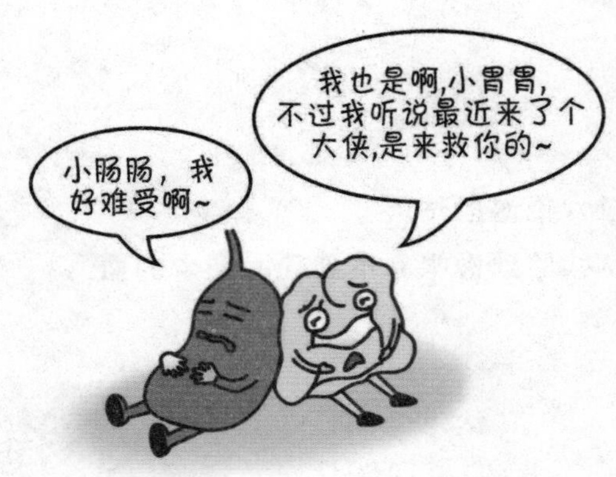

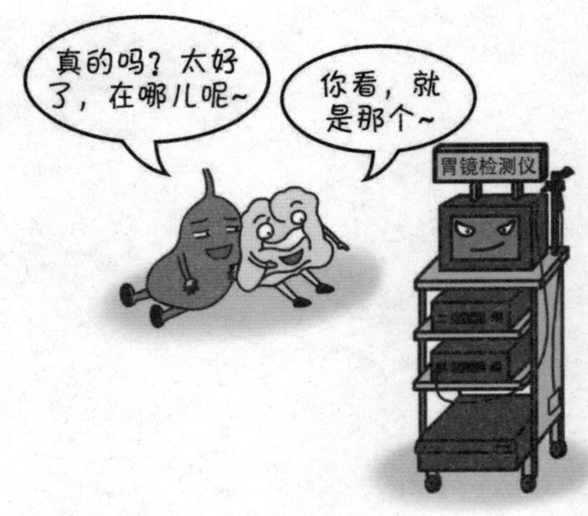

胸片和B超

医生，这片
子里的小黑点
是什么啊~
你的~小葡萄吧

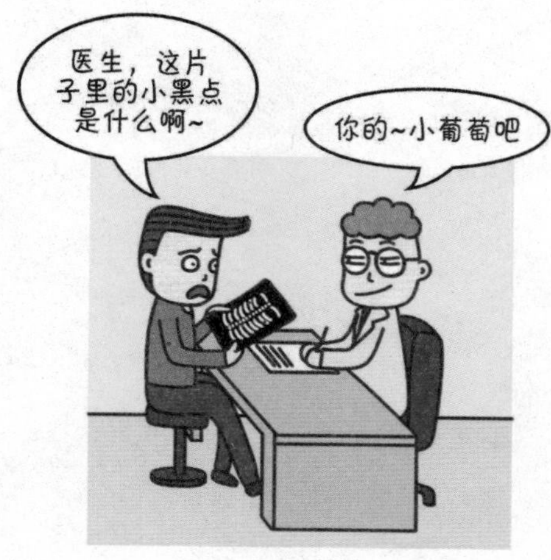

胸片和B超
可以发现肺、甲状腺、胆、脾、肾等
全身大多数器官是否有肿块病变的存在
而肿块病变很可能是肿瘤

但是!!!（敲黑板画重点了啊）
胸片和B超并不能完全满足早癌筛查的需要
可根据自身情况决定
是否需要进行CT或MRI检查

宫颈刮片及乳腺钼靶检查

下一个项目是，
乳腺钼靶，这是个
什么项目啊~
妇科检查

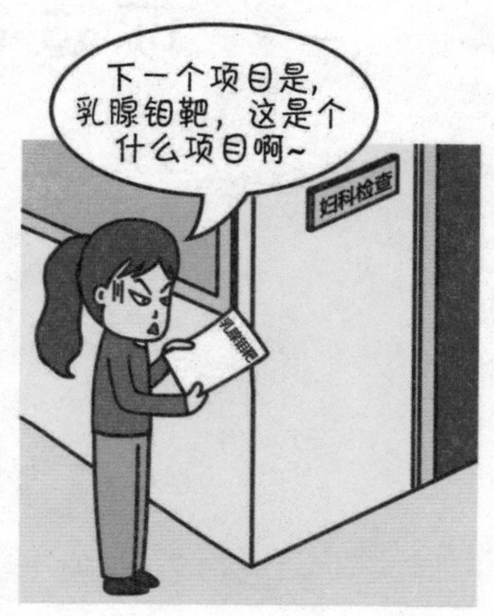

乳腺癌和宫颈癌
长期位居女性癌症发病率前列

宫颈刮片
通过收集宫颈口的脱落细胞
分析宫颈是否存在不典型增生甚至癌变

乳腺钼靶
有利于发现乳腺深部的微小病灶
病变的位置、形状、大小、边缘、钙化情况一目了然
帮助医生初步判断病灶的良恶程度
是早期诊断乳腺癌的好帮手

二、你适合什么样的体检？

1. 如何科学体检之体检项目知多少

嗯……

其实体检这个东西

说简单也简单

说难其实并不难

今天的体检项目
就这样定了，耶稣都
拦不住我，我说的！
今天谁也别想让
你体检，耶稣也帮
不了你，我说的！

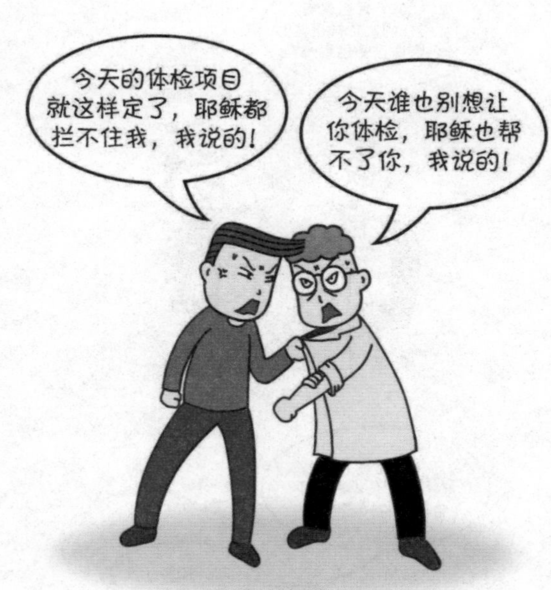

总而言之就是一句话

掌握了科学的体检方式

体检就变得很简单

那么如何掌握科学的体检方式呢？

首先当然是要清楚地了解体检项目

体检的项目

绝对不是随随便便

想怎么定就怎么定的

一定要考虑到疾病的前因后果
还有个人的外忧内患
不然的话做了也是白做
浪费时间和精力
当然还有 money

你知道为什么会有这些检查吗？你知道你为什么要做这些检查吗？
不知道!!

不知道你还要做，你这是在浪费时间和金钱，你知道吗？
知，知道了~

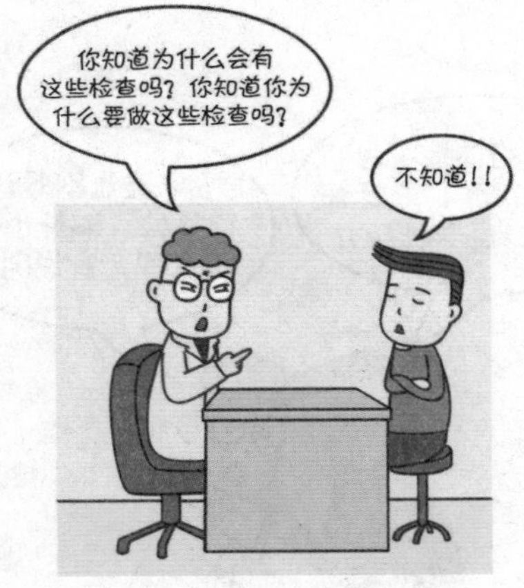

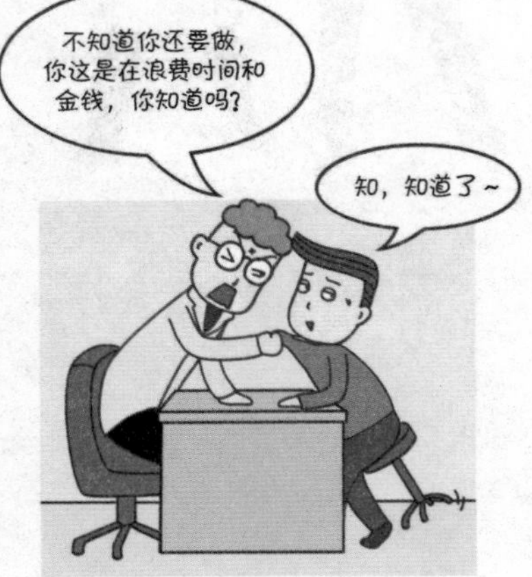

疾病的前因后果是指
从健康到发生疾病的全过程
就像洪水的发生
需要从上中下游治理

而体检就是从疾病的
上游（根本性危险）
中游（过渡性危险）
下游（疾病）
三个阶段
全程、全方位地筛查和预警健康危险

根本性危险
过渡性危险
疾病

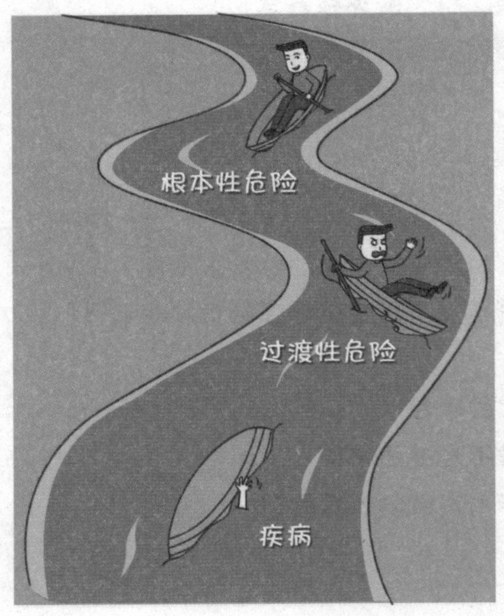

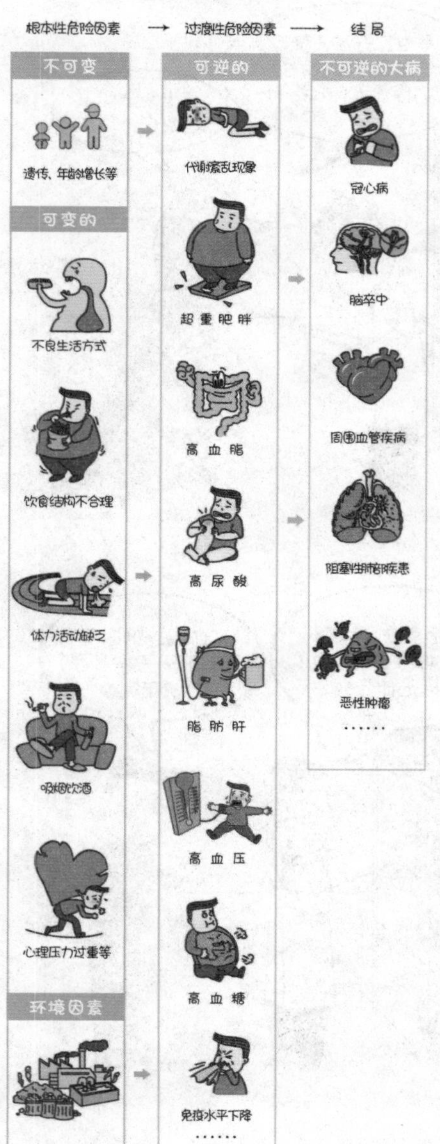

筛查手段

基因检测	亚健康状态评估	心血管病筛查
健康问诊	代谢免疫指标检查	恶性肿瘤筛查
健康问卷	功能医学检测	其他慢性病筛查

每个人都是不同的个体
身体的健康状况和疾病风险也有所差异
所以科学的体检应该是分步完成的

第一步：初步体检

体检的基本项目
健康状况的初步筛查

体检就像练功，
基础是重中之重，
马步给我扎稳了
是~

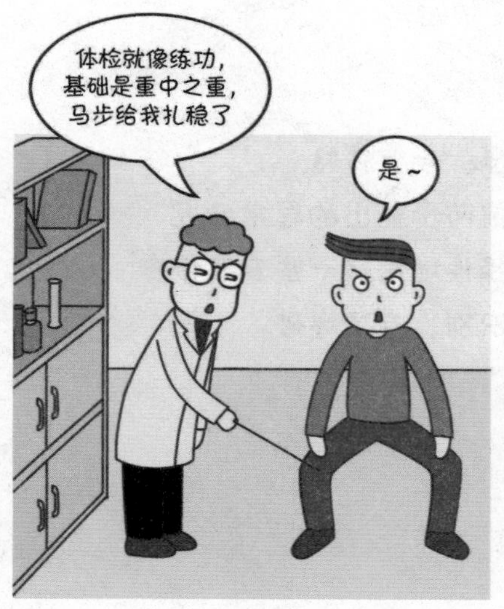

第二步：专项体检

根据每个人的

年龄、性别、家族史等具体情况

在基本项目的基础上

增加对某种疾病高危因素的专项检查

做到精确体检

基础打好了，就可以选择自己喜欢的招式了，你想练什么招啊~
第十套全国中学生广播体操

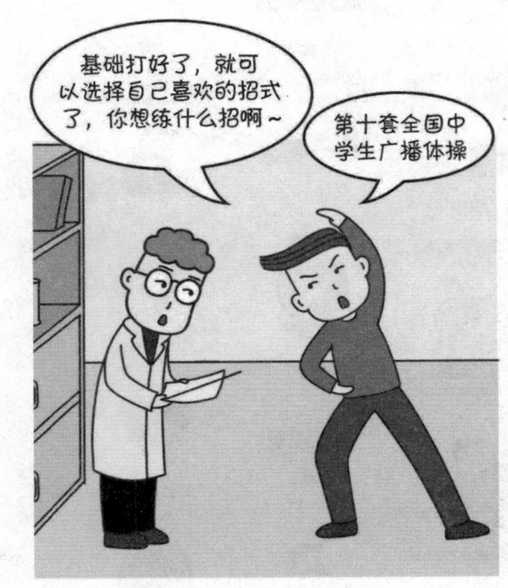

第三步：专病体检

针对前两步查出的异常情况

有选择性地进行一些专病检查

定点识别、专项爆破

最后就是练大招了，你练了这么久，大招是什么啊~
高血压、糖尿病、脂肪肝……太多了，说不完

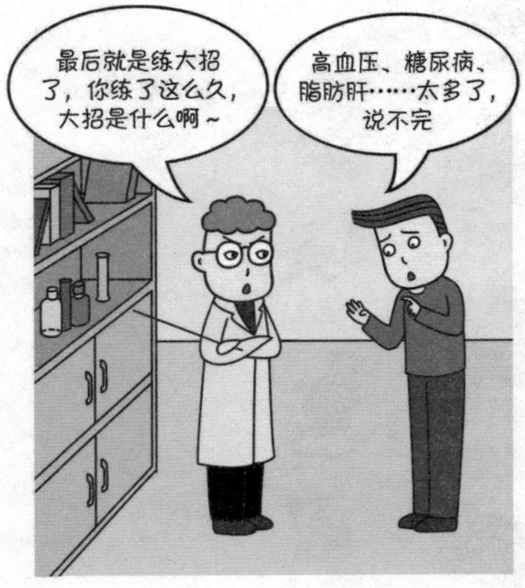

一般人的健康体检

应做到“三四五”原则

三种仪器

心电图、B超、X线拍片

四个科室

内科、外科、眼科、耳鼻咽喉科

五项化验

血常规、尿常规

生化检查（肝功、肾功、血糖、血脂）

免疫学检查（乙肝两对半）

肿瘤标志物检查

三四五加起来就是12项，每一项里面还有很多小项，我做得完这么多吗~

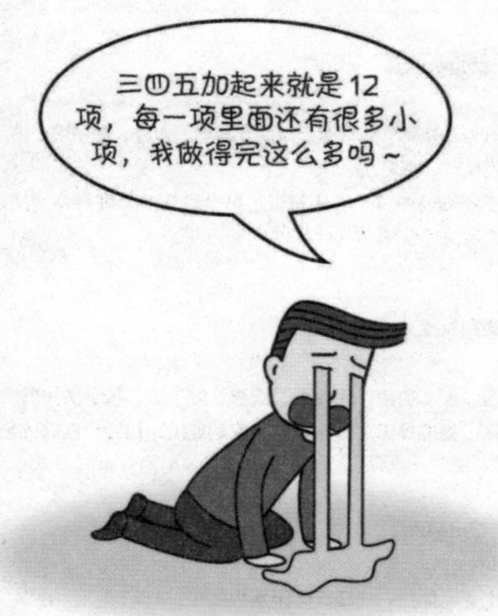

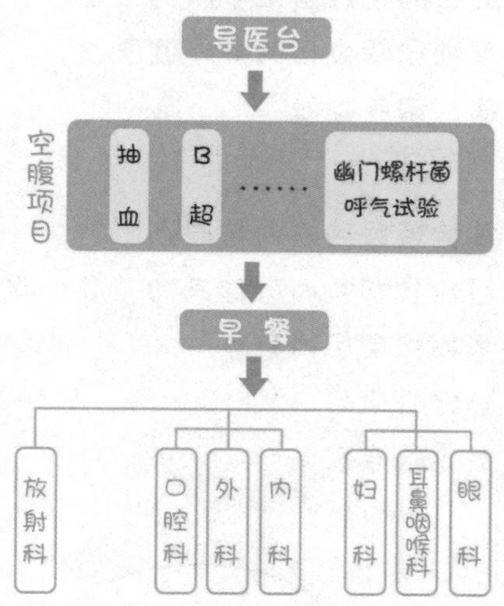

科学体检的“1+X”模式

1是指体检的必选项目

是形成体检报告和个人健康档案的必要项目

包括健康体检自测问卷、体格检查、

实验室检查、影像学检查、体检报告总结

一共5个项目

X是指健康检查的备选项目

是根据个人的年龄、性别、慢性病风险等

进行的专项检查

专项检查需根据自身健康状况
和体检医生的建议制定专门的检查套餐
最大程度地了解自己的身体健康
预防疾病，调养身心

了解了体检项目的方向与原则
体检项目包含哪些内容你又知道多少呢？
附上一张体检项目内容表
大家务必好好研习
将来必成体检专家

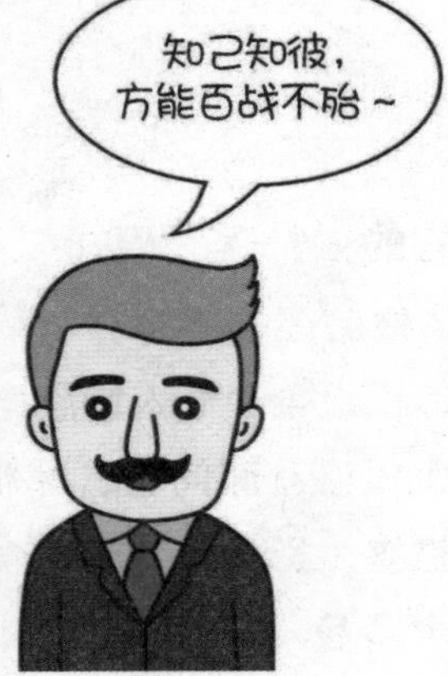

这个
真不是我说的！

问卷问诊项目

健康史　躯体症状　健康素养
睡眠健康　生活方式和环境　心理健康与精神压力

体格检查项目

眼科检查

- 视力、辨色力、眼睑、结膜、巩膜、角膜、瞳孔、晶状体、玻璃体、眼底
- 通过检查视力及眼底，了解眼底、血管是否有病变

内科检查

- 心（心率、心律、心音、心界）、肺、腹部（肝、胆、胰、脾、肾）、神经系统
- 通过物理检查，排除内科疾病或发现内科疾病预兆

外科检查

- 皮肤、浅表淋巴结、四肢关节、乳腺、直肠指诊（前列腺）、外生殖器
- 通过触诊及物理检查，了解外科系统的基本情况

耳鼻喉检查

- 听力、外耳、外耳道、鼓膜、鼻窦、鼻腔、鼻中隔、咽、扁桃体、鼻咽部、喉
- 主要筛检中耳炎、鼻窦炎、鼻中隔弯曲、扁桃体病变、喉肿瘤等疾病

口腔科检查

- 唇、齿、齿龈、舌、颚、腮腺、颌下腺、颞下颌关节
- 通过物理检查，排除口腔科疾病或发现口腔科疾病的征兆

一般情况检查

- 身高、体重、血压、体重指数
- 作为评估个人体重和健康状况的标准之一

实验室项目检查

细胞学检查

- 宫颈刮片细胞检查

血常规

- 白细胞、红细胞、血红蛋白、血小板等

尿常规

- 葡萄糖、胆红素、酮体、潜血、蛋白、尿胆原、pH、比重、白细胞、红细胞等

大便常规

- 大便颜色、硬度、黏液度、各种寄生虫检查等

肿瘤标志物

- 甲胎蛋白、癌胚抗原、CA125、CA153 等

生化检查

- 肝功能：谷丙转氨酶、谷草转氨酶、总胆红素等
- 肾功能：尿素氮、肌酐、尿酸
- 糖/脂类代谢：血糖、总胆固醇、甘油三酯、高密度脂蛋白、低密度脂蛋白等
- 血清蛋白、电解质、免疫学指标、血液流变学指标、性激素

仪器检查项目

X 线检查

- 胸部 X 线正 / 侧位拍片、其他部位拍片发现心、肺、骨等问题

常规心电图

- 诊断冠心病、心律失常、心肌炎等

超声检查

- 腹部超声、颈部超声、乳腺超声、心脏超声、妇科超声、前列腺超声、经颅多普勒超声（TCD）发现各部位微小病变、脑动脉硬化、脑血管阻塞等

功能医学检查

- 动脉硬化检测、肺功能、体适能、亚健康评估

动态仪器检测

- 动态血压监测、动态心电图监测、动态血糖监测、动态睡眠呼吸监测

2. 不同人群的体检选择，请对号入座！

应酬多，增加肝功能检测

“一醉解千愁，谁来为我的肝解酒~”

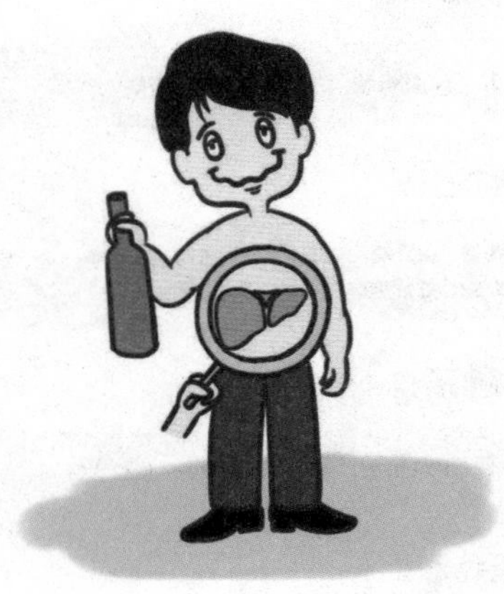

老烟枪，增加胸部 CT 检测

“您好，体检时不能抽烟”
“说出来你可能不信，
是烟它自己跑我手上来的~”

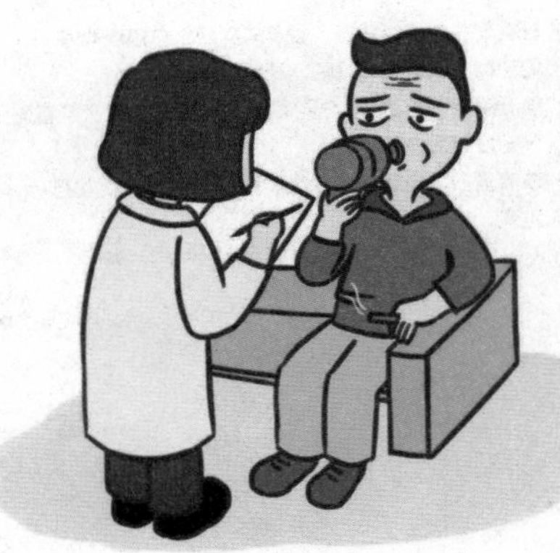

工作这么多年终于练就了一项独门绝技
坐在电脑前十几个小时一动不动

办公族，增加胸片、腰（颈）椎正侧位片检查

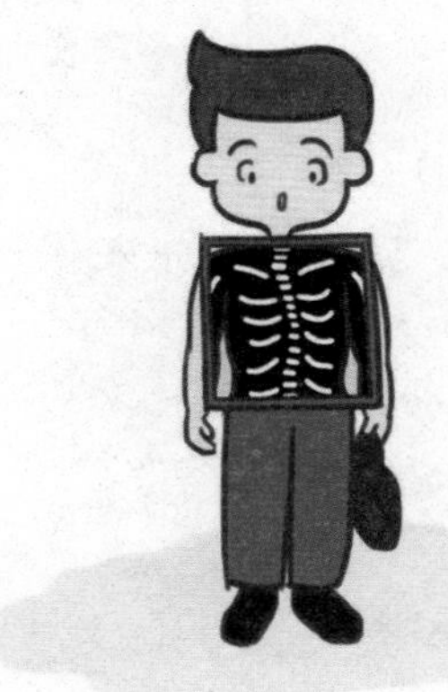

小时候竖着长，长大了横着长
烦恼就像这腰上的“三层轮胎”，
甩也甩不掉啊~

腹部肥胖，增加体脂肪率检测

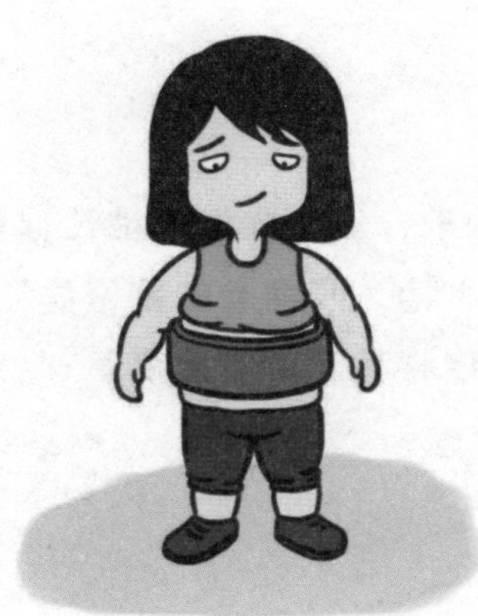

月经不规律，增加性激素检查

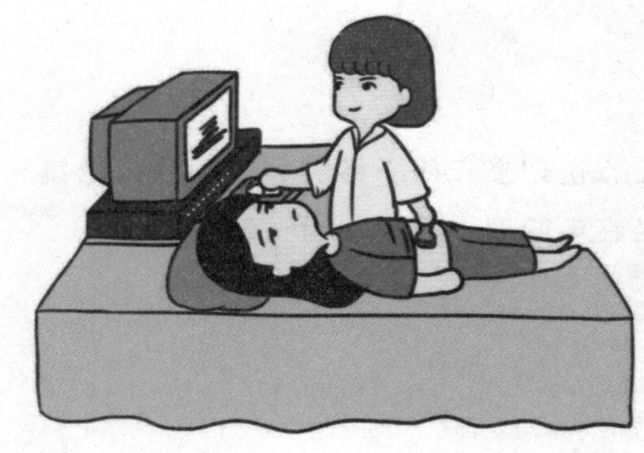

你永远也不知道

明天和大姨妈，到底哪个先来～

老胃病，增加幽门螺杆菌检测

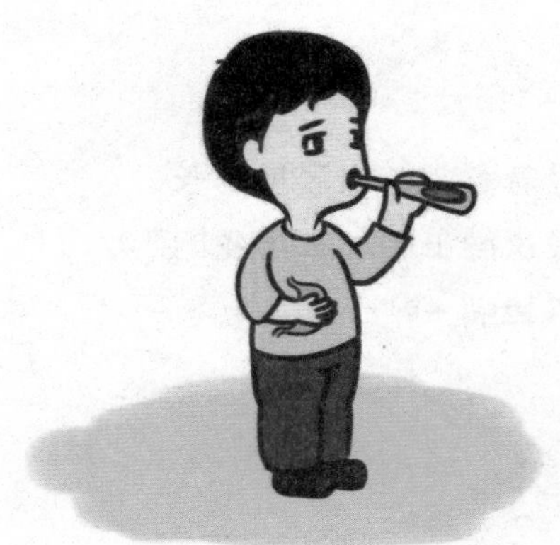

“我悄悄地来，正如我悄悄地让你胃痛

我挥一挥衣袖，哎哟我的胃好痛”

——幽门螺杆菌《再别胃病》

心慌易怒，增加甲状腺功能检查

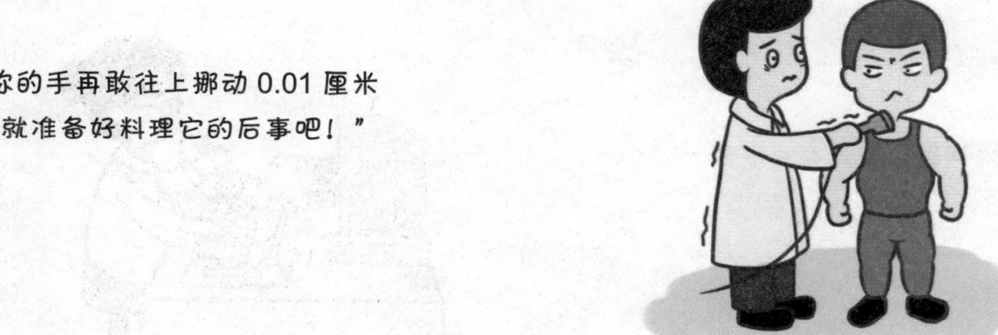

“你的手再敢往上挪动 0.01 厘米
你就准备好料理它的后事吧！”

“三高人群”，增加眼底检测

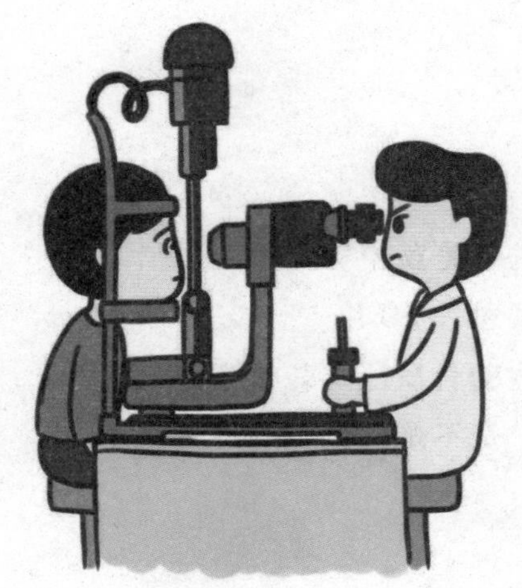

“明明是血压、血脂和血糖的锅，
为什么躺枪的却是我”
——来自眼睛的吐槽

已婚妇女，增加乳腺彩超

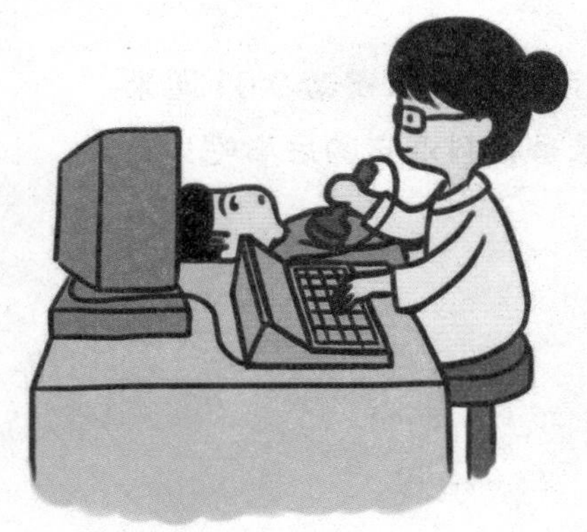

“医生，我~”
“没什么大问题，就是有点下垂~”
“……”

中老年人，增加骨密度检查

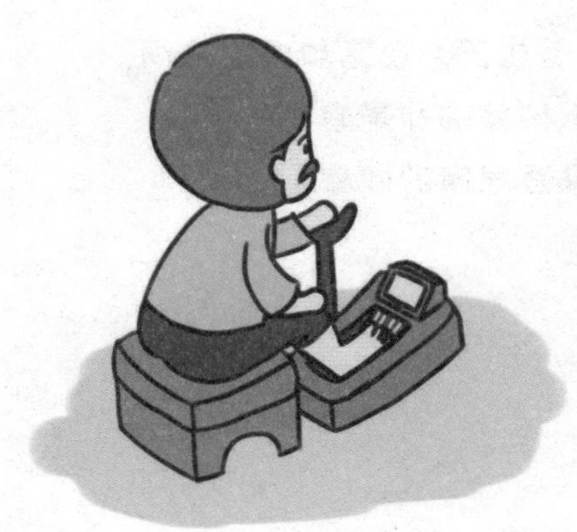

我吃的可是盖中盖高钙片儿
一片顶过去 50 片
怎么我的骨质还是疏松
医生，是不是我钙补的不对啊~

3. 请给男人一点关爱，40 岁以上男性必查体检项目清单！

男人，俗称“难人”
特别是 40 岁以上的“难人”
上有需时时关心的老父老母
下有嗷嗷待哺正在长大的儿女
作为一家人的顶梁柱
纵有万斤重担压身，也不敢懈怠半刻

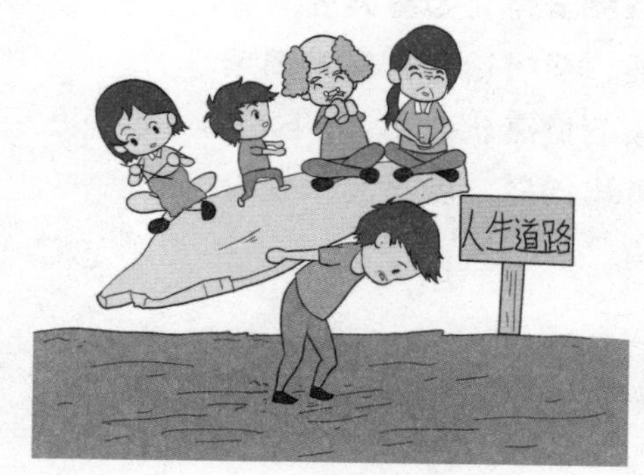

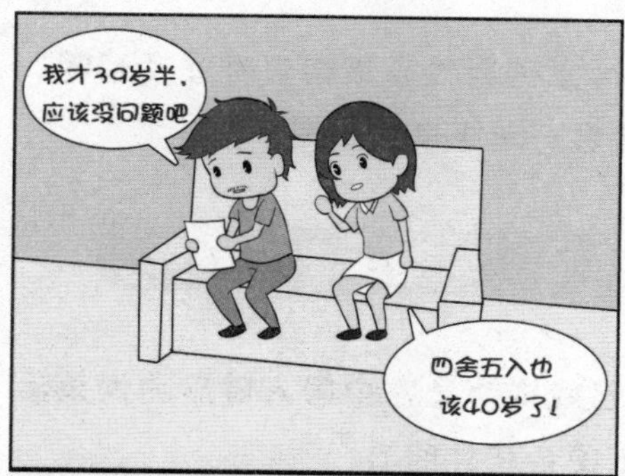

这男人一到 40 岁
身体功能开始逐渐下降
加上工作、生活压力缠身
非常容易出现健康问题
如不及时防范
一旦出现问题，后果不堪设想

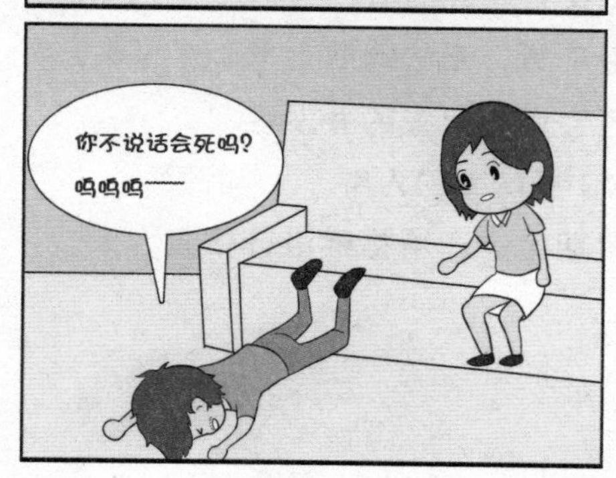

这个时候
定期体检就显得尤为重要了
查出问题，及时治疗，及时调理
让身体恢复健康状态
如果没查出问题，就当买个安心
一举两得

一石二鸟，一箭双雕，一举两得，对~就是一举两得，我真是个天才，哈哈哈~

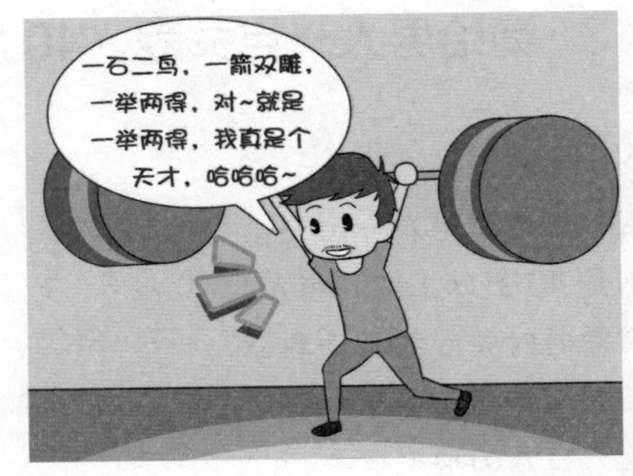

那40岁以上的男性应该检查哪些项目呢？
跟着体检君一起来涨知识吧！

医生，麻烦帮我把这三项同时给做了，我赶时间！
这个好像没办法操作哦~

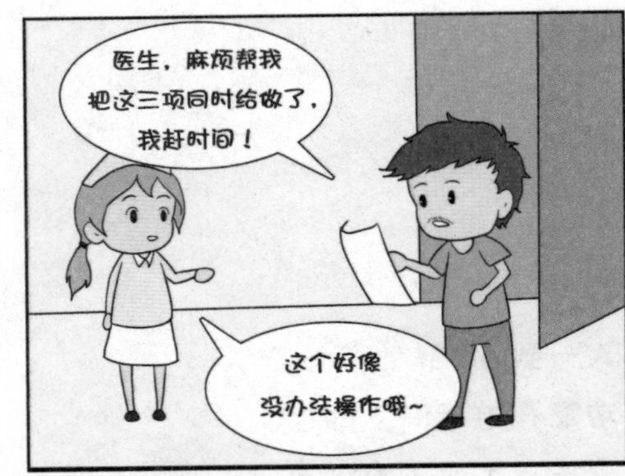

血压、血脂、血糖检查

“三高”已经成为危害中国人健康的大杀手
一旦沾上便会相伴终身
想甩也甩不掉，无法彻底治愈
搞不好还会引起严重的并发症
特别是40岁以上的人群
更需要定期对这三项指标进行检查

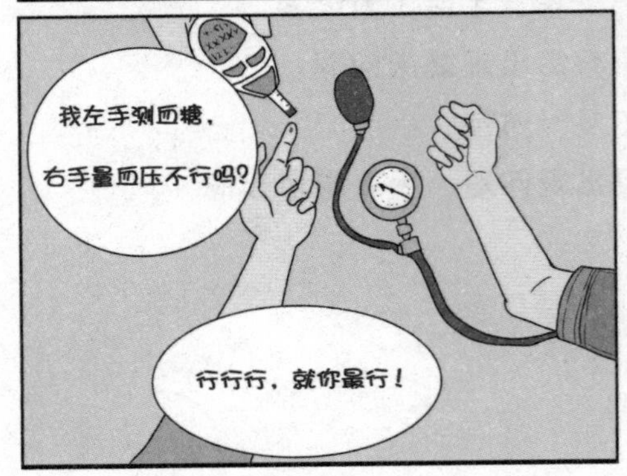

心脏检查

近年来
年轻白领猝死的报道越来越多
而导致猝死的直接原因
几乎都是心血管系统“罢工”

年龄越大，越需要做全面的心血管检查
包括心电图、平板运动试验等
有条件可进行同位素心肌扫描检测
可预测两年内你是否会发生心肌梗死

我这个年纪啊，
看见漂亮MM已经
不会再心动了
120
你怎么回事啊，
心率都120多了~

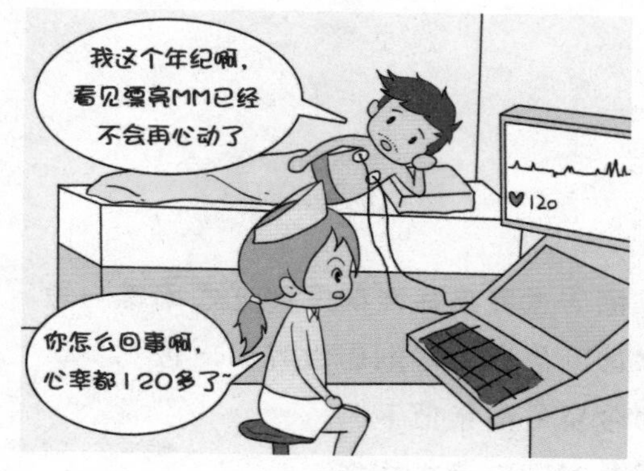

肝功能检查

喝酒伤肝、熬夜伤肝
所以中年男性的酒精肝、脂肪肝越来越多
如不及时发现和治疗
长期发展下去后果不堪设想

大爷的肝很好啊，
平时是怎么保养的呢？
轻度脂肪肝
每天三包烟，
每顿饭至少一斤白酒，
喜欢吃泡面，
每天通宵上网

这……大爷您高寿？
我25啦！

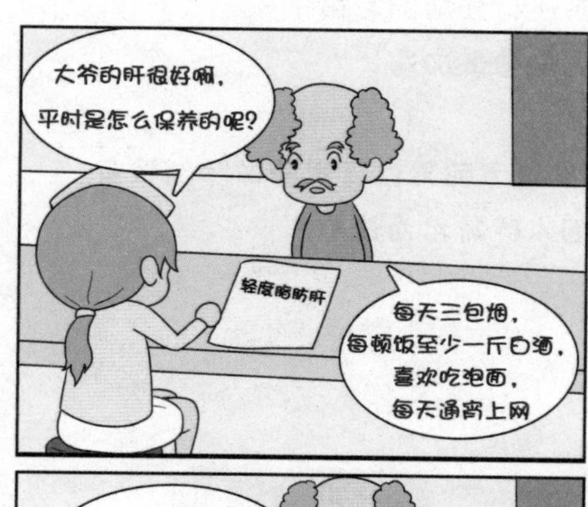

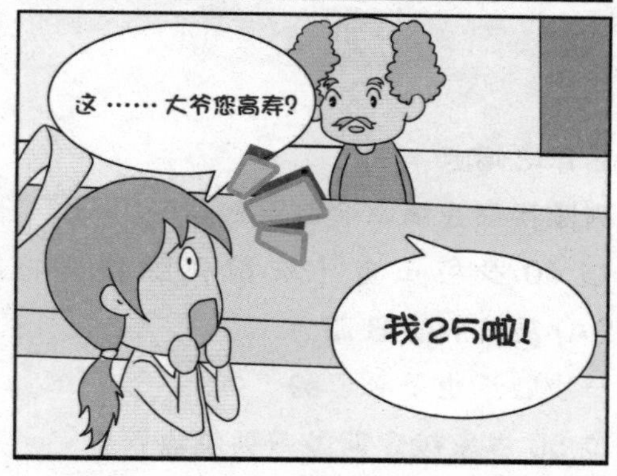

肺部检查

肺癌居世界癌症发病率和死亡率第一位
我国肺癌发病率则居世界第一位
如今空气质量低下
极易对肺部造成损伤
如果还有抽烟的习惯
那更是雪上加霜

40 岁以上的男性应定期做肺部检查
抽烟人群需尤为注意

你知道为什么抽烟的人永远年轻吗?
为什么，是因为我长得帅吗?

是因为很多抽烟的人死的时候都很年轻!

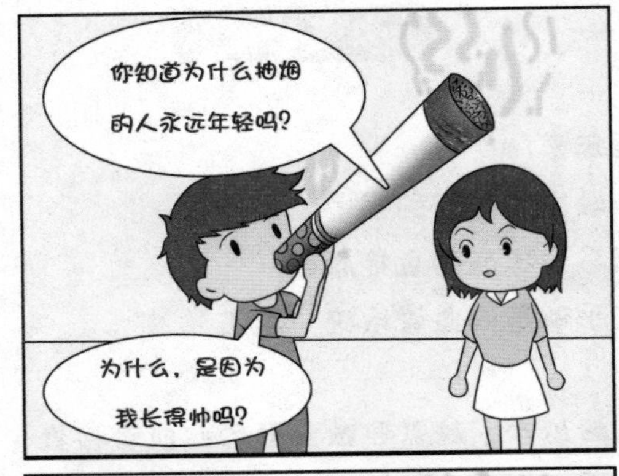

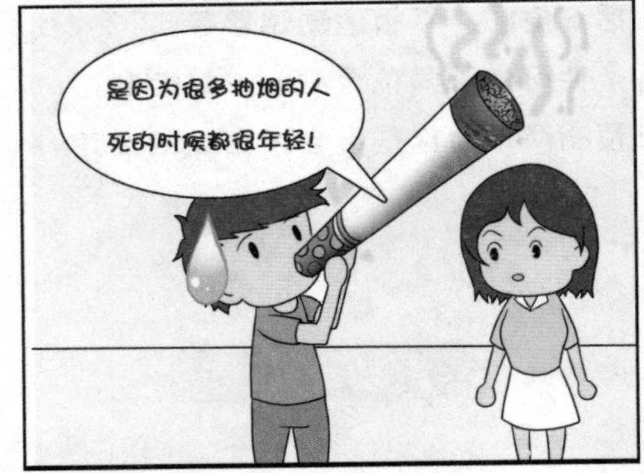

前列腺检查

随着年龄增长
前列腺疾病患病率会越来越高
超过 40 岁每年查一次前列腺特异抗原
(PSA) 及前列腺 B 超
做一次肛诊也是必要的
超过 50 岁应该定期做前列腺癌筛查

你刚刚做了什么不可描述的事情吗?
讨厌，人家只是做了个前列腺检查啦~

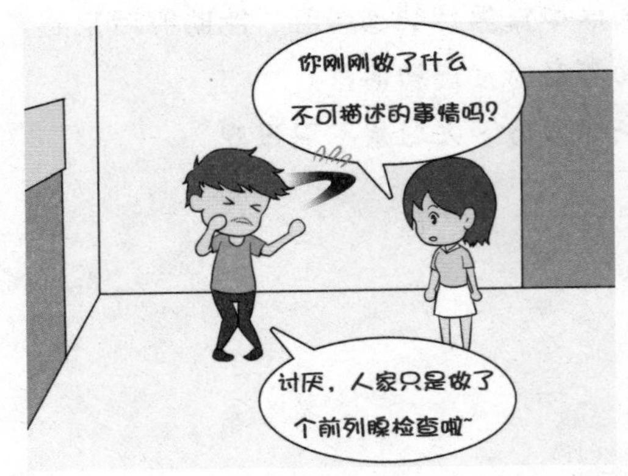

口腔检查

牙不痛不意味着牙齿没问题

比如刷牙时流血、口臭

牙齿松动、敏感和酸痛等

都说明牙齿存在问题

最好每半年进行一次口腔检查

好，现在
你可以张嘴了~

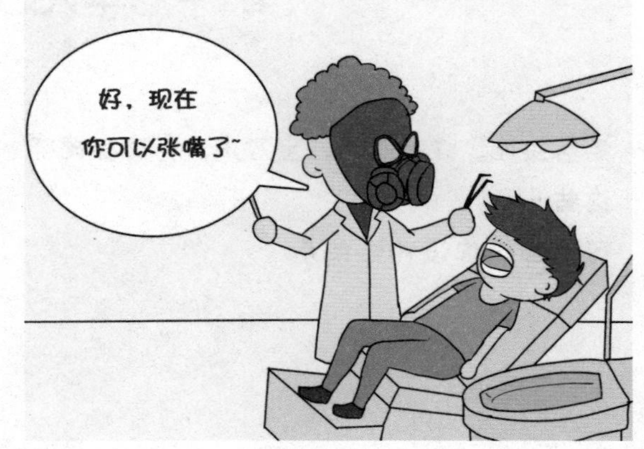

骨密度检查

40 岁以后

骨质容易流失

易发生骨质疏松

应定期检查骨密度，了解骨质情况

医生，我的
骨密度还好吧！
还好，离骨折只差
一个摔跤的距离！

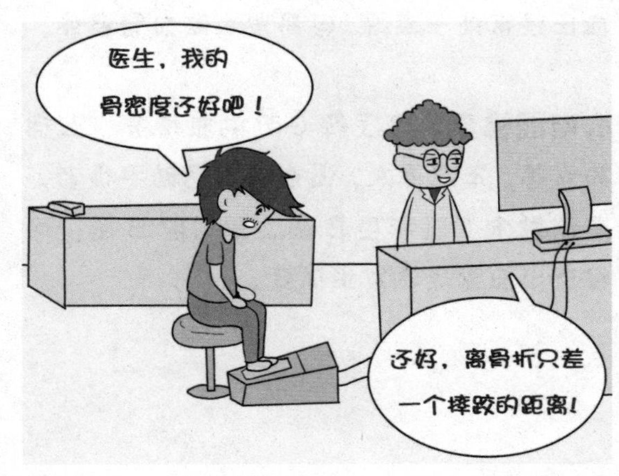

作为家中的顶梁柱

可不能被疾病给打败了

关注自己的健康，定期体检

毕竟顶梁柱可不能塌了

4. 中老年人必查的体检项目

老当益壮，红光满面，宝刀未老，腰板硬朗
这些～
可能都跟你没什么关系

这人上了年纪
要更加爱护自己的身体
一年做一次体检是必不可少的
但是也不能瞎检

那适合中老年人做的体检项目有哪些呢？

且听我一一道来～

测血压： 高血压是冠心病发病诱因之一，血压经常处于高峰，容易发生脑血管意外。

心电图检查： 可了解心肌供血情况、心律失常等，年纪很大，没办法跑活动平板者，建议做个心脏彩色B超、颈动脉B超，可检查出血管是否发生病变。

心脑血管检查

这位护士，麻烦你好好量血压，不要盯着我的头发好吗？
1,2,3,…

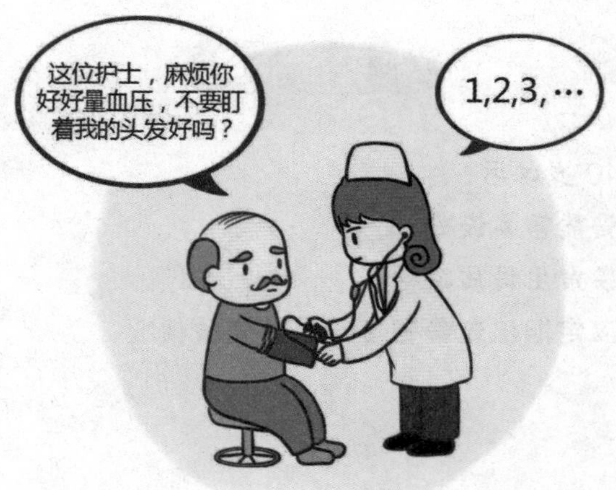

肝、胆B超：可提前发现是否出现肝、胆肿瘤或胆囊结石。由于这是一种无创伤检查，所以老年人可进行多次检查。

肝、胆、胰腺B超及胸透

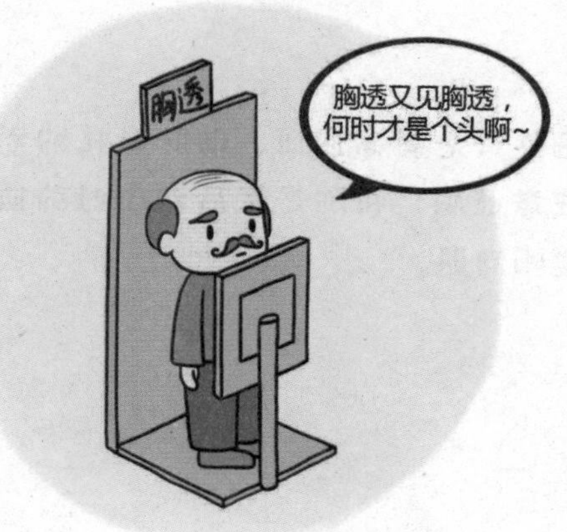

胸部拍片：可早期发现肺结核、肺癌，常年嗜烟的老年人更应该定期做胸透检查，对无症状的早期肺部肿瘤，这是最佳初筛手段。

查眼底

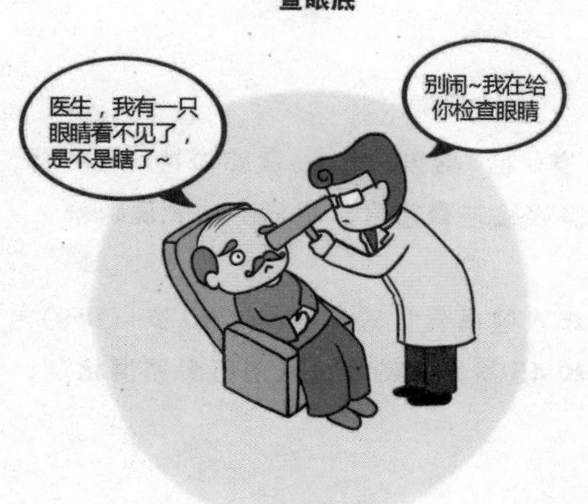

查眼底可及早发现老年性白内障、原发性青光眼。患有高血压、冠心病、糖尿病的病人，可通过查眼底反映出动脉是否硬化。

查血糖和血脂

护士，麻烦
你轻点～麻烦
你……麻烦你
麻烦……
好的，
大爷（二声）
哦不，大爷~

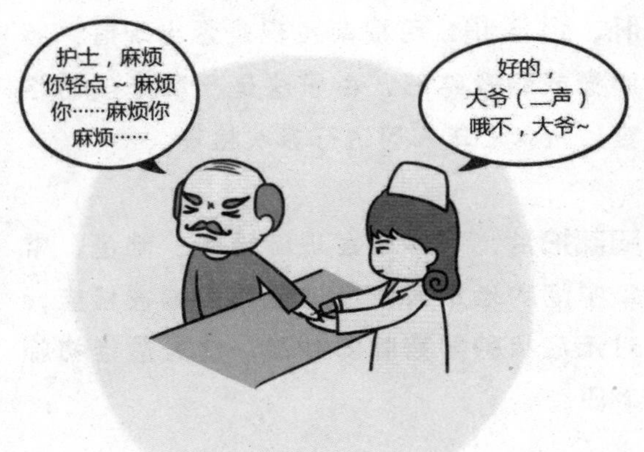

肥胖或患有高血压、动脉硬化的老人尤应注意此项，特别是餐后两小时的血糖很能说明问题。

检测骨密度

哟~这玩意儿还挺
符合我的脚型~

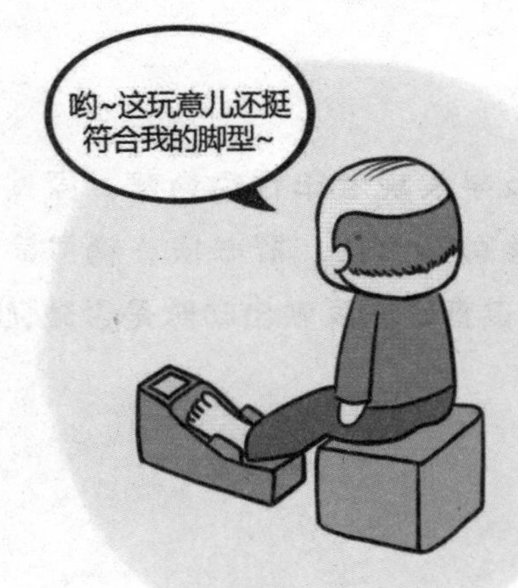

40 岁以后，腰部、骨盆、背部如持续性疼痛，就需要检查骨密度，提早防治骨质疏松。

老年人容易骨质疏松，因此 50 岁以上的男性和 45 岁以上的女性应进行骨密度检测。

50 岁以上的老人，胃肠镜检查可发现一些癌前病变，如大肠息肉等，以便尽早清除。另外，通过大便潜血检验还可早期发现消化道疾患及癌症。

胃肠镜检查

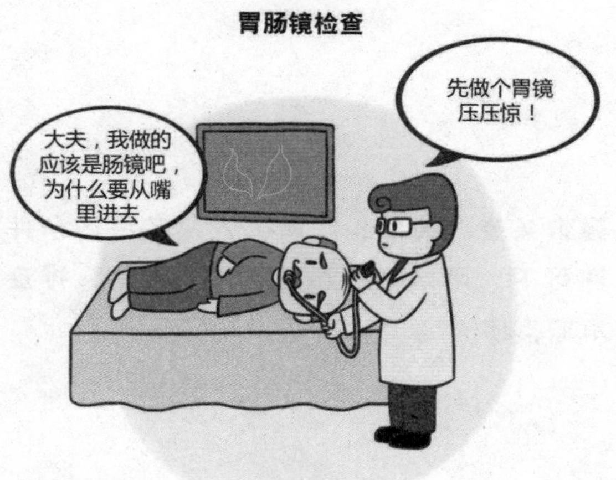

老年女性即使已绝经，也不能忽视每年一次的全面妇科检查，而男性则应做前列腺检查。

妇科内诊加宫颈刮片，包括外阴、阴道、宫颈细胞学检查，子宫、双附件触诊等，对早期宫颈癌的发现很有帮助。原则上已婚女性至少每两年检查一次。

妇科检查

往年都是儿女们陪检，
今年自己一个人过来，每
年一检还是有必要的~

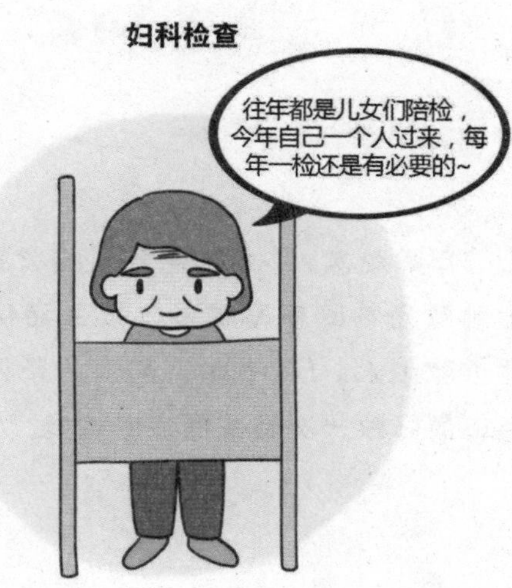

脑部CT

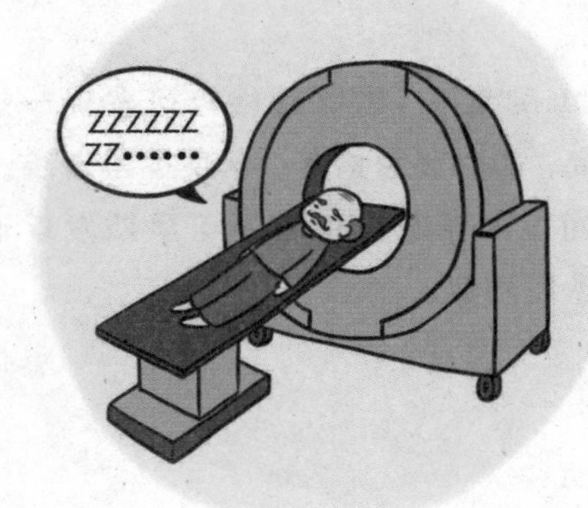

经常头晕、头痛、胸闷的人，在经济条件许可下，可以做一做脑部 CT 检查，排查早期疾病。

防癌检查

少废话，我是不会让你得逞的，看我的健康管理大法~
放弃吧~你是斗不过我的~
癌症
预防

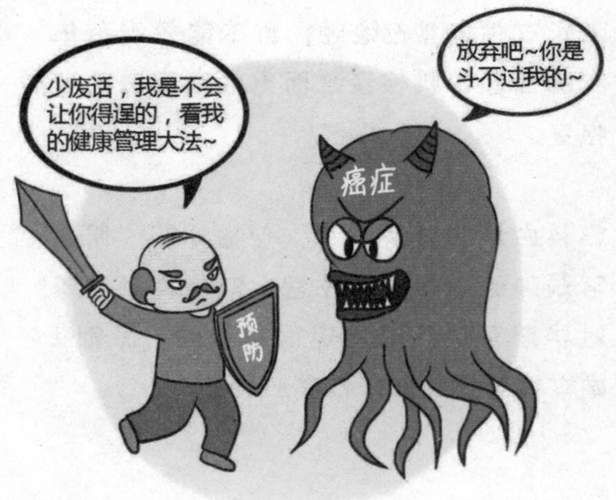

人的年龄越大，体内细胞分裂的次数越多，接触致癌物的概率越多，发生癌症的可能性也就越大。50 岁以上的人，条件允许，每年最好做一次有关癌症的检查。

口腔检查

医生说我牙齿
不好，吓得我都
不敢张嘴了~

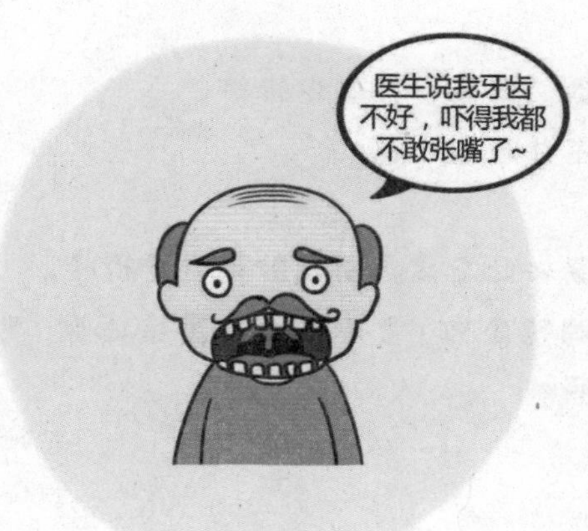

牙不痛绝不意味着牙一定就没问题。例如，刷牙时流血、口臭、牙齿松动、吃热的食物会敏感和酸痛等，都说明牙齿存在问题。

有以上症状时就应该找口腔医生检查和治疗，最好定期进行口腔检查，每半年一次。

心脏检查

大爷，您有点
心律失常了~
感觉心跳得好
快，莫非我~

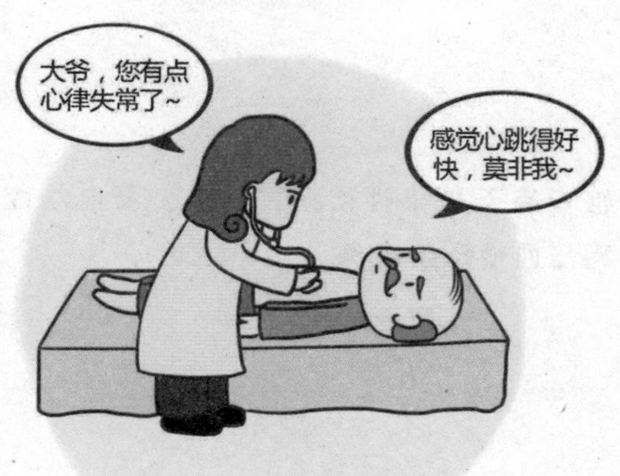

隐形冠心病、早期心肌梗死等早期心血管病很难发现，必须再借助其他的检查。有心律失常、心前区不适或疼痛等症状的人，应到医院做进一步检查。

5. “三高”人群体检项目大全，你的家人知道吗?

说到“三高”，心中怅然

忍不住赋诗一首

三高如此之高，引无数英雄竞折腰。

惜鸡鸭鱼肉，食不知止；宴会酒席，独领风骚。

一代天骄，中流砥柱，只识低头服药。

俱往矣，数三高人物，还看今朝。

“三高”并不可怕

合理的生活方式加上定期的检查控制是关键

三高人群需要定期做哪些体检呢?

血常规

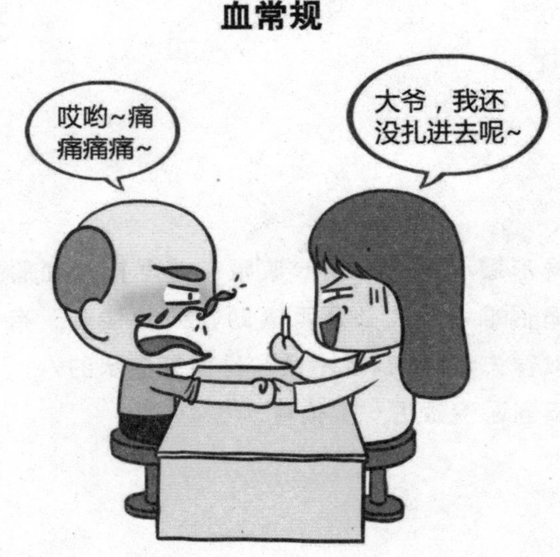

检查有无感染性疾病、贫血、凝血功能障碍及血液系统疾患。

尿常规

来，医生，庆祝2019，干一杯

您先干为敬

“三高”人群的必检项目，查看有无泌尿系统疾病和糖尿病、急慢性肾病、肾炎等。可直接查看与肾脏无关的代谢障碍或疾病等。

血液生化检查

怪不得最近眼皮跳得厉害，今天这血流得有点多啊~

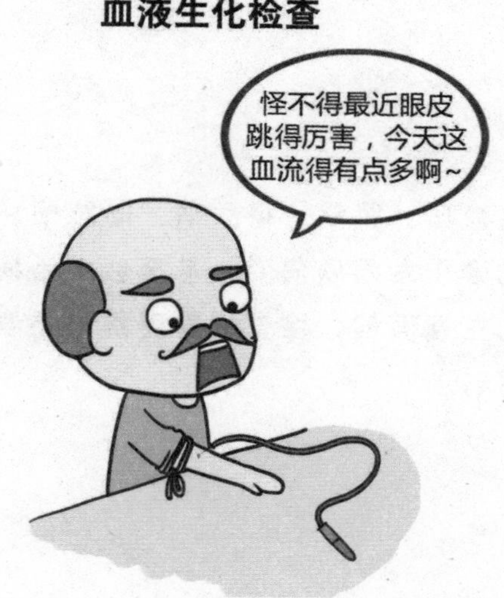

一般包括血糖、血脂、肝功能、肾功能等，是“三高”人群的必检项目，与血常规有所区别。另外，高血压人群需要定期做好血压监测。

体重与身高的测量可以测算 BMI 指数。若 BMI 指数超过 24 为超重，超过 28 为肥胖。

体重+腰围
那要看加在哪里了~
你现在这身材，再给你5厘米估计也没什么用~

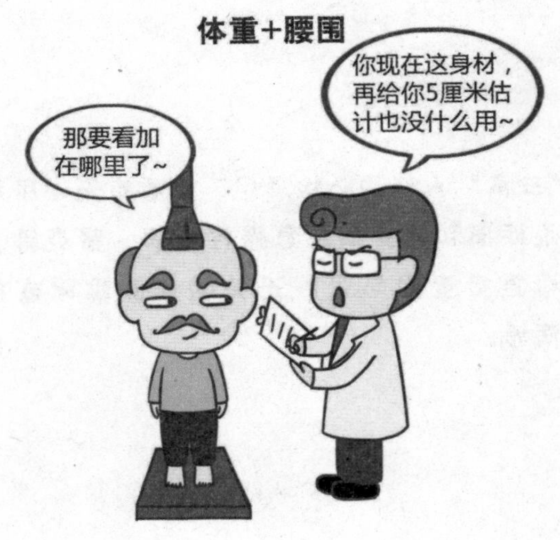

高血压、肾病、糖尿病、动脉硬化等疾病均会引发眼底病变，甚至会成为病人就诊的主要原因，检查眼底可提供重要的诊断资料。

眼底检查
大夫，你看到我眼睛里有什么~
眼屎~

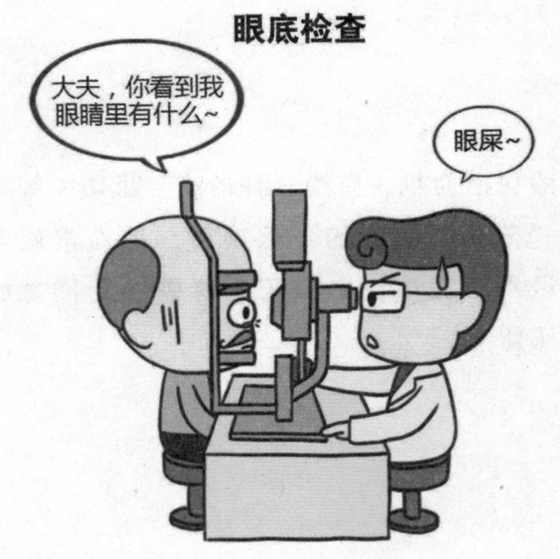

心脏B超、腹部B超、颈动脉B超等，是“三高”人群不可缺少的检查项目，可根据自身状况选择检查部位。

B超
能坐起来一下吗？
没事，你太胖了，我看不清……
怎么了？

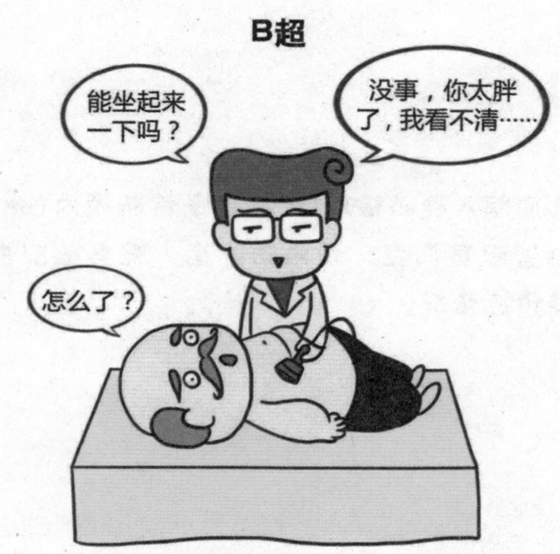

高血压、高血脂和处于高危边缘甚至超标的糖友，一定要定期筛查心脏功能。

X线片、心电图、超声心动图、心功能检测、冠状动脉造影等具体筛查项目要根据不同病情来决定。

心脏功能
好久没有心跳得这么快了

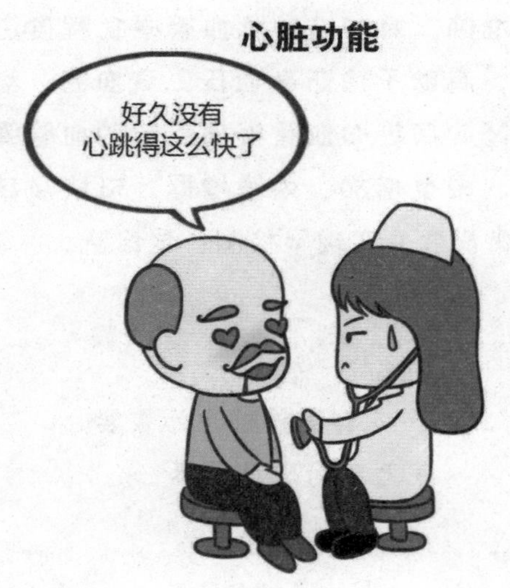

经颅多普勒

高血脂人群必检项目，有助于诊断颅内（外）血管阻塞病变、颈内动脉瘤，观察脑部血液供应情况。

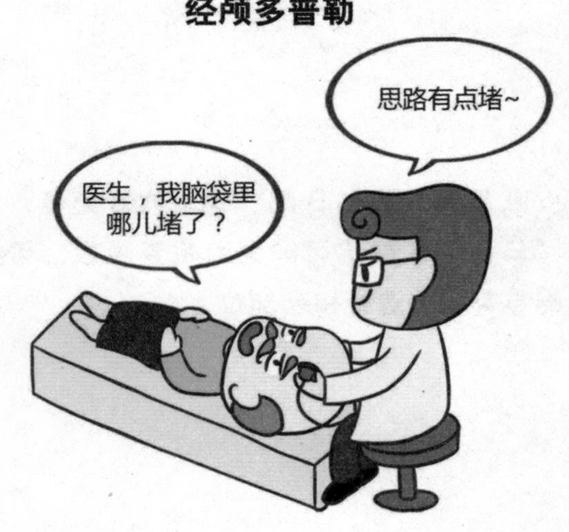

全身动脉硬化检测

无创、准确，对四肢动脉血管硬化程度进行分析，有助于诊断高血压、高血脂、糖尿病、冠心病等心血管疾病引起的血管弹性下降、硬度增加、内膜增厚、斑块及狭窄等异常病变，实现早检测、早诊断。

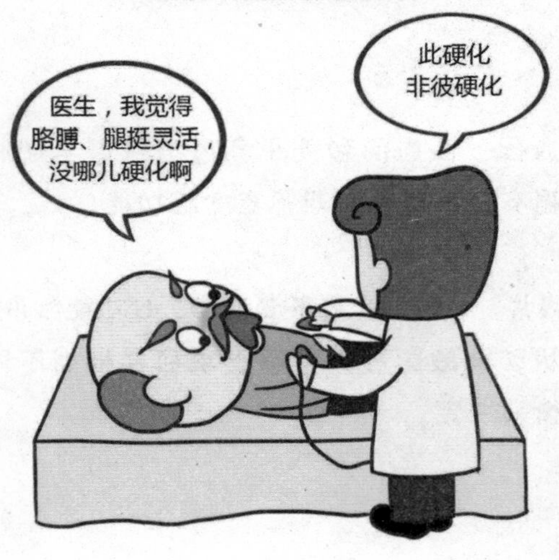

“三高”人群的体检尤为重要
千万不可应付了事

三、检前这些事儿，你必须清楚

1. 检前准备这点事儿，不注意可是会出大事儿的哦！

听说穿裙子去体检的都是真的猛士
做B超时都变成这样了
尴尬一点都不怕的

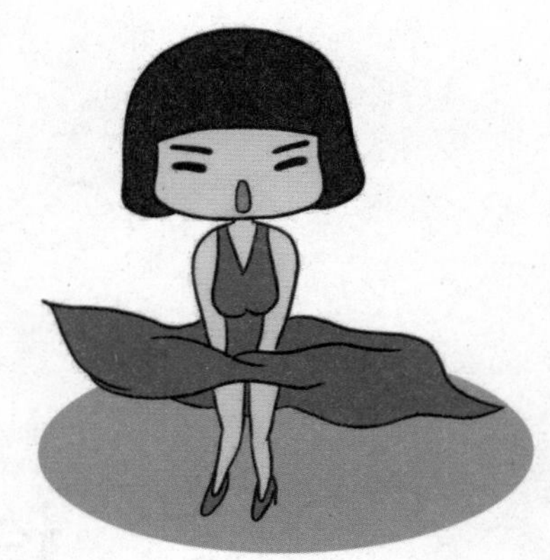

饮食合理清淡，不要吃过多油腻、不易消化的食物

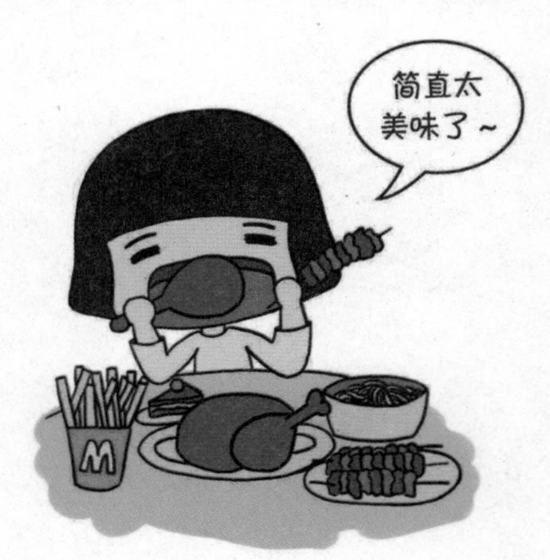

原谅我这一生放荡不羁爱美味
体检前油腻辛辣统统 go away

“医，医生，要不我给你来，
来套醉拳～嗝儿～”
“打醉拳可以，
不过体检要等到3天之后了”

禁酗酒
&%*@
\#+....

“我要做一个风一样的女子～”
“你看你转氨酶都800啦～还风～”

不要参加长跑等剧烈运动
大后天就要
体检了，赶紧锻
炼个好身体！

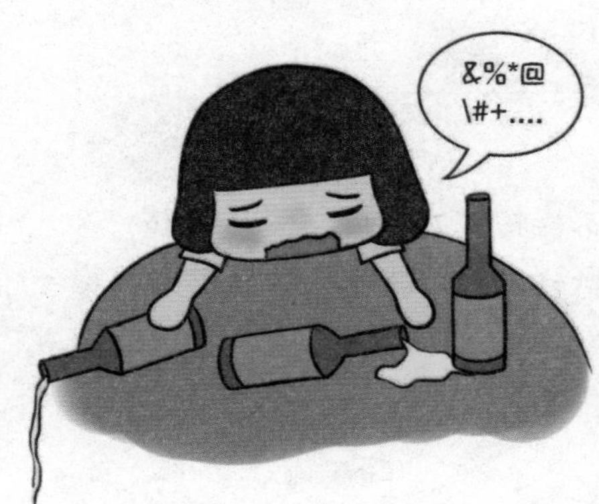

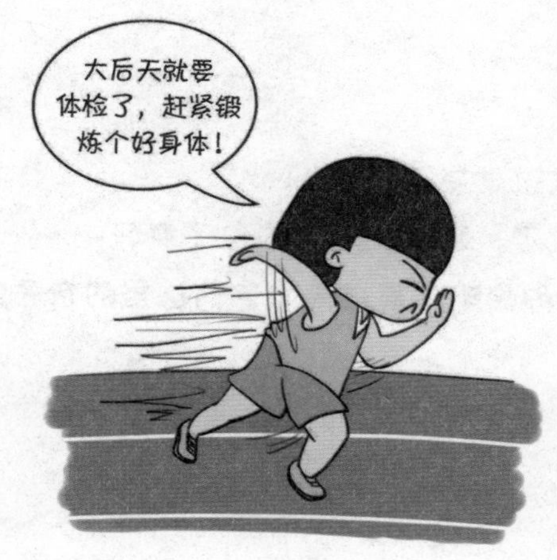

女性需要避开月经期，最好是之后5~7天

痛得这么厉害，是不是有什么毛病啊，干脆过几天体检算了！

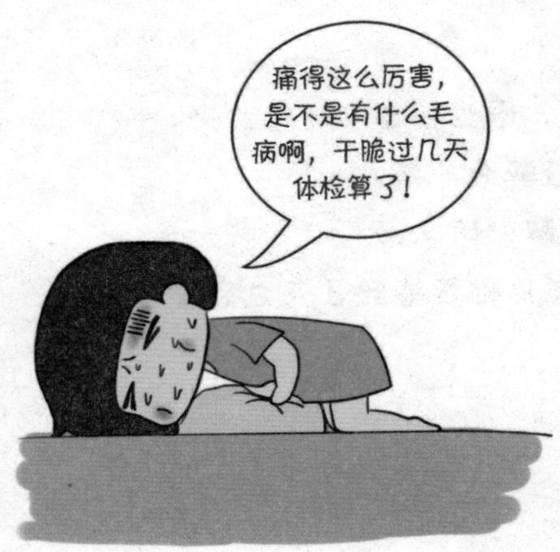

千万不能把“大姨妈”带去体检

不给付钱不说，连体检数据都会搞错~

体检当日清晨禁止喝水进食

赶紧吃个早餐去体检，别等会儿抽血就晕了

“您吃过早餐了吗？”

“吃过了，那xxx地方的包子真好吃~”

“哦，那您明天再过来吃我们这里的包子吧”

长期服药者可继续服用，其他药物体检后服用

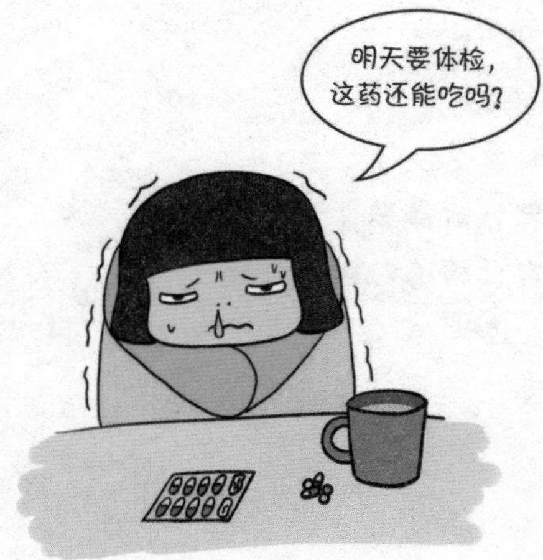

“明天要去体检了，
我这降压药就不能吃了吧？”
“不吃的话，你明天不用去体检了”

保持充足的睡眠，最好10点前入睡

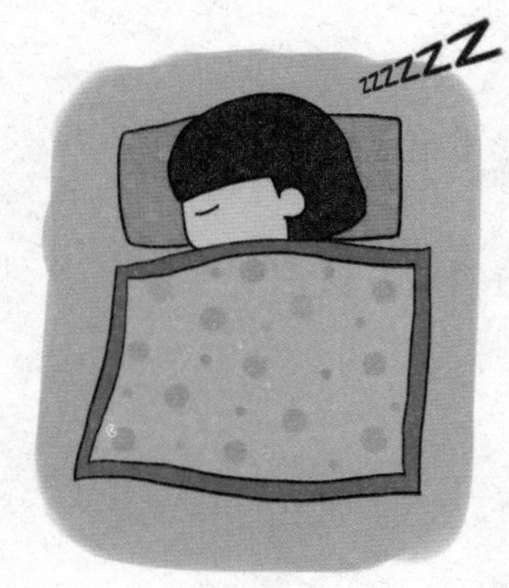

“越到晚上我越高兴，根本停不下来！”
“看到体检结果你就高兴不起来了！”

体检当日，不要化妆，不能穿连衣裙、连裤袜

化个靓妆去体检，说不定还能遇上高富帅大夫呢~

全世界就我最美
除了在体检的时候~

近视者必须戴框架眼镜，勿戴隐形眼镜

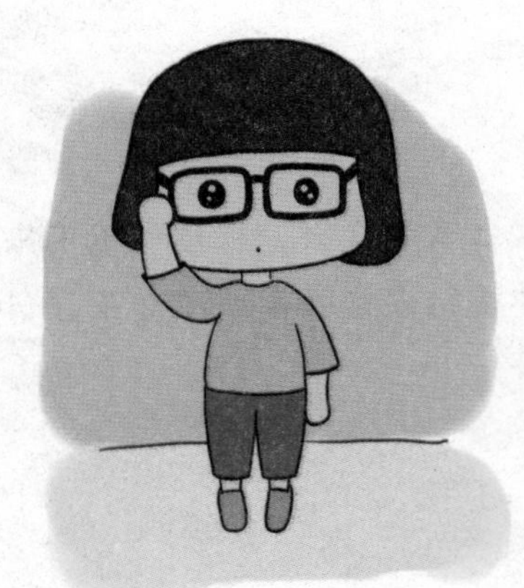

“你戴隐形眼镜了吗？”
“戴了~”
“那还不赶紧取下来~”

提前出门，避免急躁，难以平静

我这一生的诠释就一个字——稳
体检这点小事儿激不起我心中的浪花

赶车累死我了，还能好好地体检吗？

准备怀孕的女士和男士都不能做胸透

宝宝不想提前“拍照”！

护士，我有孕在身，能顺便帮我照照肚子里的宝宝吗？

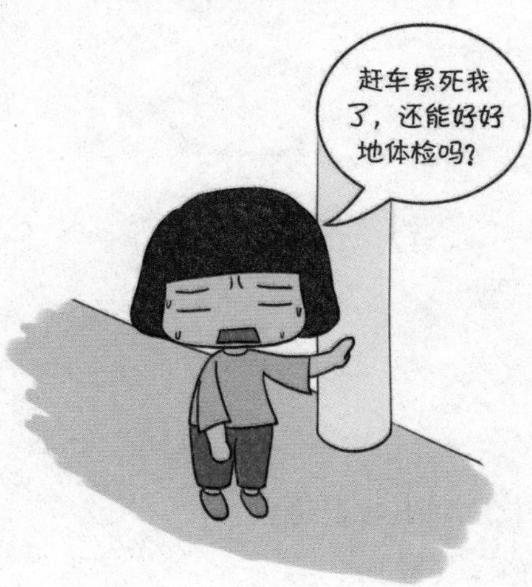

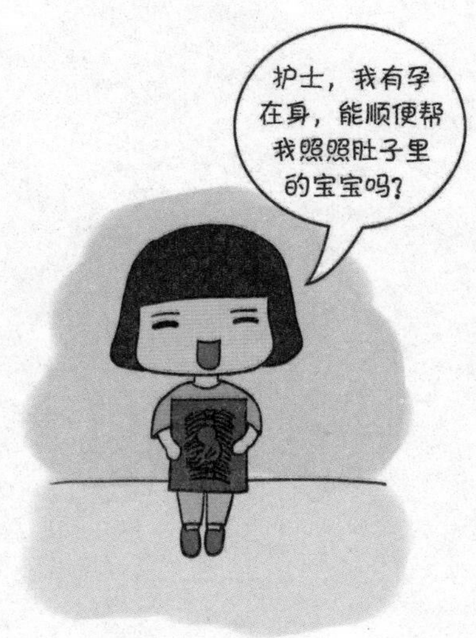

连续十几个小时没进食
还被抽了几管血
一个上午上上下下来来回回跑
不进食，你不晕吗？

体检完必须进餐

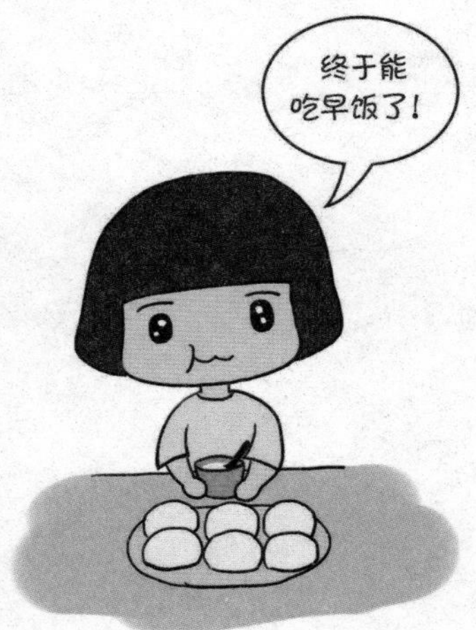

2. 常规体检你必须知道的事儿

体检不能瞎检

知道自己该做什么项目

才算是一次真正的体检

心脏检查

可以及早发现心脏疾病

心脏没什么问题，花痴病倒是挺厉害！

扑通~扑通…

哇！这个男医生好帅！

腹部检查

可以触摸肝脾，以及看是否有腹部包块

你可能是饿了……
我肚子里有奇怪的声音

量血压

测定血压的高低

放心，有我在，不会的！
医生，我血压这么高不会冲爆你的血压计吧？

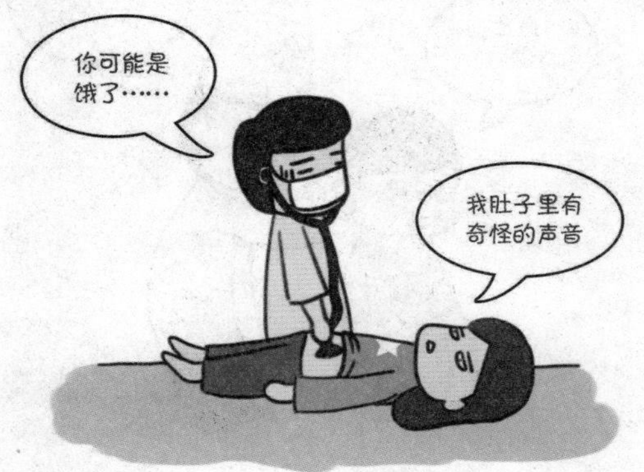

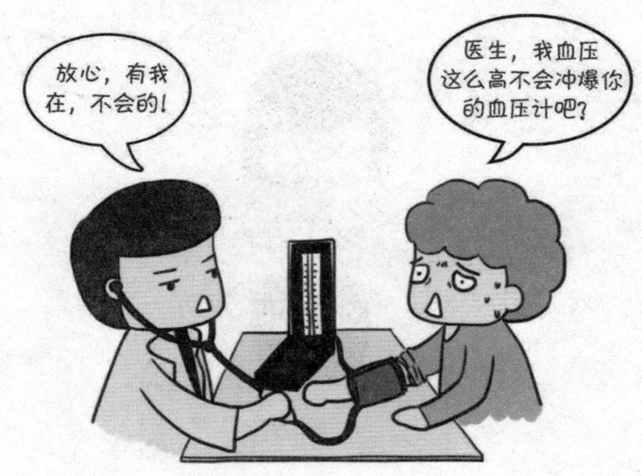

身高体重

这个没什么好说的

机智如我

你就算把头发梳到天上去，也掩盖不了你1米6的事实！

测视力

了解眼睛屈光度

恭喜，全错，下一个
上，上，下，左……

测色盲

了解有无色盲、色弱

完了完了，眼睛全花了，这到底是个乌龟还是个鳖？

耳朵检查

检查耳朵有无明显疾病，听力是否正常

医生，你说啥？
我问你听得见吗？

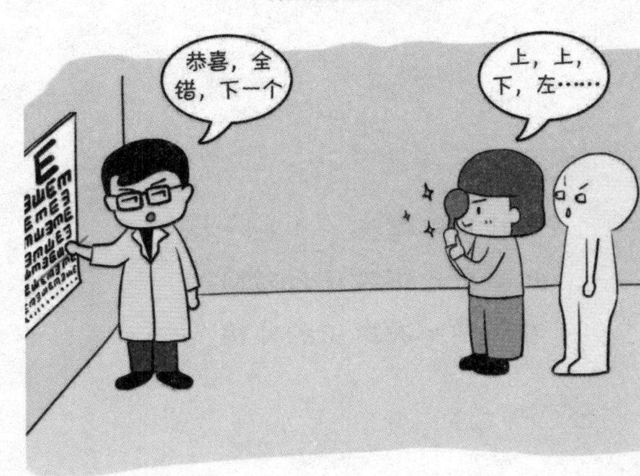

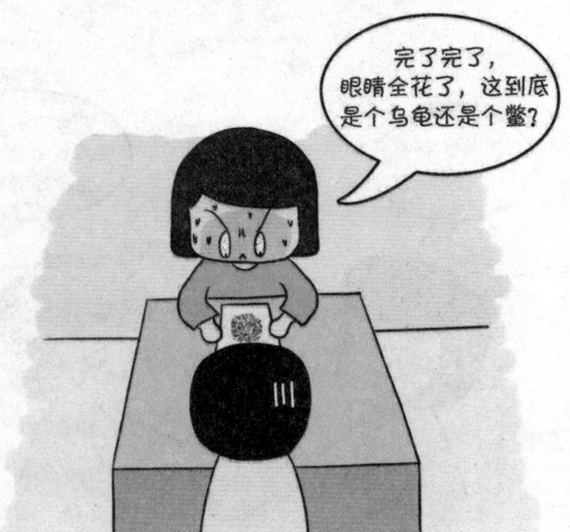

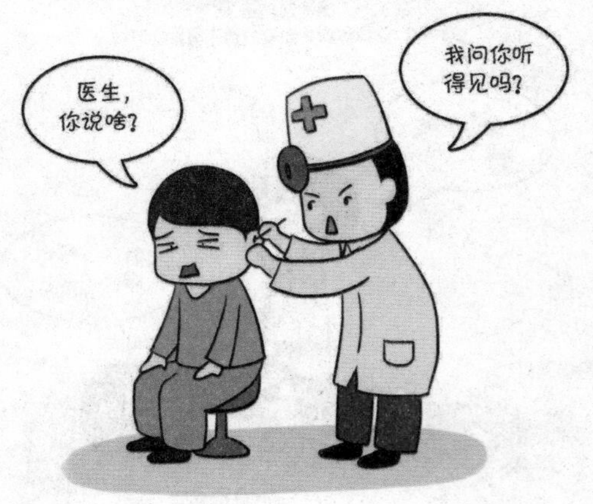

咽喉检查

检查有无急慢性咽喉炎

啊……

您是女高音吗？

鼻腔检查

检查有无急慢性鼻炎

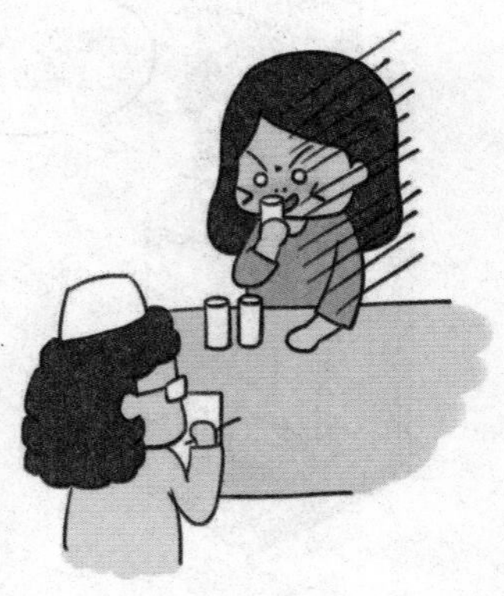

口腔检查

通过口腔检查发现有关的缺陷与疾患，查出与全身系统有关的疾病

医生，我牙齿怎么样？
我只能说，它们坚持不到你50岁了

心电图

诊断各种心律失常、心肌梗死、心室肥大和心肌病等

我的心电图形特别吧？
的确需要特别的一针

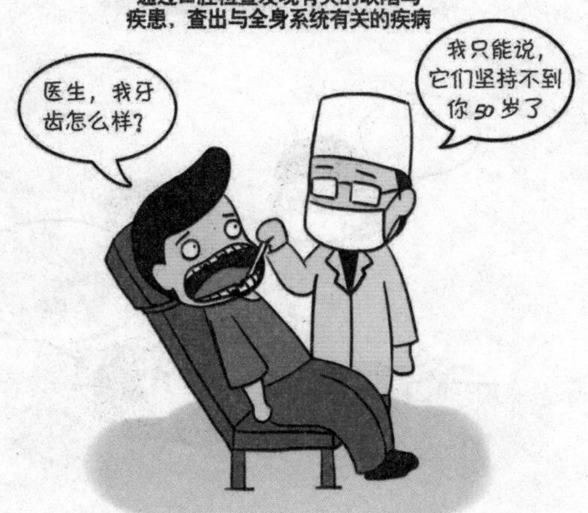

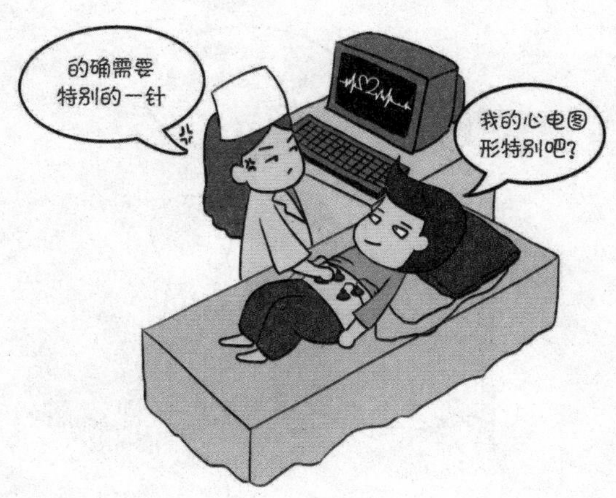

胸透

可以及早发现胸部肿瘤

胸透
好紧张，感觉心脏要跳出来了~

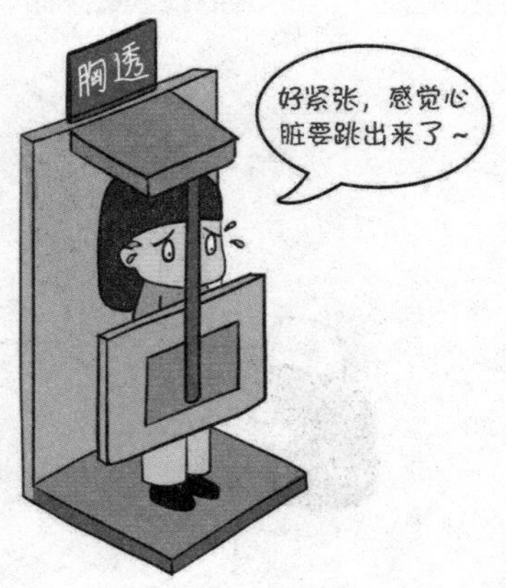

抽血检验

红细胞——贫血或异常增多
白细胞——有无感染、放射性损伤
血小板——了解凝血功能、出血时间评估

护士，我恐针、恐血、恐……
恐怕我要重扎一次……

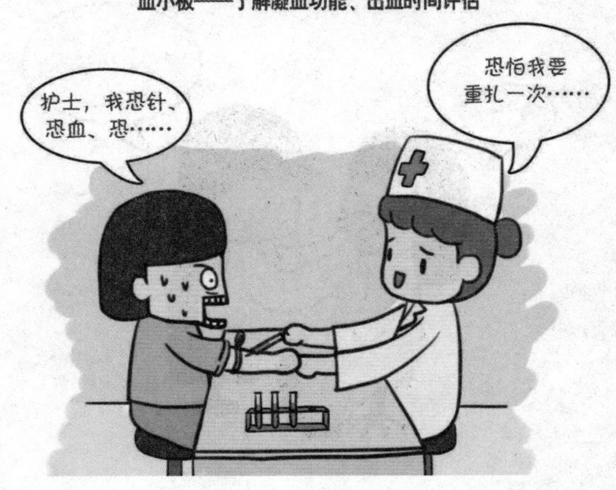

尿常规

常规颜色、透明度及比重等，早期发现肾病、糖尿病等

洗手间
大夫说要接中段尿才检验准确，中段，中段，中段……

B超

对肝、胆、胰、脾、肾的诊断有较高的价值

……
大夫，人家都说我胆小，你看看是不是真的很小？

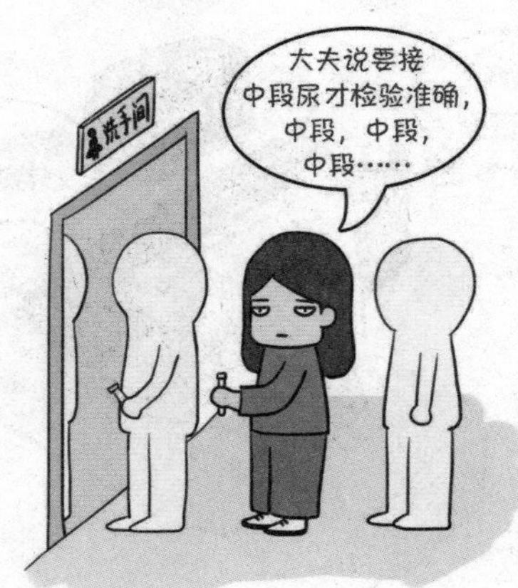

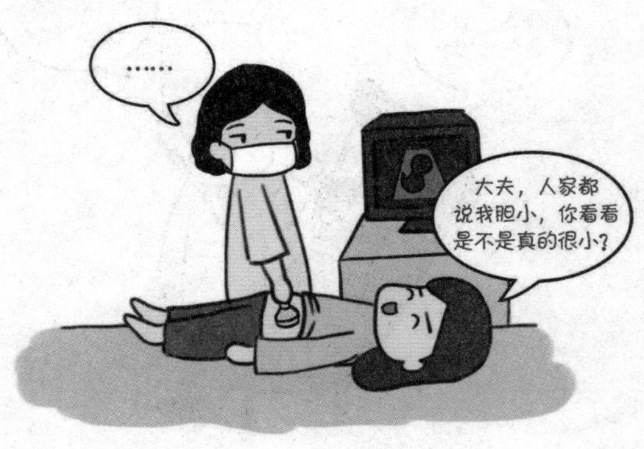

3. 错过就白检，这些体检项目的最佳时间表，好好收藏吧！

如果你问我天上的星星有几颗
我可能答不上来
但是你要问我该什么时间去体检
那我就要和你好好说说了

毕竟作为体检达人
有责任、有义务
定期给大家来科普科普
体检这件事儿可不能马虎

（后退，我要开始发言了）

很多体检项目
都有那么几个最合适的检查时间
错过了这些时间
可能就会导致检查结果不准确
这检查可能就白做了
甚至有时还会吓自己一跳

（我严肃起来连自己都受不了）

所以
为了减少诊断误差
提高体检效果
体检的时间一定要把握好
那么又有哪些体检项目需要注意时间呢？
嘿嘿

（开聊吧！）

血糖检测

相对来讲
内分泌系统对检测时间要求最严格
比如我们最常见的糖尿病
早上六七点钟的空腹血糖
是相对最准确的

抽血检测

空腹血检测是定期体检、肝功能检查
和心脑血管疾病诊断的重要依据
空腹血是指清晨没有吃东西前
距前一餐 12~14 小时所抽取的静脉血
一般在早上 7~9 点抽血最为合适

不好意思，刚仪器坏了，多扎了几下，没事吧~
没事没事！

现在要给您抽血检查了，请问您早上有没有吃东西呢？
喝的西北风算不算？
当然算啊，那家店的饮料味道还不错呢！
额……

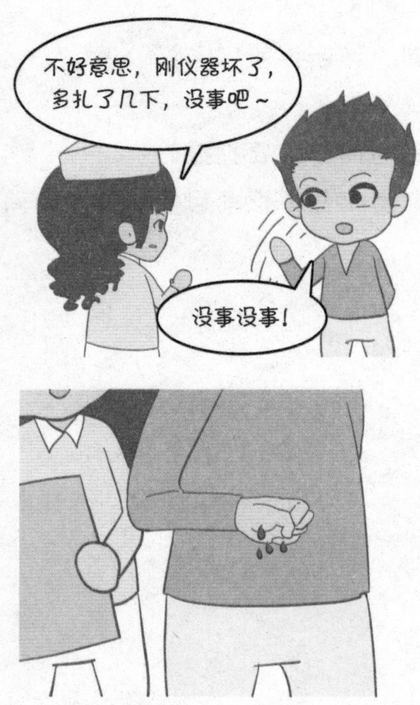

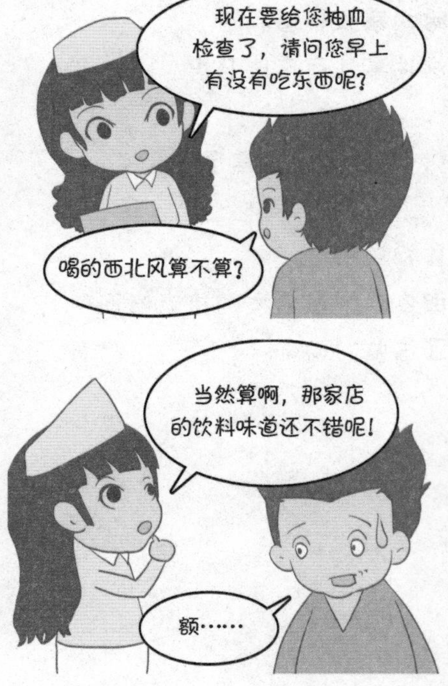

男科检查

50 岁以上男性易患内分泌失调综合征
与睾酮的分泌减少有关
而睾酮激素检查以早上最准
一般建议 9~11 点检查

怎么现在才来检查，
都快 12 点了！
不是说要 11—6 点
来吗？
你手机拿反了看的吧？
还真是 ~ 哈哈，
哈哈哈哈……

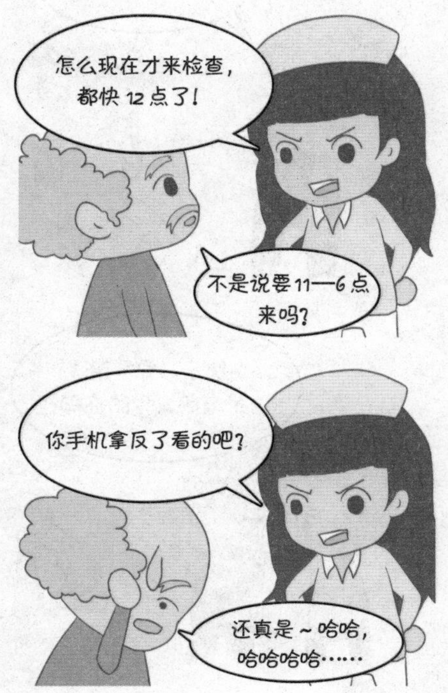

尿常规检查

夜间饮水较少
肾脏排出物都浓缩在膀胱内
可提高疾病检出概率
所以尿液标本以新鲜晨尿最佳
最好是早晨起床第一泡尿

注意检查前一晚别吃大鱼大肉
水也不能多喝
留尿时最好留取中段尿
避免尿液被粪便、阴道分泌物等污染

怎么尿液标本才这么点？
要控制中段尿
太难啦！

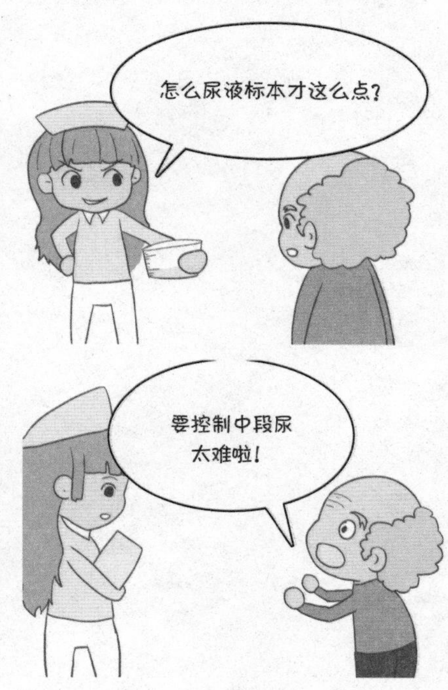

肠镜检查

需提前 3~4 天做好饮食准备
并服用清肠药
检查前最好保持空腹

多数消化系统检查需要化验大便
要求两个星期前不吃含铋的药剂
不要大量服用维生素 C
检前 1~2 天不能吃含动物血的食物

哟，大便化验盒，正好刚买了个红薯，看我怎么逗那个漂亮护士，嘿嘿
大便盒
唔，好好吃啊！
小伙子，你拿错了，这是我的，你的在那边

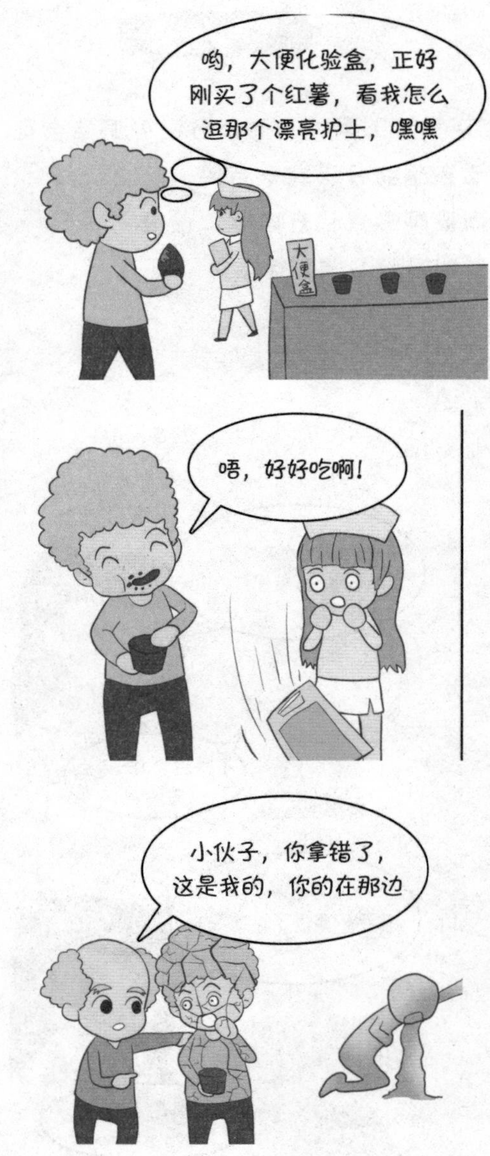

妇科检查

妇科诊断时要取阴道涂片、宫颈刮片
检查脱落细胞
月经出血时会影响标本的观察效果
所以月经结束后 3~7 天检查最佳

你大姨妈来了吗?
我有两个大姨妈，你说的哪个?
护士姐姐，我来大姨妈了会影响检查结果吗?
你这个～应该影响不大

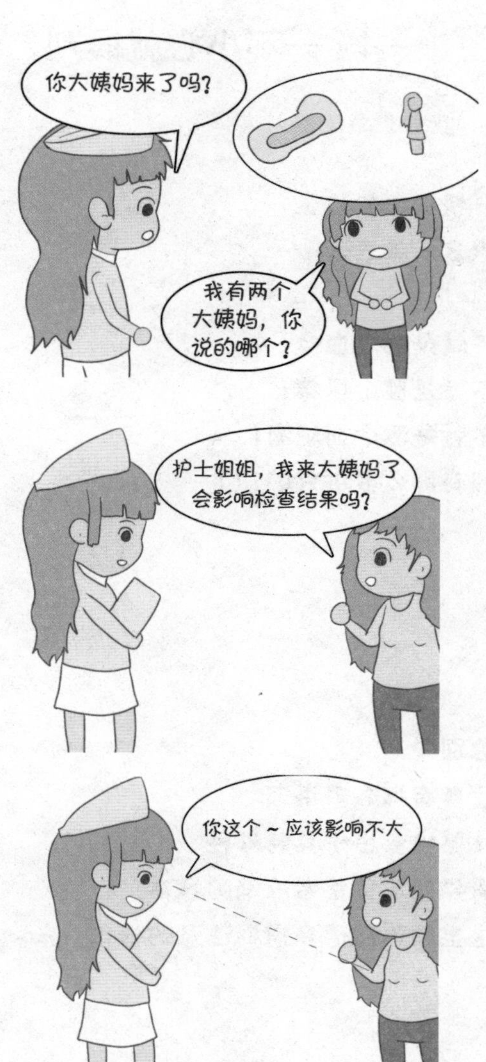

乳腺检查

月经周期中
在相关内分泌激素的影响下
会使乳腺产生一些生理变化
影响检查结果

一般在月经开始后第 10 天左右
雌激素对乳腺影响最小
乳腺处于相对静止的状态
此时检查能更好地发现它的病变或异常
绝经后的女性可自由选择检查时间

4. 一不小心就误判，化验检查你该注意的那些事儿

一提到化验检查
很多人就表示……

不就是抽个血嘛！
不就是验个尿嘛！
不就是测个血糖嘛！
哪有那么多讲究的！！！

一不小心结果就会出现偏差
检查白做了不说
有时候还会吓自己一跳

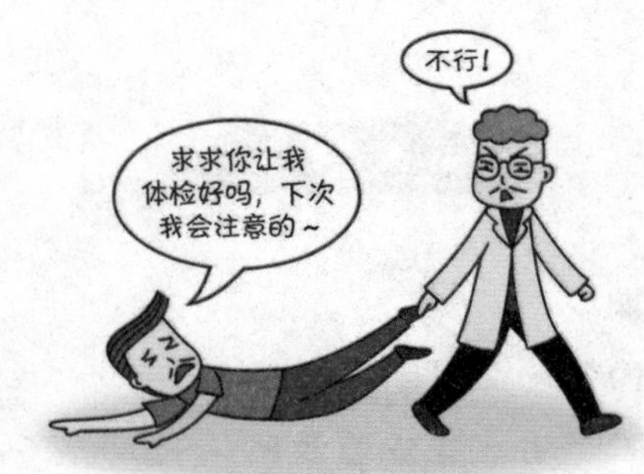

你别说
还真有那么多讲究
化验检查由于其特殊性
需要获取体检者准确的样本
这里就涉及很多需要注意的操作

所以……
我们就要尽量避免会导致误差的操作
做一个正确的化验检查
下面我们就来看看化验检查的正确知识吧！

尿常规和 24 小时尿蛋白定量检查

尿常规是一项再普通不过的检查
而 24 小时尿蛋白定量检查
能准确反映受检者的肾脏功能
有利于多项相关疾病的早发现、早治疗

而在尿常规检查中
晨尿是结果最准确的
留尿时最好留中段尿
将化验结果误差缩到最小

尿常规虽是小检查，
但能发现大问题

你这是晨尿吗，
怎么感觉不像～
是啊，上个星
期五早上的～

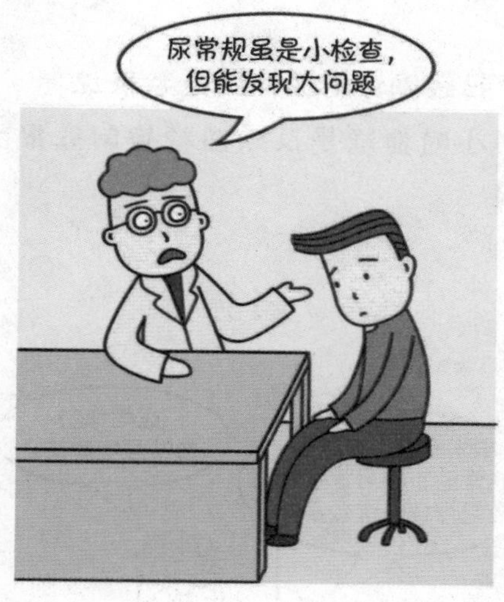

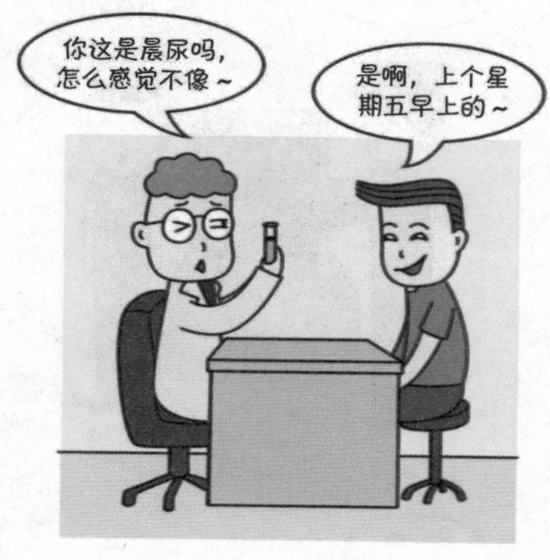

但是无论是尿常规还是 24 小时尿蛋白
都不宜在月经期间检查
非常容易引起“假性异常”

在做 24 小时尿蛋白时
从留尿那天的早晨 7 点开始
除了第一次尿排出不要保存
从第二次小便开始
将所有排出的尿液均保留在可以密封的容器中
避免阳光直射

即使是大便时也要先排小便收集
24 小时后，也就是第二天早上 7 点
排完最后一次尿保存后将尿液搅匀
记录总尿量，取部分尿液
密封后立即送检

饮料的话麻烦先喝一口~
呃……恐怕不行

那无法通过啊
臣妾做不到啊

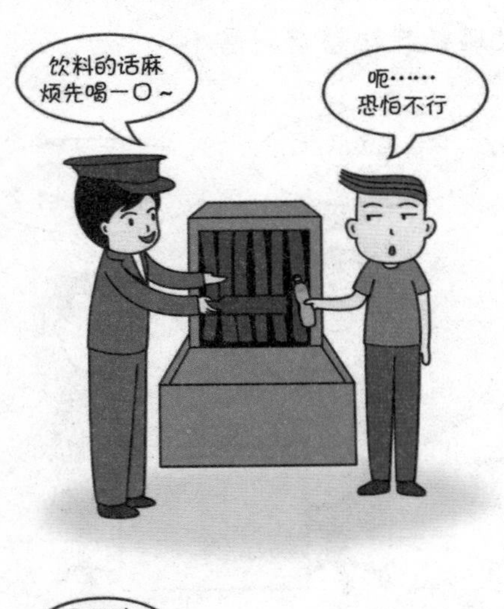

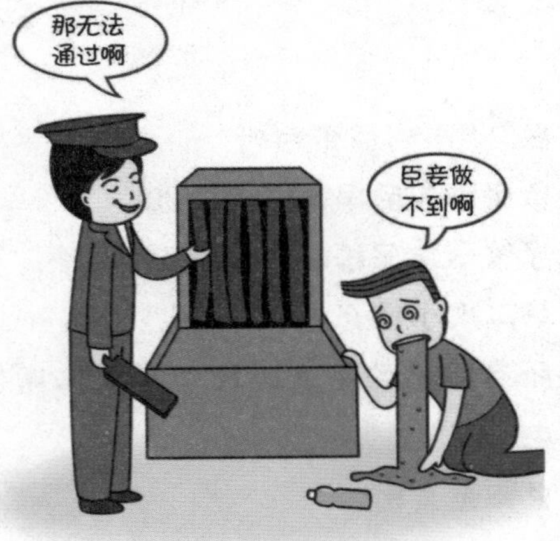

餐后 2 小时血糖检测

有很大一部分人
反复查空腹血糖都在正常范围内
而餐后 2 小时血糖却明显升高
所以在怀疑有糖尿病时
必须检查餐后 2 小时血糖

而对于已经确诊糖尿病的患者来说
餐后 2 小时血糖是反映血糖控制效果的重要依据

明明我空腹血糖是正常的，餐后 2小时血糖为什么这么高？
证明你的血液爱吃甜的~

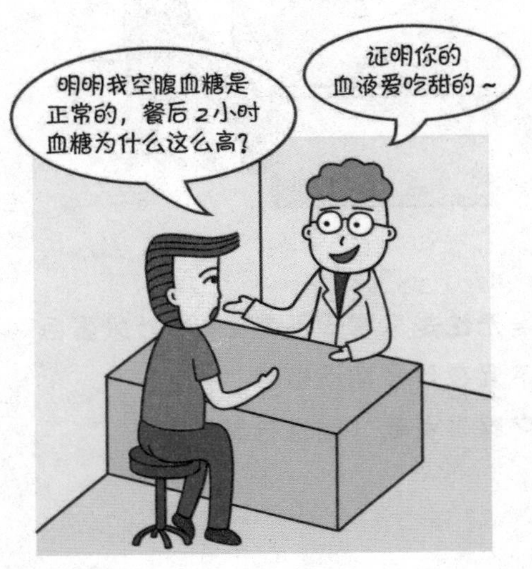

而在检测餐后2小时血糖时
应先检测空腹血糖
进餐之后，再测餐后血糖

检查过程中
不能抽烟、喝饮料和剧烈运动
也不要情绪太过激动
从吃第一口开始计时
2小时后取血检测
千万不要在吃完或者吃一半时计时

你好，我来测血糖了~
你是来逗我的吗?

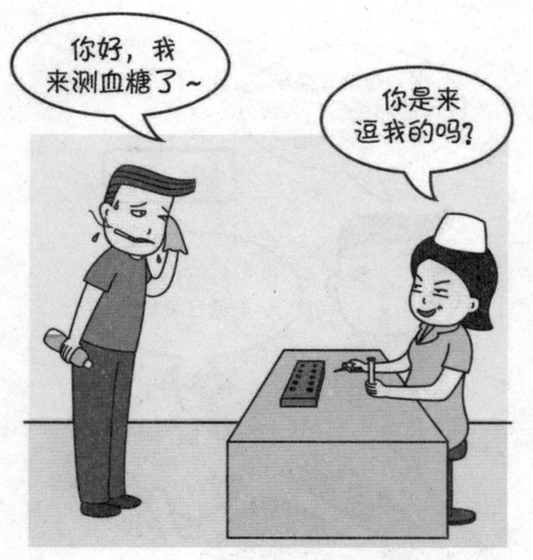

口服葡萄糖耐量试验

口服葡萄糖耐量试验（OGTT）
可以了解机体对葡萄糖利用和耐受情况
是诊断糖尿病的重要检查项目
注意事项要遵守

谁要是不遵守注意事项，就是跟我OGTT过不去！
OGTT
是，大佬，请喝茶
是，大佬，请喝茶

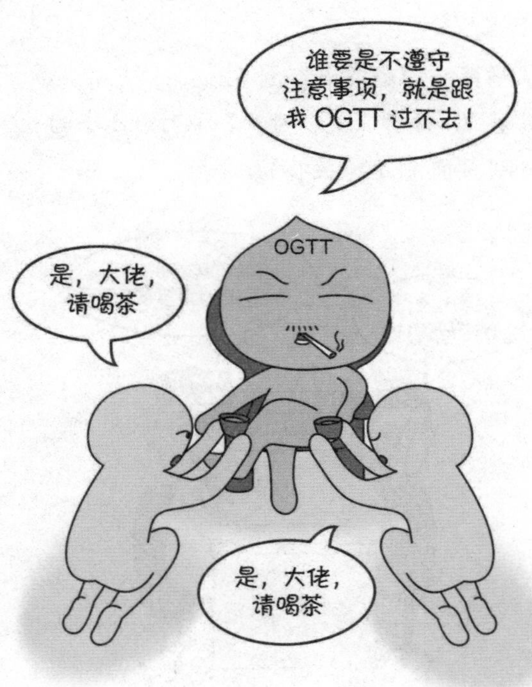

至少保证 3 天的正常饮食
检查前避免剧烈运动
感冒发烧、肠胃炎等应激状态不宜检查
提前停用导致葡萄糖耐量减低的药物

空腹要超过 8 小时
5 分钟内喝完试验用的葡萄糖水
禁止吸烟、喝茶、喝咖啡等
保持情绪稳定

从喝第一口糖水开始计时
其后 30 分钟、1 小时、2 小时、3 小时
分别采血测定相关指标

注意这么多，我哪记得住？
我看你美女的名字倒是记得挺多的啊～

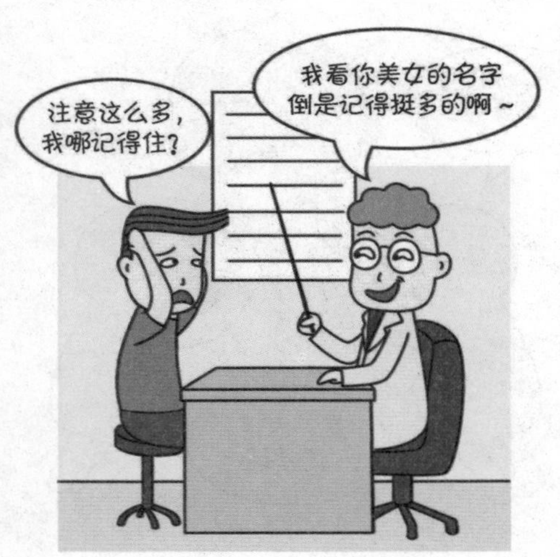

性激素检查

常用的性激素检查包括六项指标
卵泡生成激素 (FSH)、黄体生成激素 (LH)
雌二醇（E2）、孕酮（P）
睾酮（T）、催乳素（PRL）
在生活规律、无剧烈运动的情况下
8~11 点空腹可随时检查

请问性激素是可以随时查吗？我现在想查可以吗～
23：08
您拨打的电话已关机

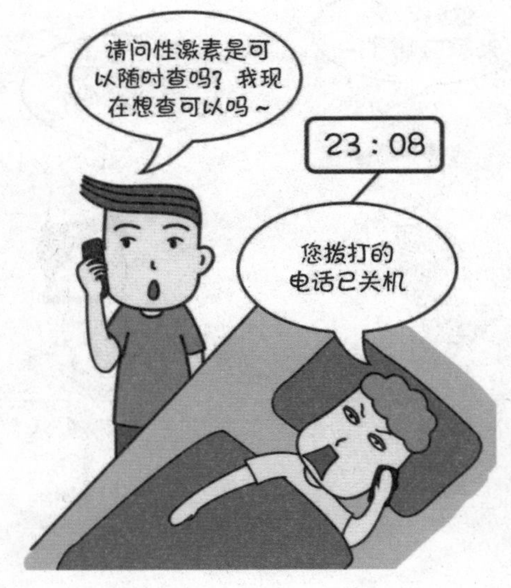

但是也有几个注意事项
月经来潮第三天
检测基础性激素最为准确
检查前一个月注意开始停用性激素

检查黄体生成素时
最好在 1 小时内采 3~4 次血
然后混合一起进行测定
不孕不育不来月经
任何时间都可以检测

甲状腺功能检测

检查前
停止食用含碘丰富的食物
如海带、紫菜、海鱼虾等
根据食用量停食 2~4 周

最近没有吃紫菜、海带什么的吧？
没有，但是我喝了海带汤

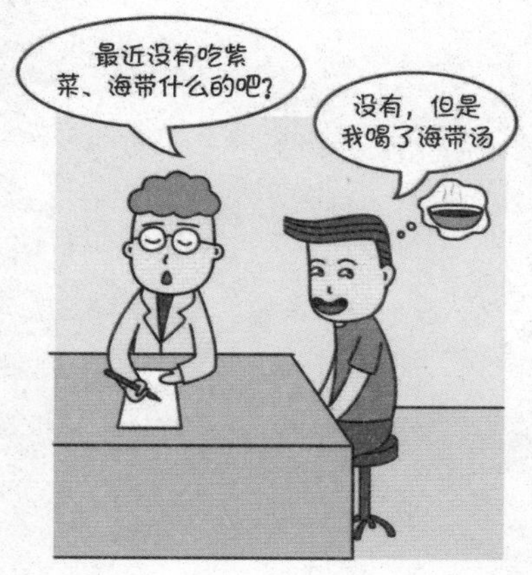

检查前根据药量和时间
停服含碘药物和影响甲状腺功能的药物

碳 -13 尿素呼气试验

只需吹一口气
就可以快速、准确、灵敏地
检测是否感染幽门螺杆菌（HP）
这就是碳 -13（C-13）尿素呼气试验

吹牛吹多了，吹这个果然也简单~

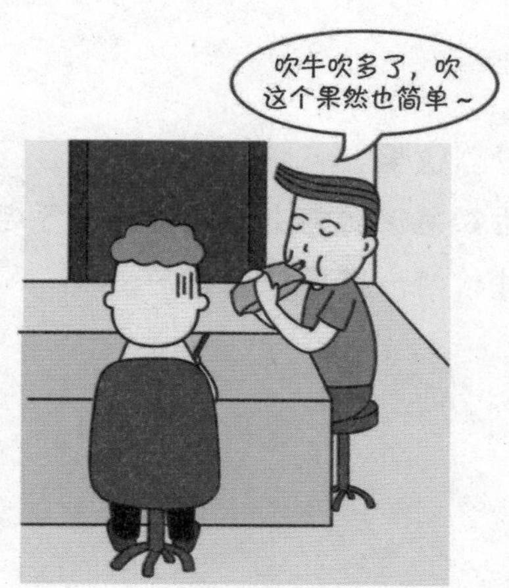

检查前 1 个月内不能服用抗生素
1 周内不能服用铋剂和质子泵抑制剂
这些都有对抗幽门螺杆菌的作用
易造成“假阴性”

检查时最少空腹 2 小时
检查中间不可进食
C-14 检测与 C-13 检测有一些区别
但是注意事项基本相同

你是假的，我才是真正的呼气试验
你才是假的，我名字都比你大一号~
C13
C14

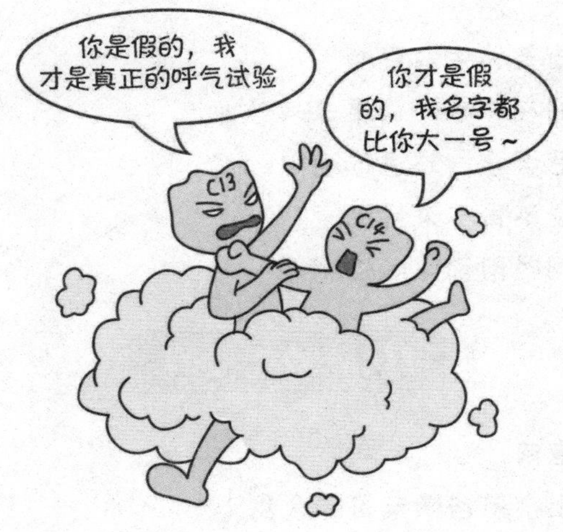

相信看到这里
大家也知道该如何进行化验检查了吧
下次体检时一定要注意哦~

5. 用什么来拯救你，我的血脂检查!

血脂检查最重要的是什么?

就是一个字——准

如果血脂检查结果不准确的话

那将毫无意义

作为体检的必查项目

血脂检查的结果

会受到很多因素的影响

特别是吃这方面

所以我们在做血脂检查之前

就要尽量避免这些因素影响检查结果

做一个准确的血脂检查

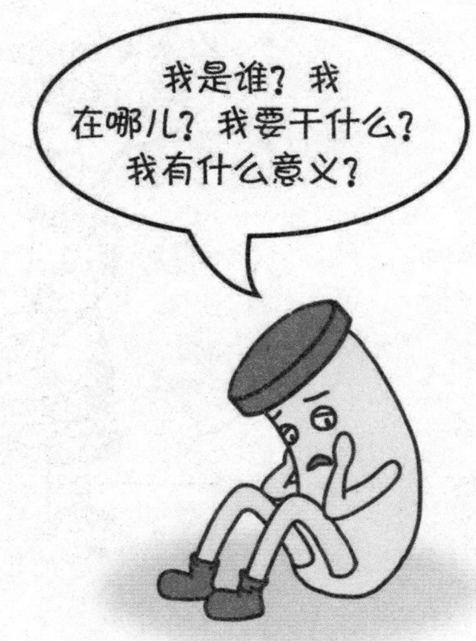

那么怎样才能保证检查结果
既准确又可靠呢？

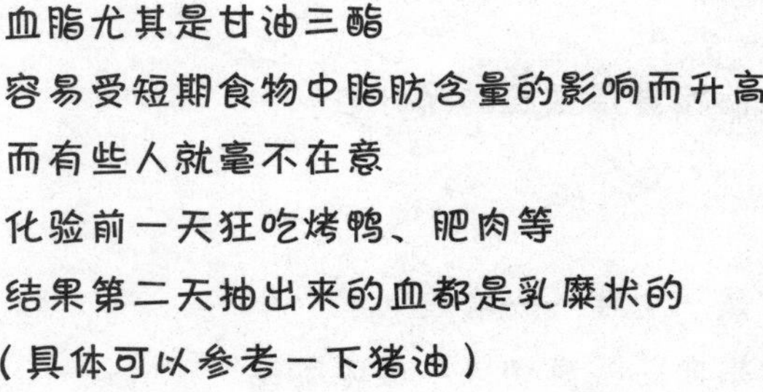

三天内避免高脂饮食

血脂尤其是甘油三酯
容易受短期食物中脂肪含量的影响而升高
而有些人就毫不在意
化验前一天狂吃烤鸭、肥肉等
结果第二天抽出来的血都是乳糜状的
（具体可以参考一下猪油）

所以
在抽血前三天内应避免高脂饮食
以免造成血脂升高的假象
把自己吓一跳

大夫，我的血液
没有什么问题吧？
这叫血液吗，
这是油液吧！

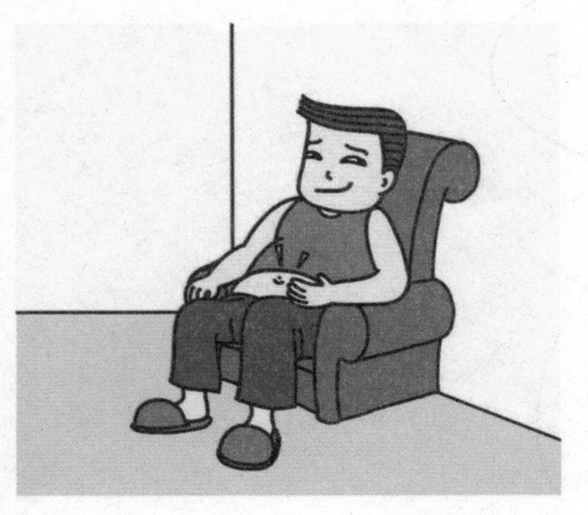

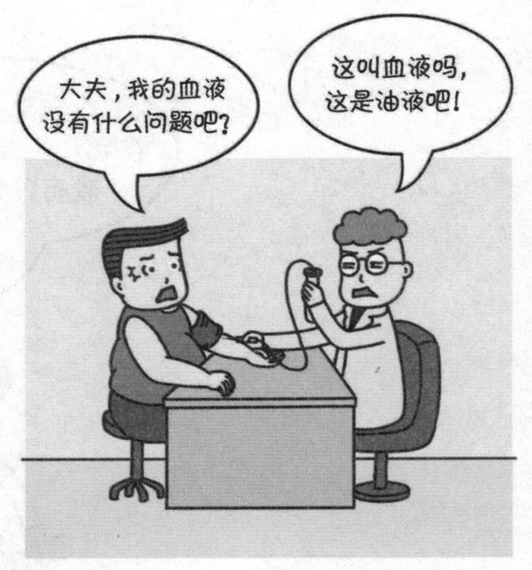

保持平时的饮食习惯

我很生气
为什么有些人就是喜欢欺骗自己
明明之前查出有血脂异常
去复查的前几天故意只吃青菜、喝白粥
为了拿到一张"正常"的化验单
然后继续放任血脂异常不管

你们要知道
心脑血管病是非常容易致命的
如果为了报告正常去作弊
最终伤害的还是自己

你怎么变成这样了?
为了这血脂检查，我已经三天没吃饭了~

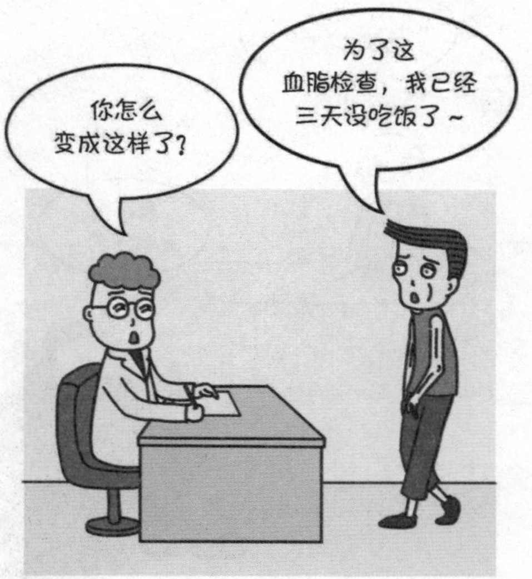

抽血前一天别喝酒

不仅仅是含脂肪的食物
酒精也会影响血脂的浓度
喝酒喝多了
血液中甘油三酯的浓度会显著升高
其他血脂成分也会有一定变化

所以抽血前三天都不能大量饮酒
抽血前一天
你连碰都不能碰
当然闻闻还是可以的
但是不能闻久了

不好意思兄弟，明天我要抽血，你干了，我闻闻味道就好~
来来，咱俩一起闻~

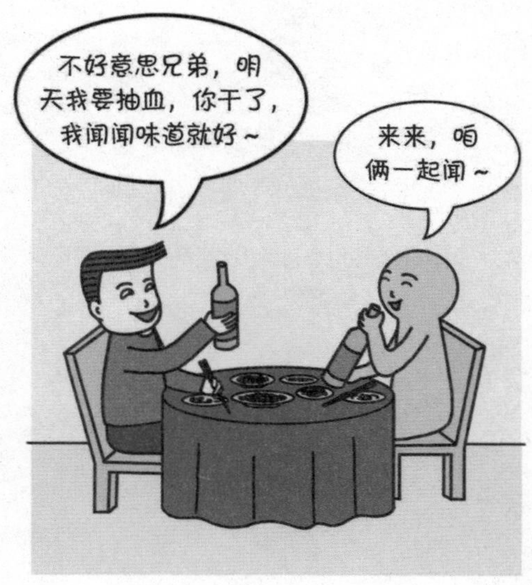

空腹 10~12 小时

血脂检查要空腹
我想每个人都应该知道
但是空腹多久呢
很多人应该都不知道

正确答案是 10~12 个小时
空腹时间不能太久也不能太短
太短血脂浓度还不稳定
太长血脂浓度也可能会升高
所以把握时间很重要

你今天又不
做检查，怎么早
上不吃东西？
因为医生说不
能空腹吃早餐～

哪个医生
告诉你的？
我百度
上看到的～

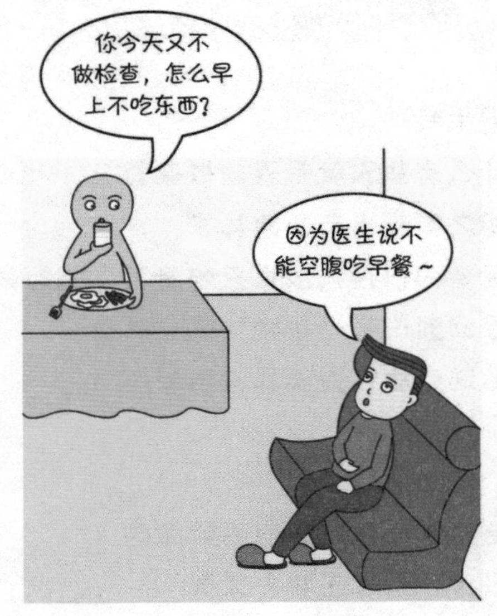

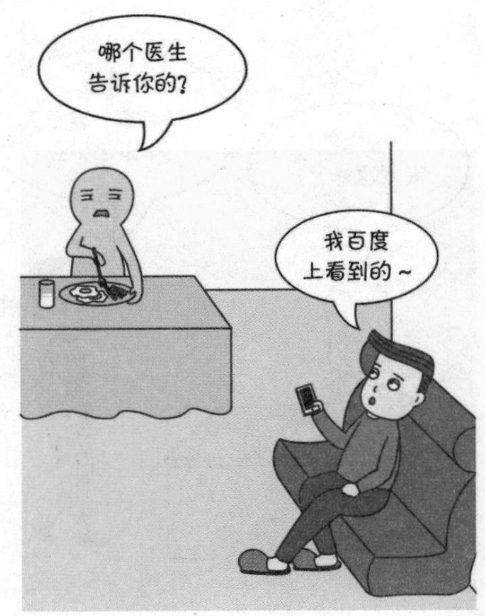

早饭喝粥也不行

有些老人年纪大了
怕饿久了会头晕
所以抽血前喝点白粥垫垫
反正又没有油水
应该不要紧的

但是没想到的是
脂类、蛋白质和糖类会互相影响
其他成分水平的变化
也会引起血脂浓度的变化

我，血糖！
我，血脂！
我，蛋白质！
血糖
血脂
蛋白质

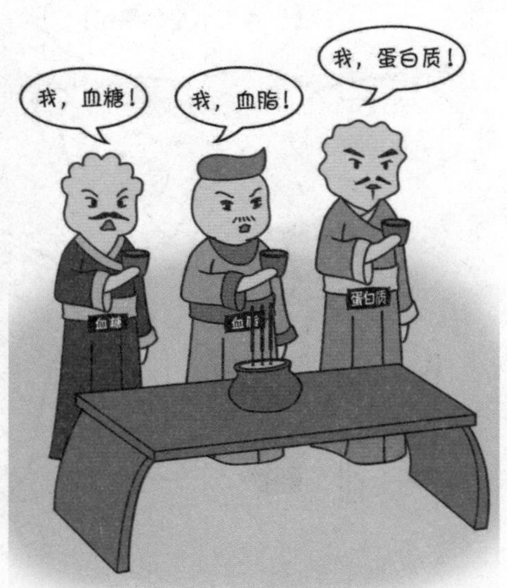

所以
在抽血前的 12 小时内
除了少量饮水
所有的食物都不能吃
长期服用的慢性病药物可以吃，比如降压药

不求同年同月同日生，
但求同年同月同日升～
血糖
蛋白质

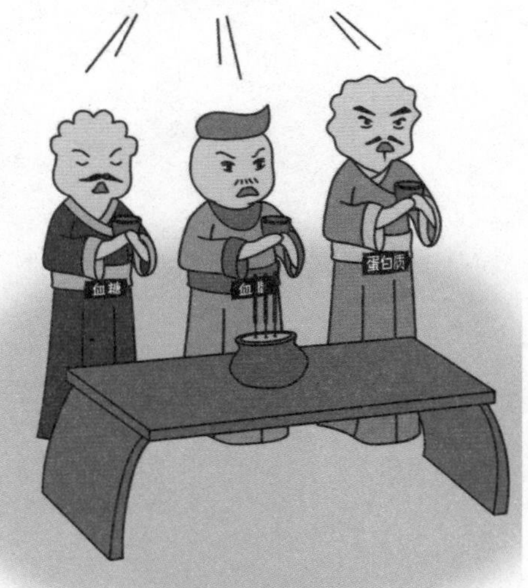

休息 5 分钟后抽血

运动也会影响血脂浓度
如果你剧烈运动之后去抽血
结果肯定是不准确的

抽血之前最好休息 5~15 分钟
最好是坐着
不能坐着也要保持安静
记住
千万不要激动

要抽血了，好紧张，来个托马斯回旋压压惊~

这里不是体操馆！
我这不是紧张嘛~

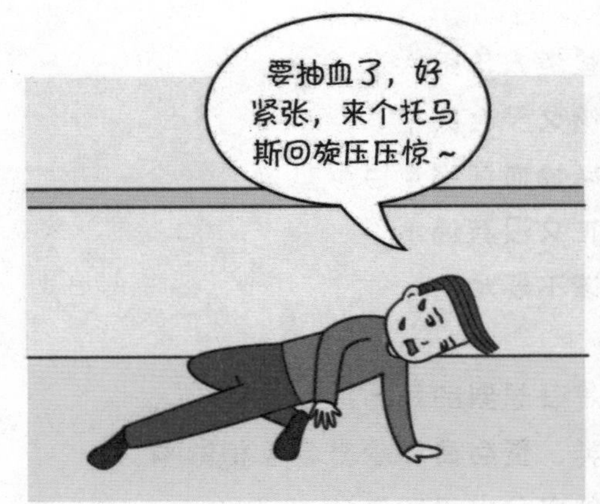

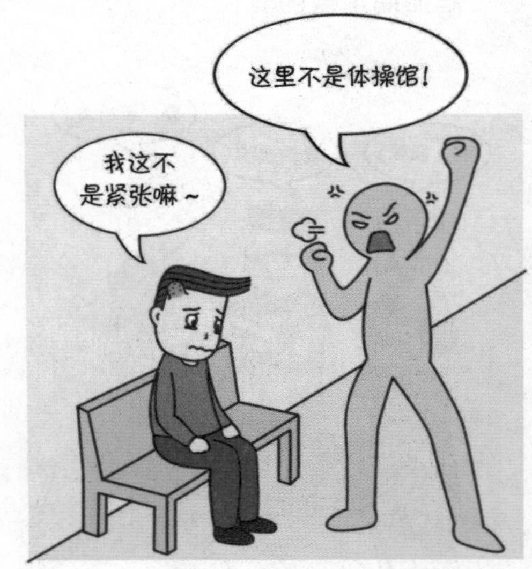

感冒好了再体检

生理和病理状态的变化
会引起血脂水平的变化
如急性感染、创伤、心肌梗死
还有妇女的妊娠期、月经期等
都会引起血脂水平异常

所以
我们要等到身体状态比较稳定的情况下
再去做检查
下次千万不要感冒了还去体检

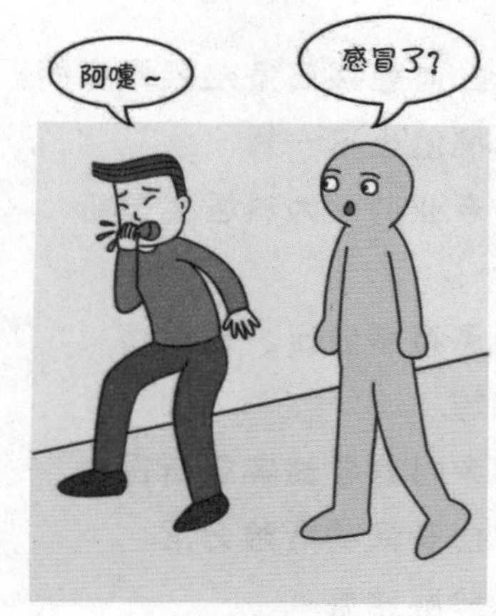

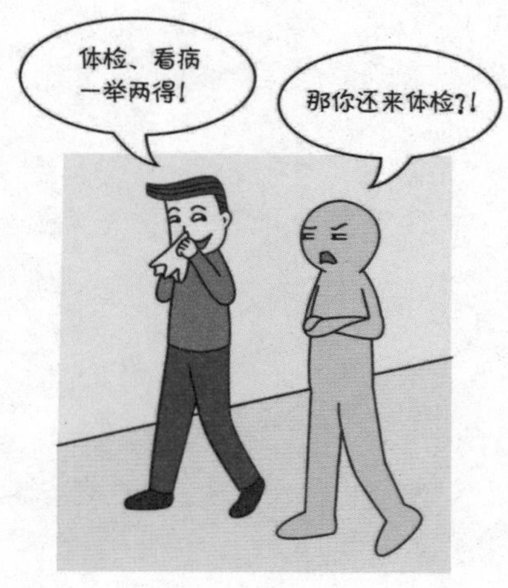

请心内科医生分析结果

每个人的心血管疾病危险因素不同
血脂的标准值也不一样
一定要请专业的心内科医生分析

自己是否患有高血压、糖尿病
是否吸烟等
在分析结果时都要诚实告诉医生
先进行心血管病的危险分层
然后根据分层结果
来确定血脂治疗的目标值

LDL-C 水平 130 mg/dL，你抽烟吗?
我觉得抽烟有害健康！
我再问你一遍，你抽烟吗?
抽烟这种行为影响很不好！

你到底抽不抽烟?
抽，抽，抽……

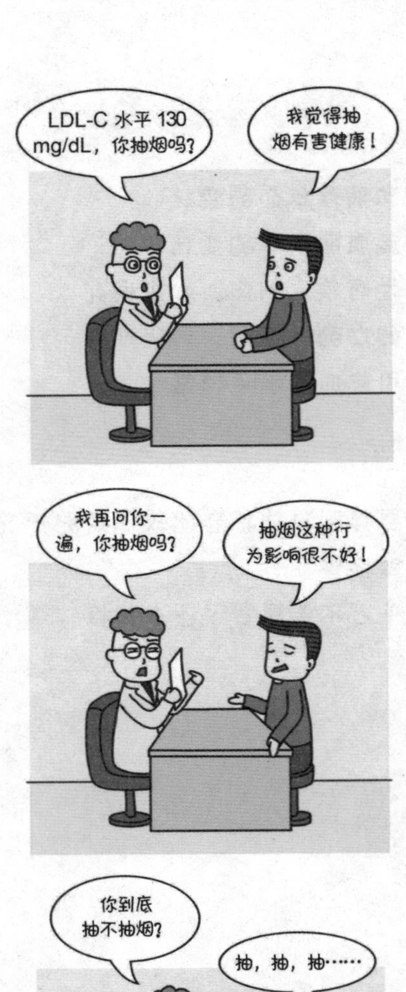

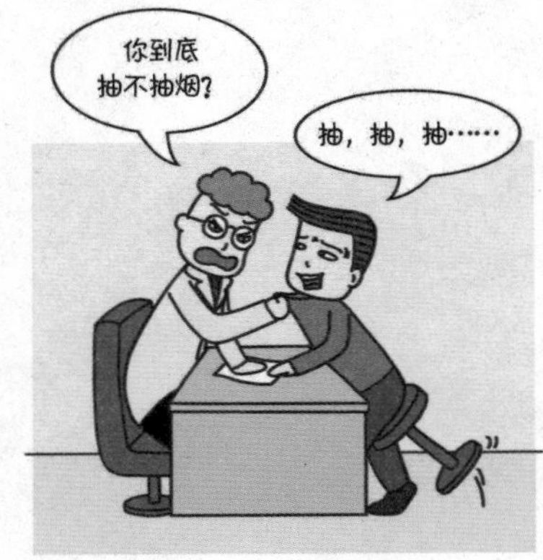

一次异常别紧张

医生，我血脂异常怎么办？是不是该吃药？该吃什么药？能吃好吗……
不要慌，下周再来复查~

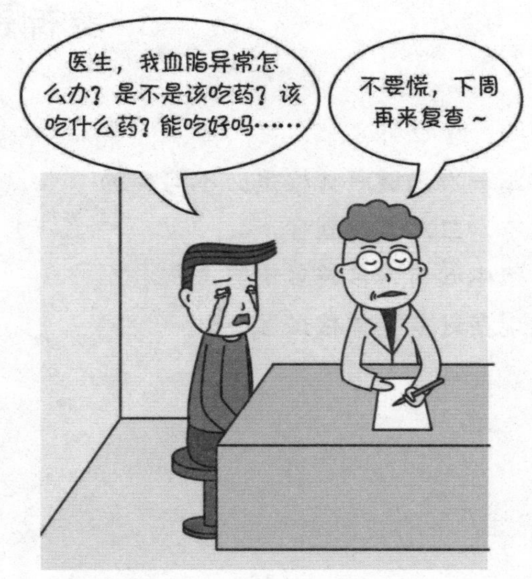

在判断是否存在高脂血症
或决定治疗措施之前
至少应做两次血脂检查
因为血脂检查很容易受到影响

所以如果一次测出血脂异常
应间隔一周
在同一家医院再次检查

如果还是明显异常
应该立即进行饮食控制、运动计划
1个月后再次复查血脂
如果还是异常的话
就应该接受药物治疗了

血脂检查并不简单
掌握正确的检查方法
才能得到准确的检查结果
不然还不如不做呢
你们说是吗？

6. 女神是怎样体检的

作为一个女神

每年一次的健康体检是必不可少的

这不，三八节又到了

体检中心有好多好多优惠 ^_^

趁现在赶紧把体检做了~

今天我没化妆~
哟~女神，咱又见面了，今儿个咋没迟到啊?

按照惯例，接下来

我遇到了将我指向光明体检之路的导医

昨晚几点睡的? 最近可有亲戚探望?
十点半，亲戚刚送走~
早上可有进食?
喝了点西北风算不算~

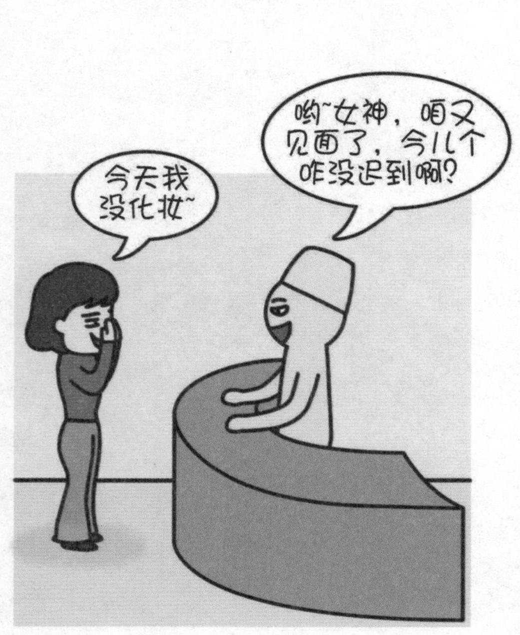

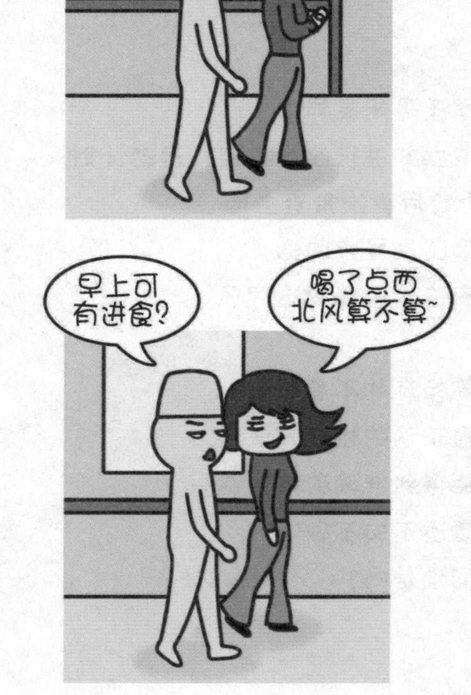

这次有好多没做过的检查，有点小紧张呢～
还好到处都贴有提示牌
这体检中心越来越人性化了呢

很好，只是你这身紧身衣怕是不太方便吧~

没事，这衣服显我身材好

算你厉害，下次记得穿宽松点的衣服，好了，下楼左转，十点前先把血抽了~

好的~

血抽完了
来到了妇科……

妇科检查要排小便，顺便把尿样也接了，哈哈哈，我真机智~
妇科检查前
请先排空小便

接着是子宫 B 超，好像人有点多～

对了，子宫B超要憋尿，我的小便刚刚排空，天啊，我为什么不先做B超再做妇科检查啊，我真笨啊~

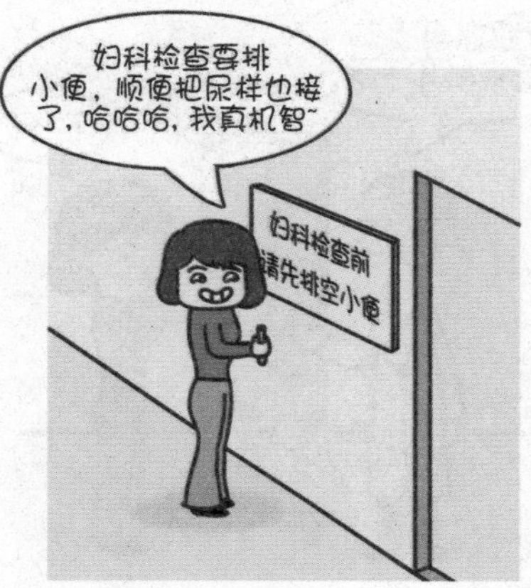

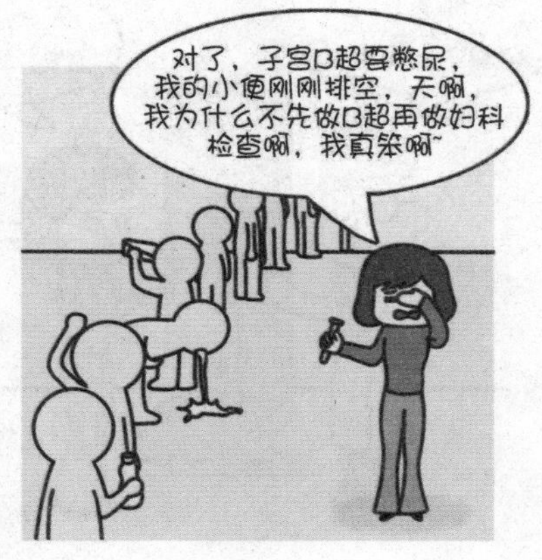

历经 1 个小时，15 杯水之后
B 超终于做完了
接下来该去拍片了

请把您身上的
金属物品取下来~
我不~

为什么？
这是规定！
因为我身
上根本没有~

好了，还有一些其他的项目，体检中心
也快下班了，赶紧做完它~

C-14检查

医生，这气球
怎么吹不起来啊~
虽然你是女神，
但这也不是气球啊~

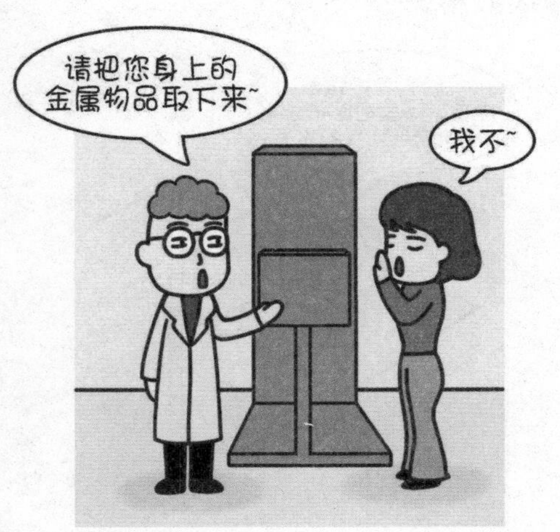

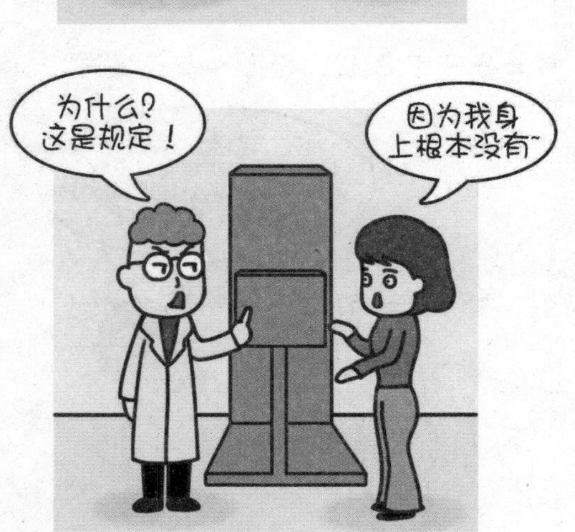

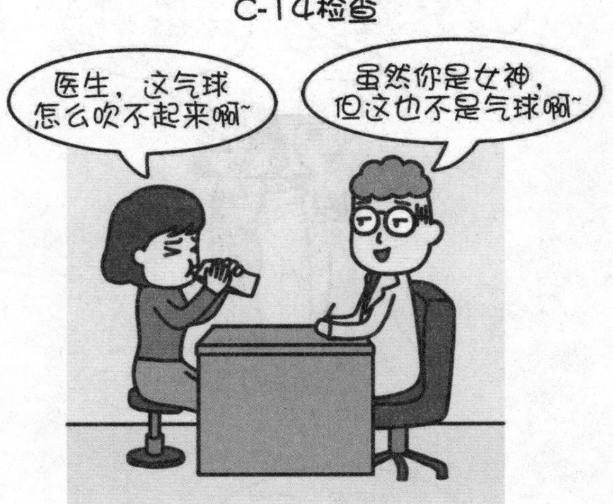

HPV检查

哎呀~幸亏
你来得早啊~
医，医生，我
我我到底怎么了~

三八节，来体
检的都是女神哦~

再晚点我
们就下班了~
……

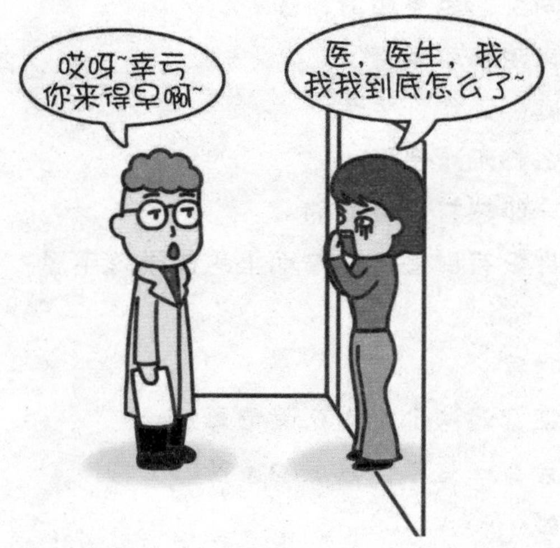

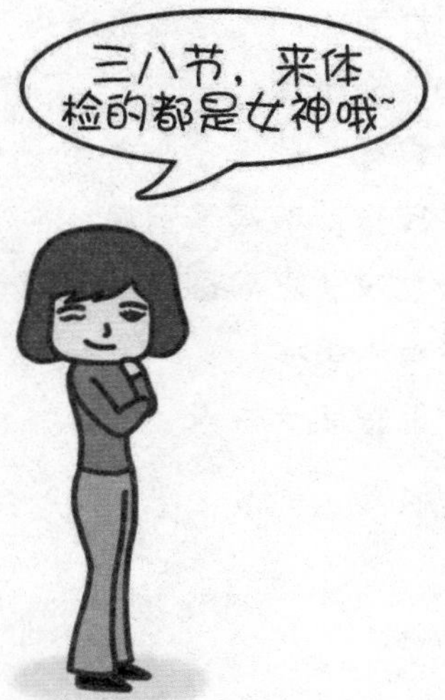

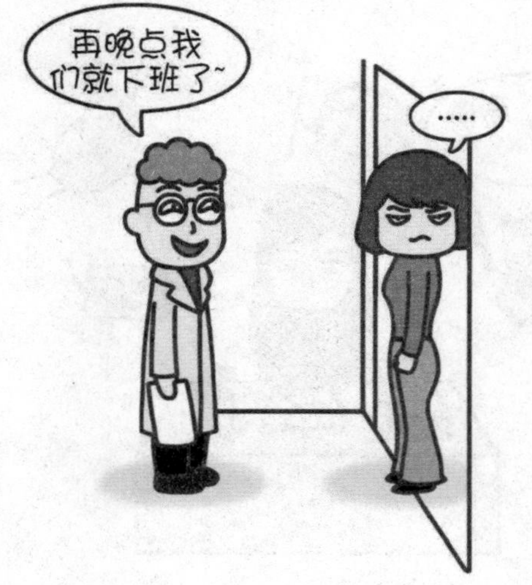

血压、身高、体重、心电图……
差不多都完成了

体检，体检
每年一检，开心顺意

7. 小心！女同胞最容易被这些家伙盯上！

现在的女同胞们真是越来越厉害了
能开车，会赚钱
做得了家务，谈得了业务
上得了厅堂，下得了厨房
女神和女汉子之间自由切换
就算没有人关心
自己也能撑起一片天

女同胞们越来越厉害了
却也越来越辛苦了
家庭、工作、生活
什么都无所畏惧
唯一能够打败我们的
或许只有那些躲在暗地里的健康杀手了

有时候
即使你对这个世界充满善意
也会有一些不怀好意的家伙盯上你
比如……

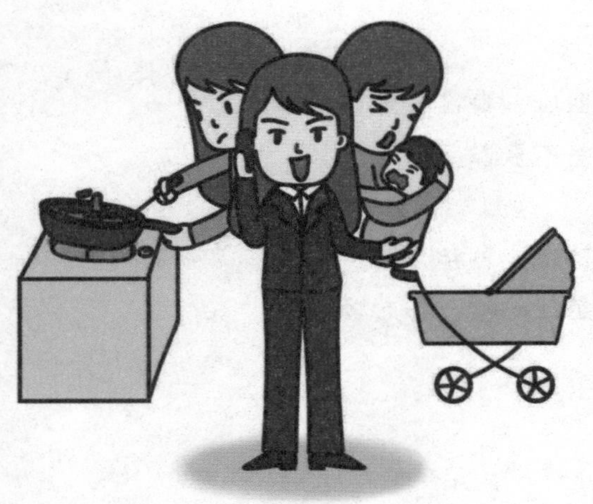

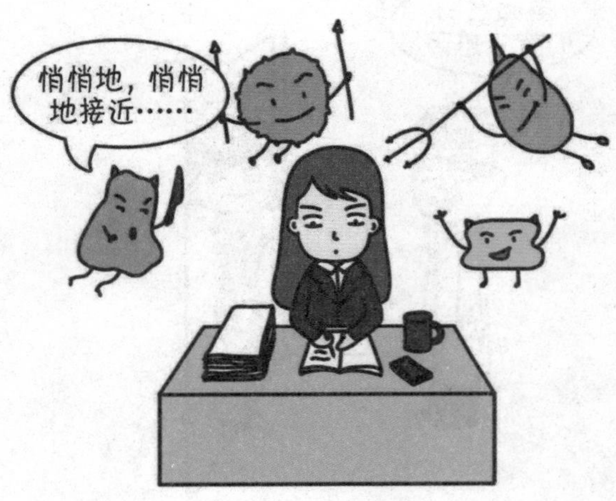

最爱招惹女神的——甲状腺疾病

大家好，我是
甲状腺疾病，性
别男，爱好女~

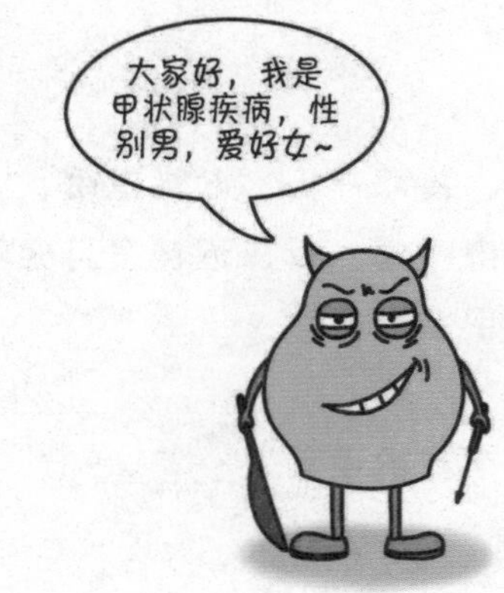

目前
全球超过 3 亿人患有甲状腺疾病
其中绝大多数为女性，为男性的 4~10 倍
包括甲亢、甲减、各类甲状腺炎以及甲状腺
结节等

怕热多汗、多食消瘦、心慌烦躁
性格改变、脖子增粗、突眼
这些都可能是甲亢征兆

而且这个甲亢同学
还特别会甩锅
经常会被误诊为其他疾病

主人，是
它们干的~
亢
慢性结肠炎
冤枉啊~
心脏病

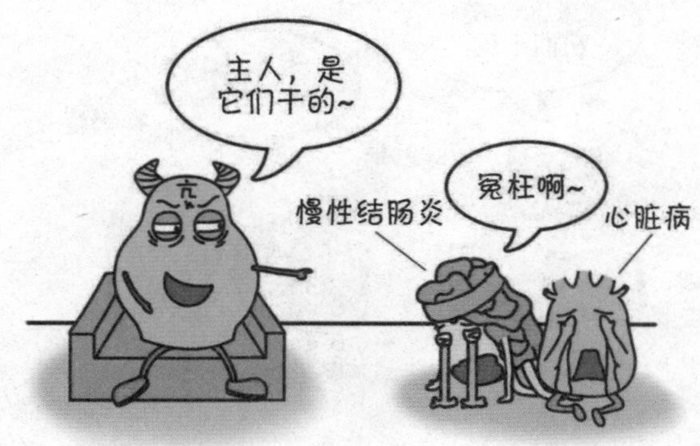

还有疲乏无力、畏寒汗少、心跳过缓、
纳差便秘、萎靡嗜睡、反应迟钝及月经不调
这些都可能是甲减征兆

甲减还继承了甲亢的手艺
甩得一手好锅

主人，是它们干的~
我们不想背锅~
心脏病
抑郁症
减

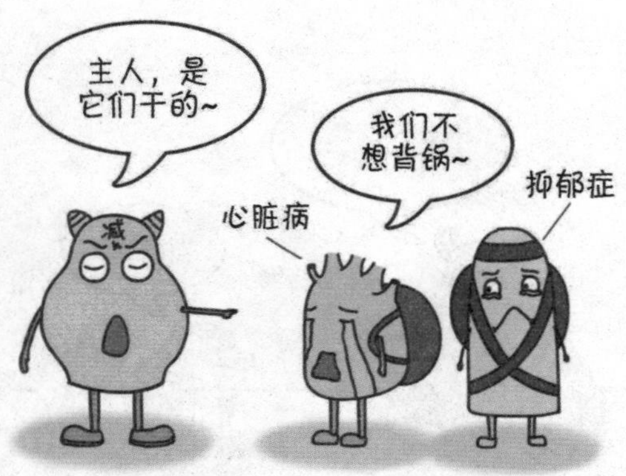

所以，当出现以上这些症状或体征时
一定要查查甲状腺激素
做做甲状腺B超
排查是否存在甲状腺疾病

生育期女性杀手——多囊卵巢综合征(PCOS)

嘿嘿嘿~我喜欢内多的女生，脂肪是我的最爱~
PCOS

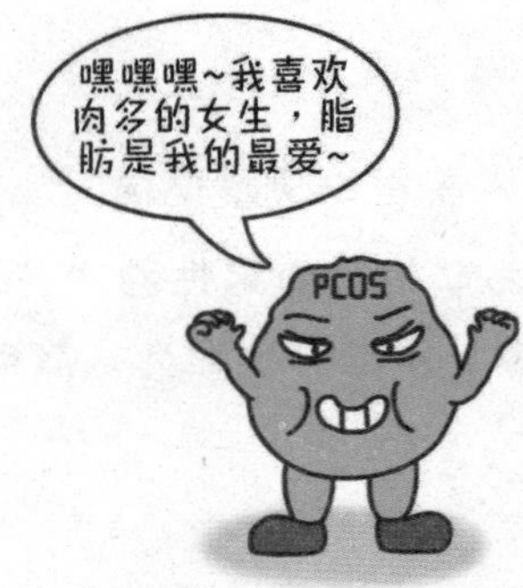

多囊卵巢综合征
育龄期女性常见的内分泌代谢性疾病
特征为高雄激素血症、持续不排卵
和严重胰岛素抵抗

卵巢保养好，女人不易老~

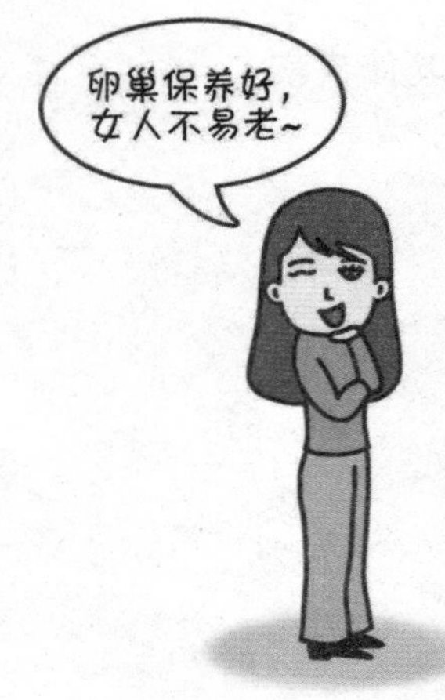

体型肥胖的育龄期女性

如果月经紊乱、婚后长期不孕，同时有多毛、痤疮

一定要去检查卵巢是否有多囊改变

中年女性之忧——更年期综合征

整个世界都是我的敌人！

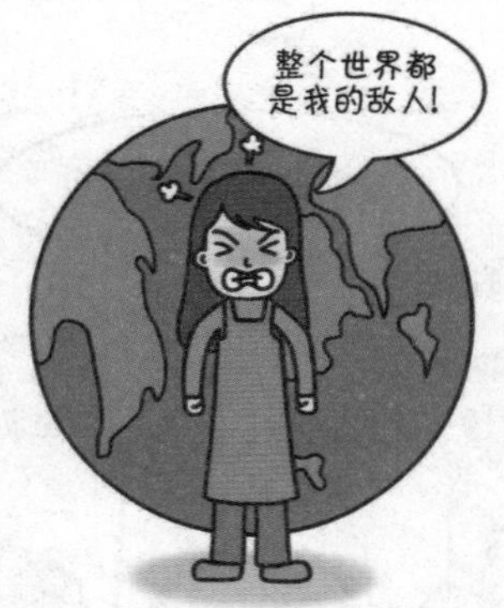

更年期综合征使诸多中年女性饱受折磨

也是导致女性抑郁和自杀的最重要的原因之一

临床症状如潮热多汗、心悸胸闷、烦躁失眠、情绪抑郁、阴道干涩、身体发胖等

更年期不可怕

重要的是要认识它

如果出现上述症状

赶紧去做个性激素六项检查吧

绝经女性之痛——绝经后骨质疏松

骨质啊，请你慢慢流吧，我还没来得及补呢！

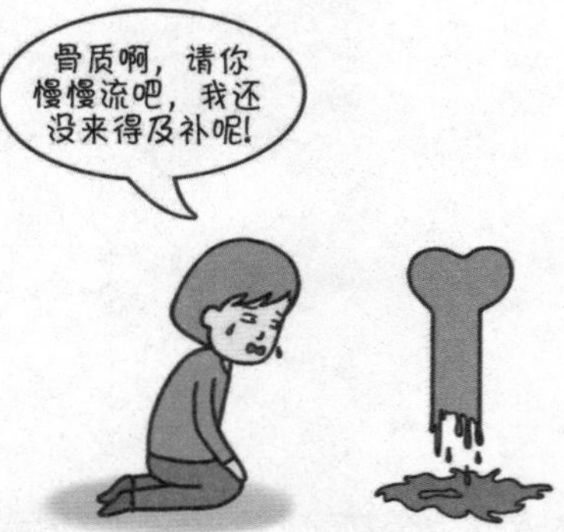

女性绝经后雌激素水平下降

破骨细胞活性增强、钙质流失增加

易发生骨质疏松

腰腿疼
牙齿松动
腿抽筋
驼背

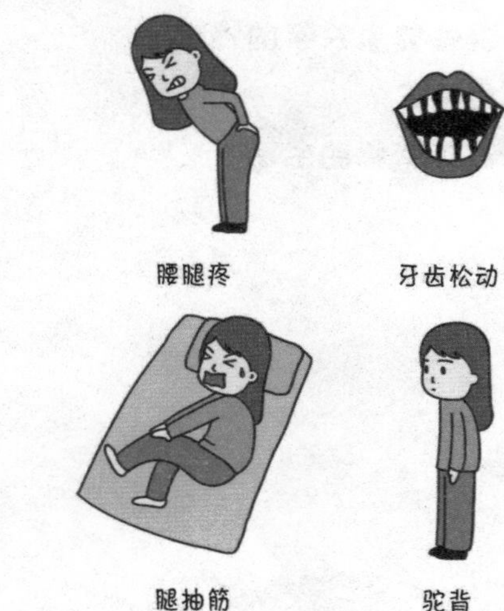

如果出现上面这些症状

最好做个骨密度检查

其他女性健康杀手

合理膳食，保持健康生活方式

定期体检

才能抵御这些健康杀手的侵袭

女人只有爱自己

才能拥有真正幸福的生活

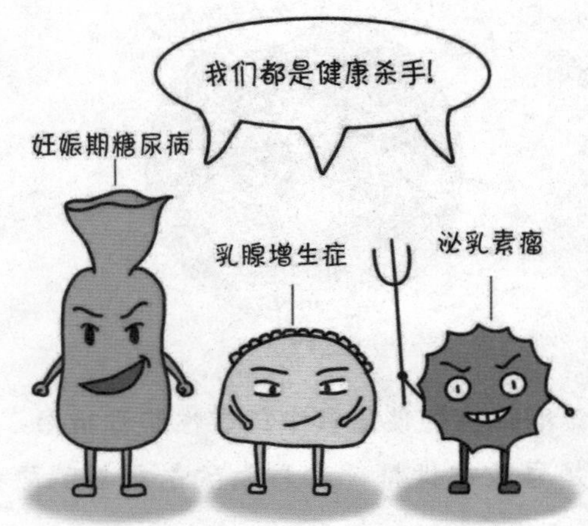

四、如何看懂你的体检报告

1. 一图看懂体检报告中那些指标的含义

终于，我们做完了体检
迎来了期盼已久的体检报告

打开一看，偏高？偏低？阴性？阳性？
这到底什么意思？
谁能给我解释一下！

别担心
现在体检君就来告诉你
体检报告中那些指标到底是啥意思！

（以下说明中列出异常检查结果可能见于的情况和疾病）

血常规

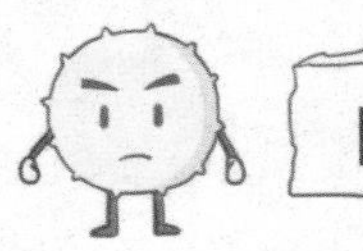
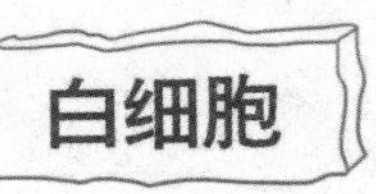

血液中的一类细胞。
白细胞也通常被称为免疫细胞。

偏低

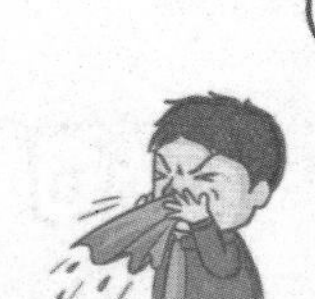
身体抵抗力差，容易感冒

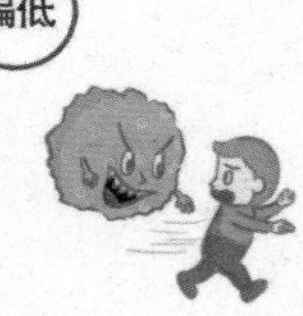
感染病菌

偏高

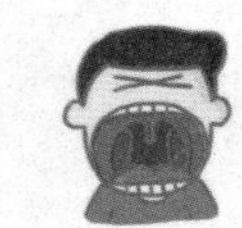
身体可能有炎症，如扁桃体炎

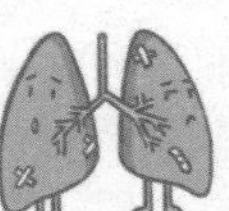
肺炎

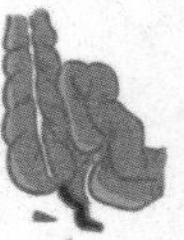
阑尾炎等

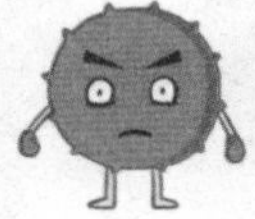

红细胞

血液中数量最多的一种血细胞。
运送氧气最主要的媒介。
具有免疫功能。

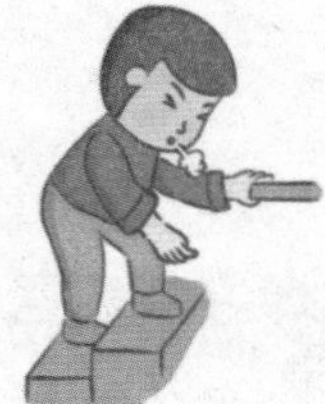

可能会贫血，典型表现为
上楼气喘吁吁，脸色蜡黄

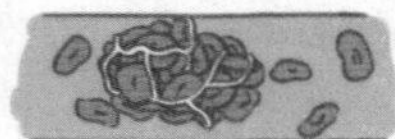

会使得血液黏度增大，引起血液流通不畅

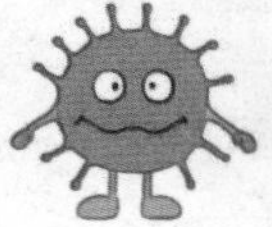

血小板

体内最小的血细胞。
主要功能是促进止血和促进凝血。

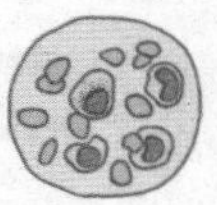

再生障碍性贫血

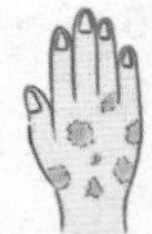

放射性损伤

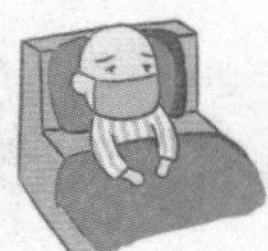

急性白血病

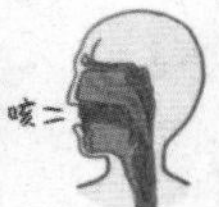

上呼吸道感染

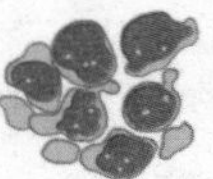

骨髓增生性疾病

胆固醇

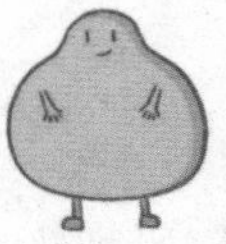

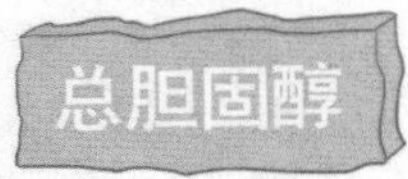

指血液中所有脂蛋白所含胆固醇之总和。

偏低

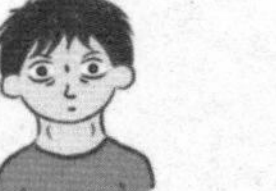

甲亢

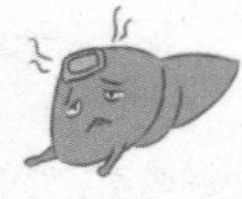

严重肝脏疾病

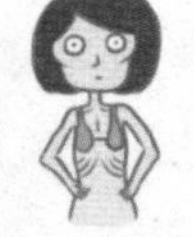

贫血、营养不良

偏高

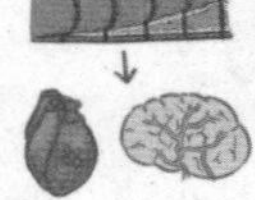

会引发动脉粥样硬化
导致心脑血管疾病

各种高脂血症

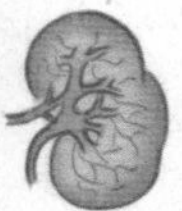

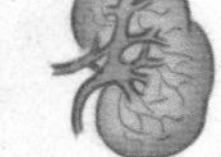

类脂性肾病

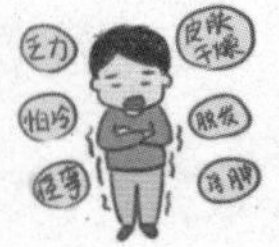

甲减

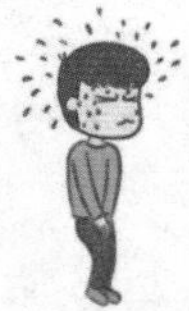

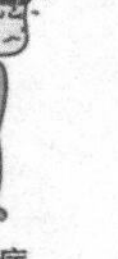

糖尿病

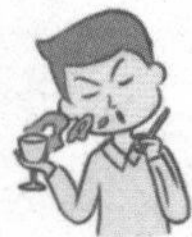

长期吸烟

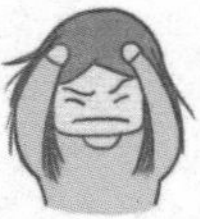

饮酒、精神紧张

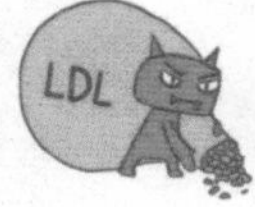

低密度脂蛋白胆固醇

可通俗地理解为"坏"胆固醇。
但不是越低越好！

偏低

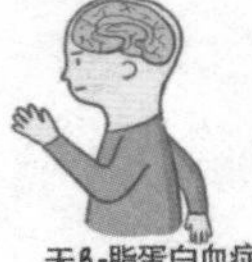

无β-脂蛋白血症

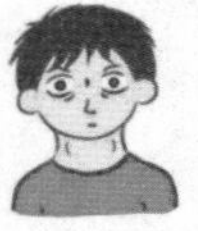

甲亢

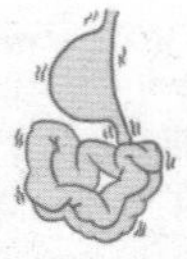

吸收不良

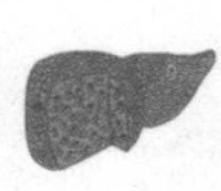

肝硬化

偏高

LDL

低密度脂蛋白胆固醇能够进入动脉壁细胞，使其水平过高导致动脉粥样硬化，使个体处于易患冠心病的危险

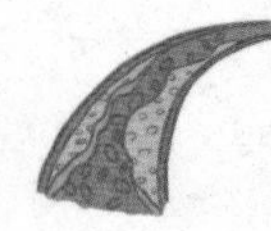

遗传性高脂蛋白血症

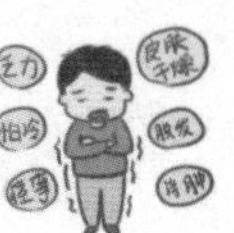

甲减

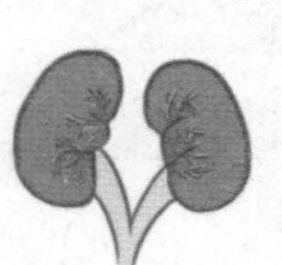

肾病综合征

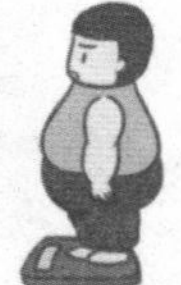

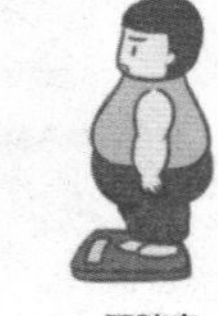

肥胖症

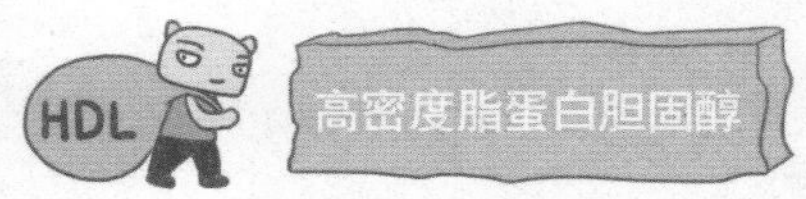

可通俗地理解为"好"胆固醇。
但不是越高越好！

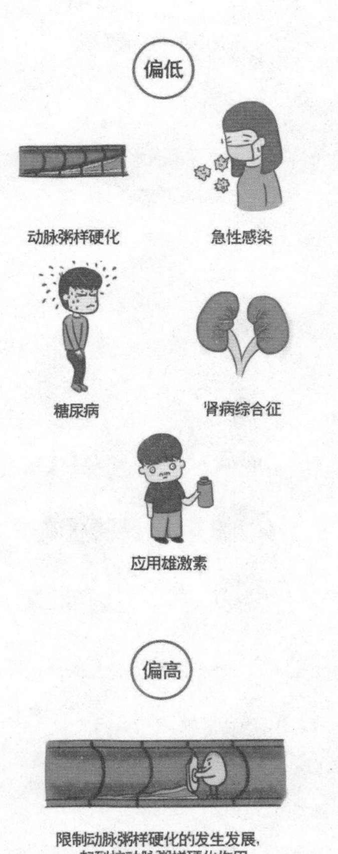

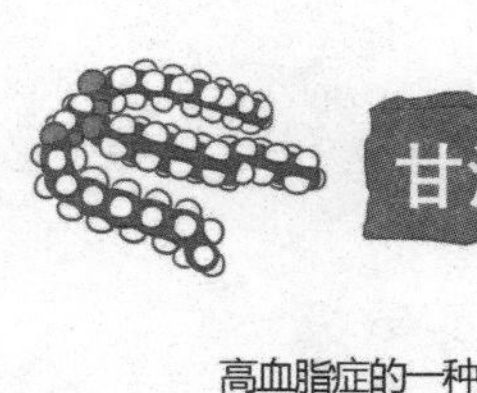

高血脂症的一种指标。

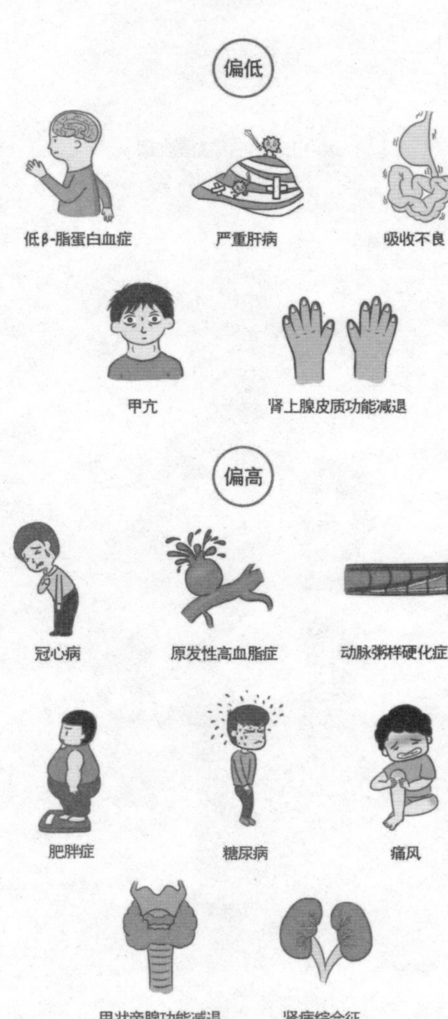

尿常规

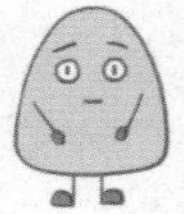

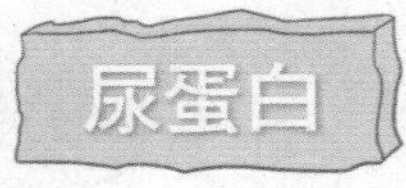

尿内出现蛋白称为蛋白尿，
也即尿蛋白。

正常

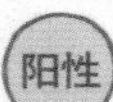

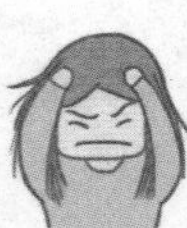

精神紧张

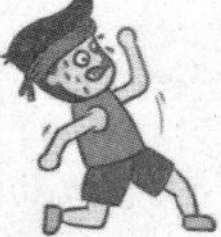

剧烈运动

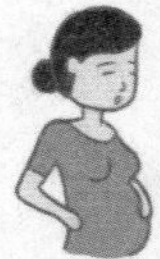

妊娠期

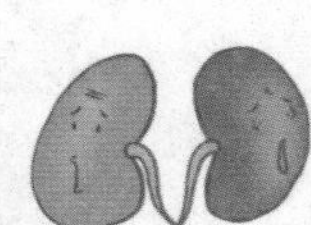

急慢性肾小球肾炎

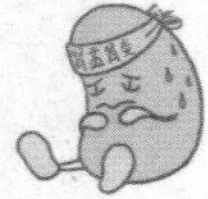

肾盂肾炎

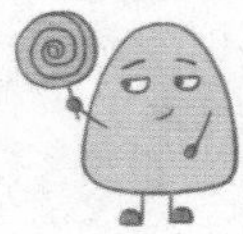

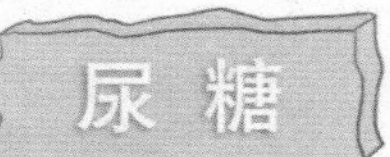

主要指尿中的葡萄糖。

正常

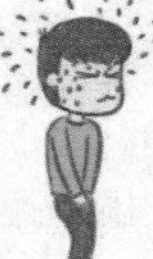

糖尿病

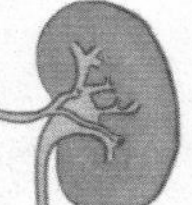

肾性尿糖增高

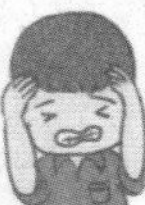

颅内高压

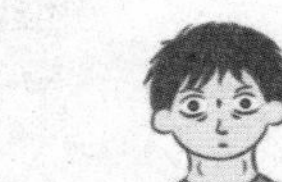

甲亢

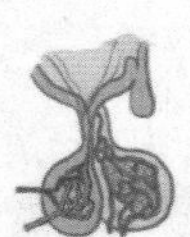

垂体前叶功能亢进

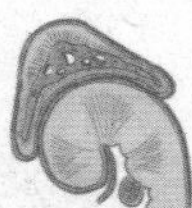

嗜铬细胞瘤等

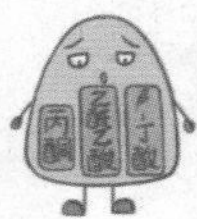

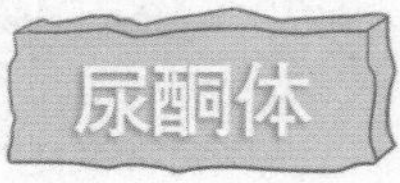

丙酮、乙酰乙酸和β-羟丁酸的总称。
是体内脂肪代谢的中间产物。

正常

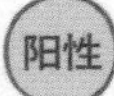

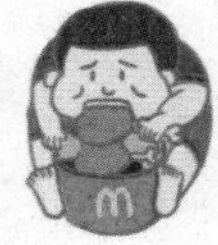

过度饥饿

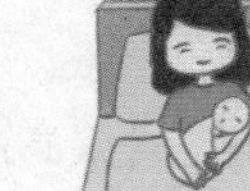

分娩后

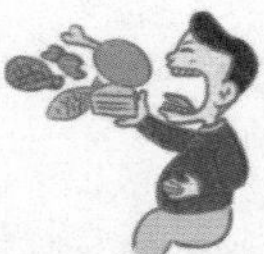

进食多量脂肪类食物

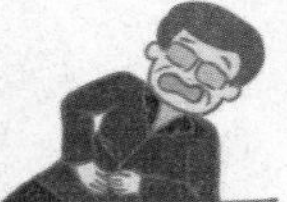

糖尿病酸中毒

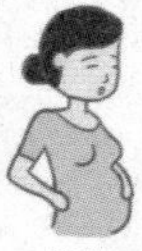

妊娠

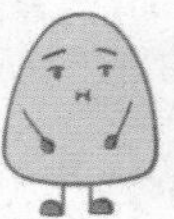

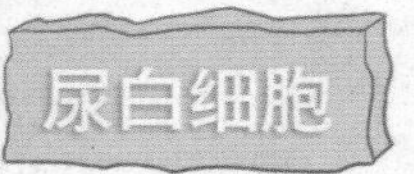

正常情况下白细胞存在于血液中。
但由于一些原因部分白细胞混入尿液，
比如白带混入，就形成尿白细胞。

正常

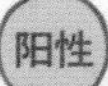

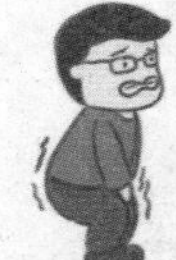
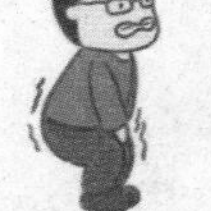

泌尿生殖系统炎症

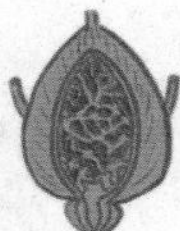

膀胱炎

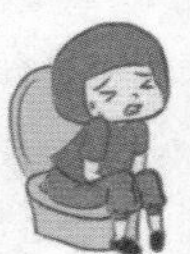

尿道炎

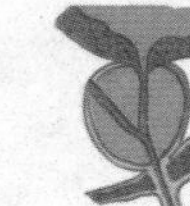
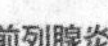

前列腺炎

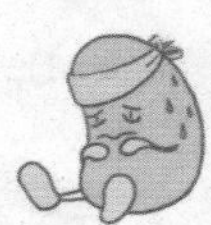

肾盂炎/肾盂肾炎/肾结核

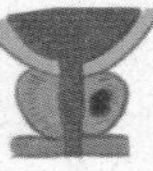

淋病及泌尿生殖系统肿瘤

肾功能

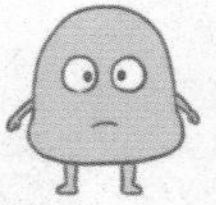
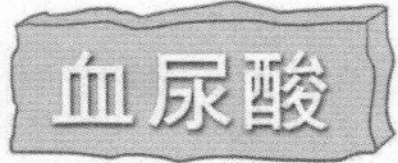

尿酸是人类嘌呤代谢的终产物。

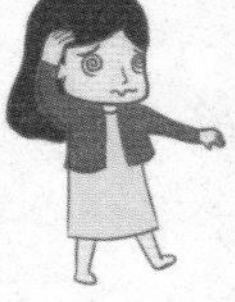
营养不良

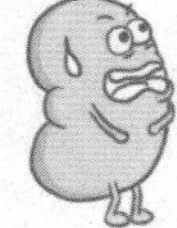
恶性贫血

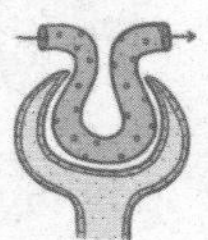
肾小球滤过功能损伤

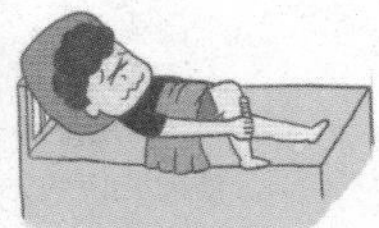
原发性痛风

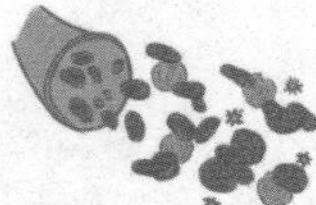
多种血液病

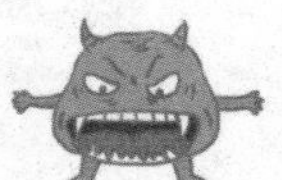
恶性肿瘤

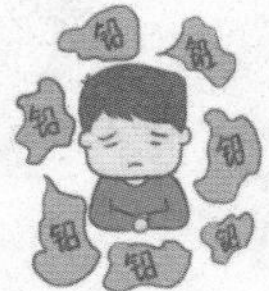
慢性铅中毒

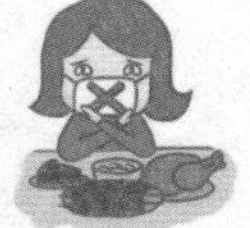
长期禁食

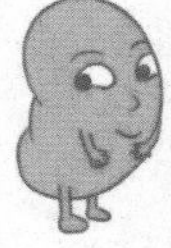

人体肌肉代谢的产物。

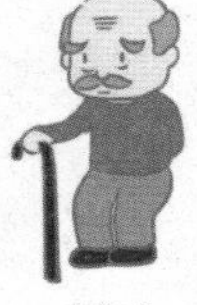
老年人

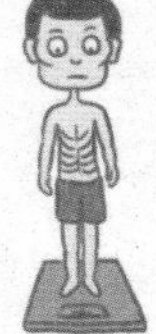
消瘦者

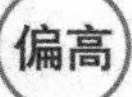

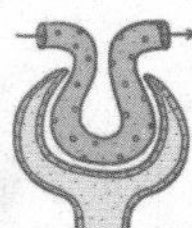
各种原因引起的肾小球滤过功能减退

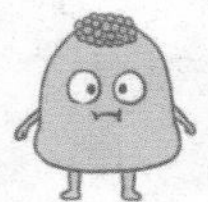

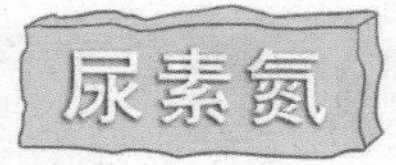

人体蛋白质代谢的主要终末产物。

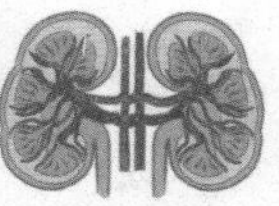
肾功能障碍

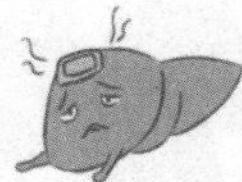
严重的肝脏疾病

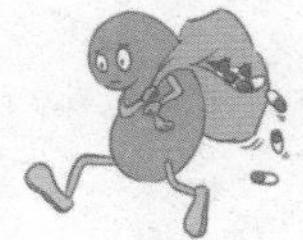
肾功能不全

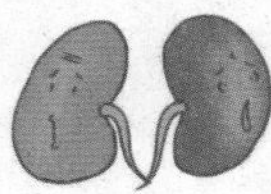
急性肾小球肾炎

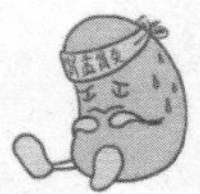
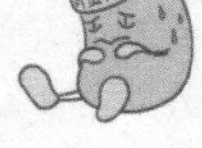
肾盂肾炎

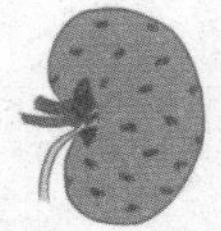
肾衰竭

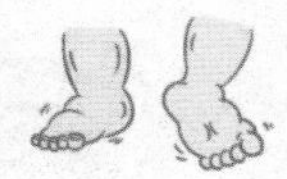
水肿

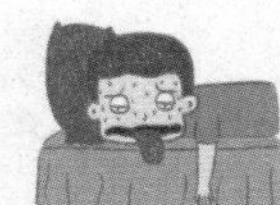
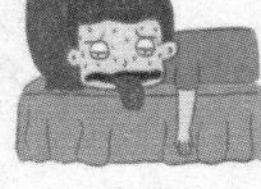
脱水

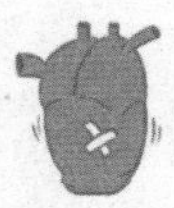
心功能不全

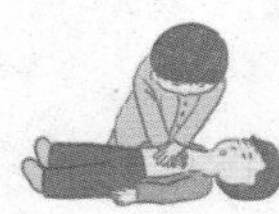
休克

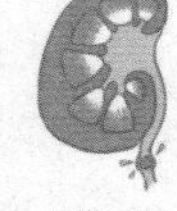
尿路结石

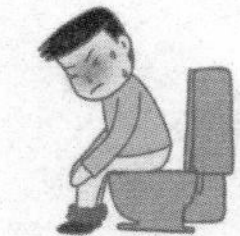
前列腺肿瘤或肥大等原因引起的尿少、尿滞留

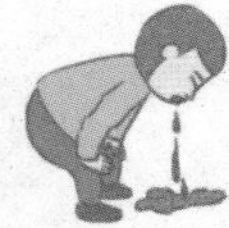
消化道出血

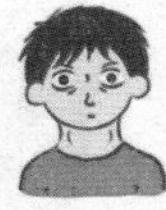
甲亢

肝功能

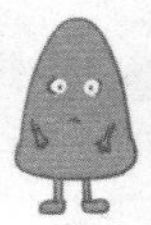

丙氨酸氨基转移酶

一种参与人体蛋白质新陈代谢的酶。
起加快体内蛋白质氨基酸在体内转化的作用。

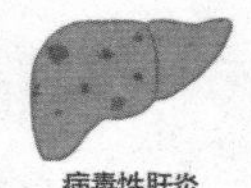
病毒性肝炎

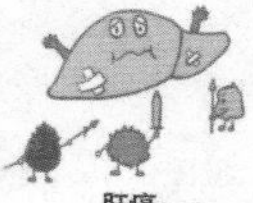
肝癌

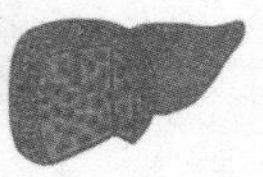
肝硬化活动期

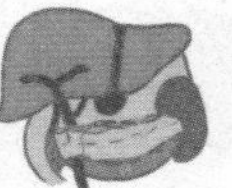
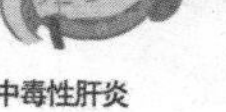
中毒性肝炎

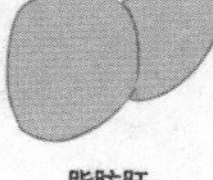
脂肪肝

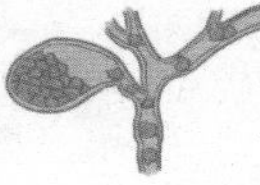
胆结石

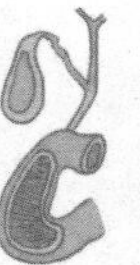

胆管炎

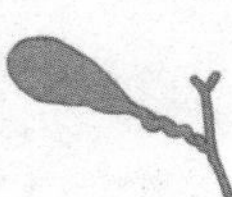
胆囊炎

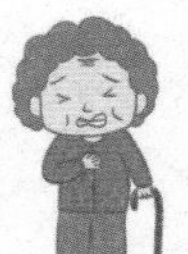
心肌梗死

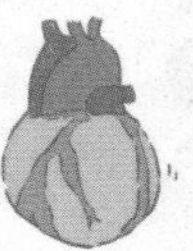
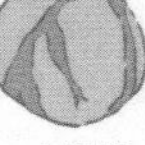
心肌炎

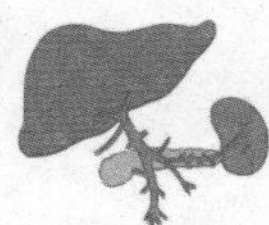
心功能不全时的肝淤血

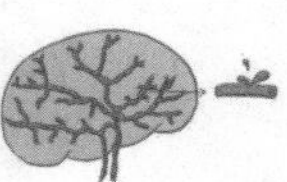
脑出血

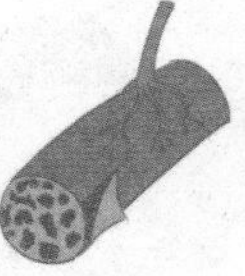
多发性肌炎

肌营养不良

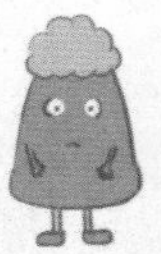

谷草转氨酶

医学临床上肝功能检查的指标。
用来判断肝脏是否受到损害。

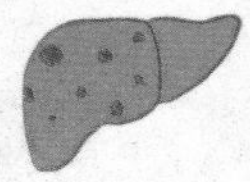
急性肝炎/慢性肝炎

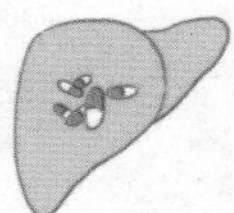
药物中毒性肝坏死

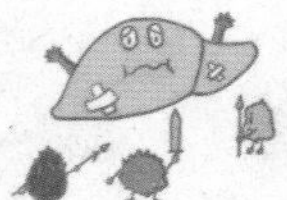
肝癌

肝硬化

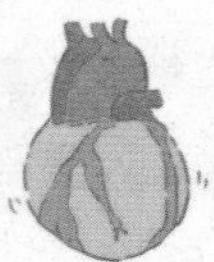
心肌炎

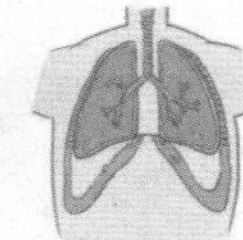
胸膜炎

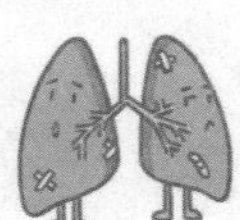
肺炎

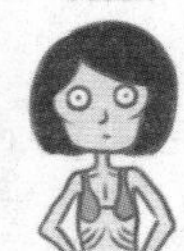
进行性肌营养不良

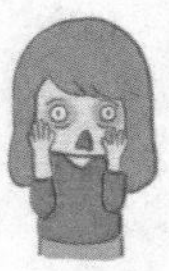
皮肌炎

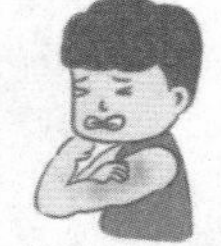
挤压性肌肉损伤

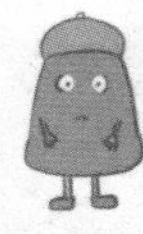

碱性磷酸酶

主要用于骨骼、肝胆系统疾病的诊断和鉴别诊断，
尤其是黄疸的鉴别诊断。

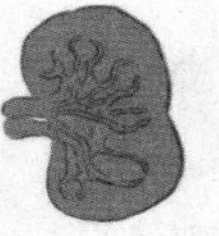
重症慢性肾炎

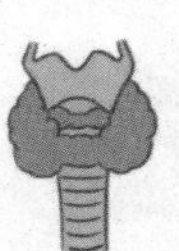
儿童甲状腺功能不全

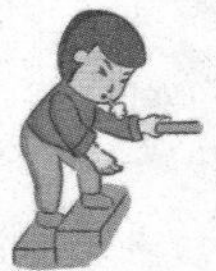
贫血

偏高

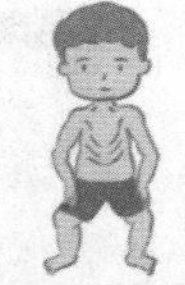
骨骼疾病如佝偻病

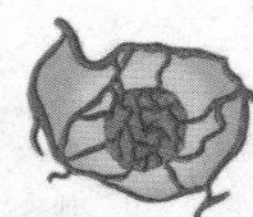
骨恶性肿瘤、恶性肿瘤骨转移

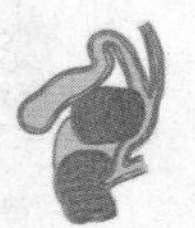
肝外胆道阻塞

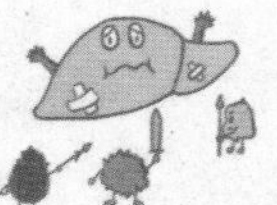
肝癌

肝硬化

毛细胆管性肝炎

肿瘤三项

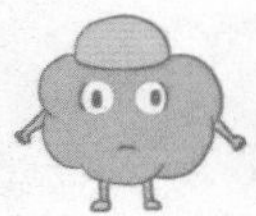

甲胎蛋白(AFP)

主要在胎儿肝中合成。
正常成年人血清中的含量不到 20 微克 / 升。

偏高

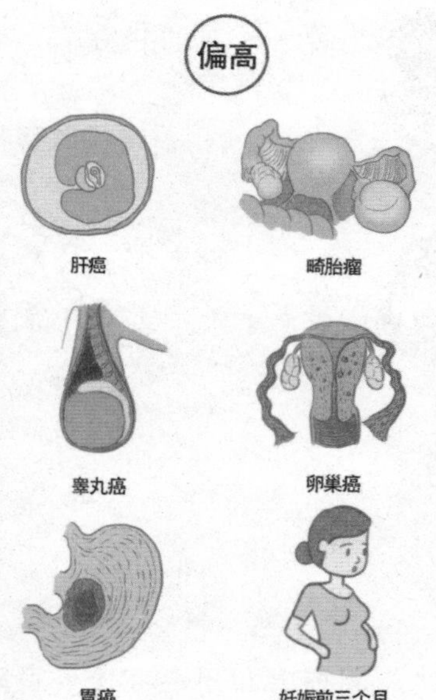

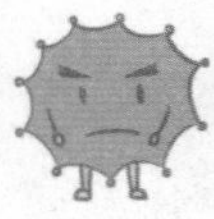

癌胚抗原(CEA)

大肠癌组织产生的一种糖蛋白。
作为抗原可引起患者的免疫反应。

偏高

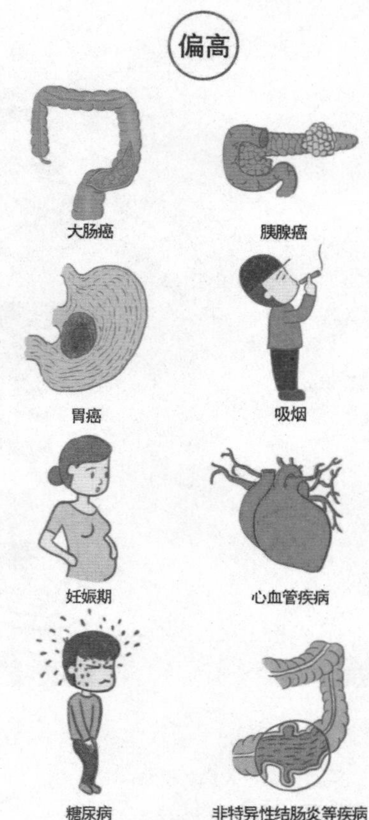

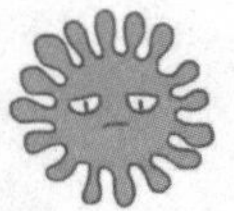

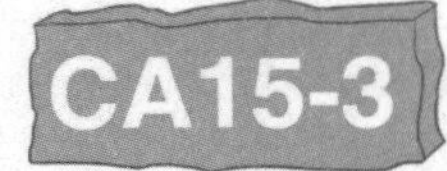

与乳腺癌等恶性肿瘤相关的抗原。

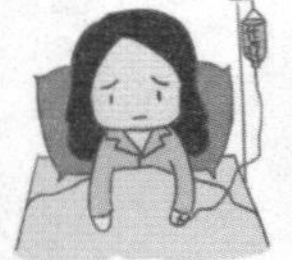

乳腺癌

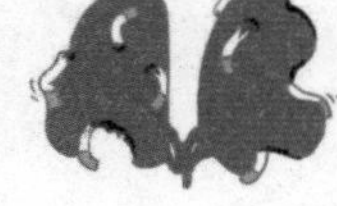

肺癌

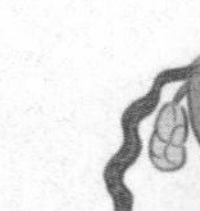

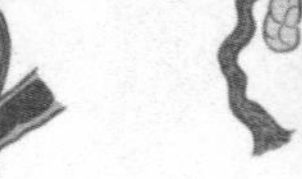

前列腺癌

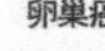

卵巢癌

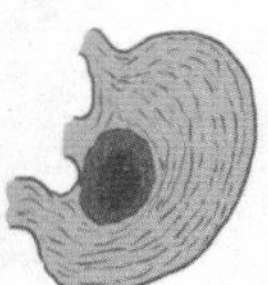

胃肠道癌

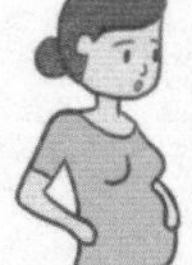

其他乳腺疾病和部分孕妇

2. 体检指标异常？你可能做了个假体检！

今天
我隐藏多年的秘密暴露了
体检报告
月经不调

原来体检居然检查出了我的少女心
还是个月经不调的
这体检中心肯定是假的，我要换一家！

如果大家不注意体检的一些事项，你的体检结果也可能跟我一样会出错哦！

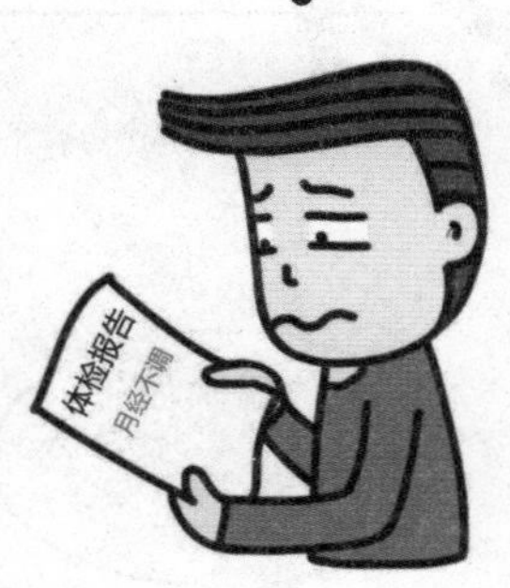

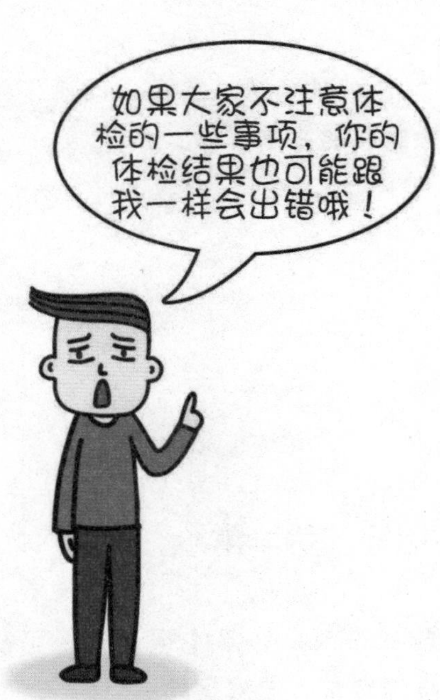

那么哪些原因会导致体检结果出错呢？

肝功能指标“伪异常”

这都快追到体检中心了，师傅你等等我啊~

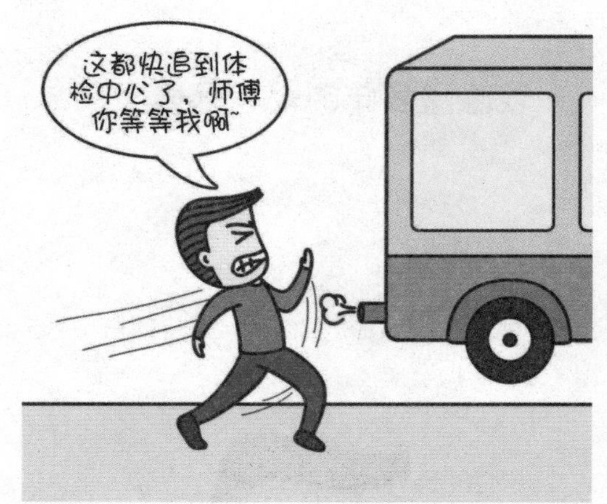

体检之前剧烈运动、熬夜、饮酒、抽烟，会导致转氨酶升高异常。

血脂指标“伪异常”

体检前我要好好补补，服务员，再给我来10个鸡腿~

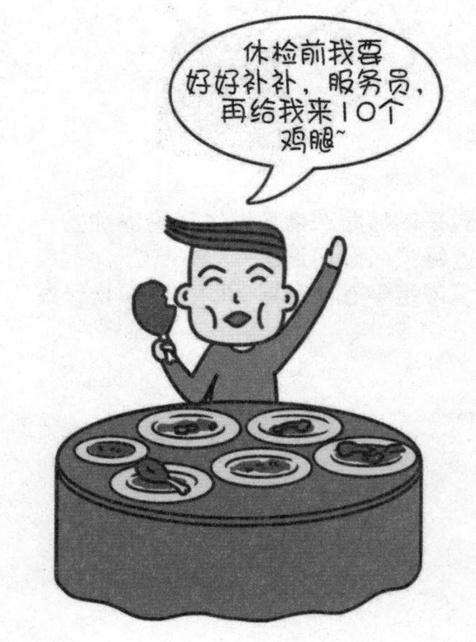

体检前三天内，如果吃得油腻，可能导致血脂指标异常，造成误检。

心肌酶指标“伪异常”

如果平时很少运动，一旦参加剧烈活动，肌酸激酶将明显上升，60 小时才能恢复。

都两个月没
运动了，赶紧跑
个马拉松去~

尿常规指标“伪异常”

在剧烈运动、发热、高温、受寒、精神紧张等因素下，会导致尿液蛋白增加。

我要去体检，
顺便退下烧

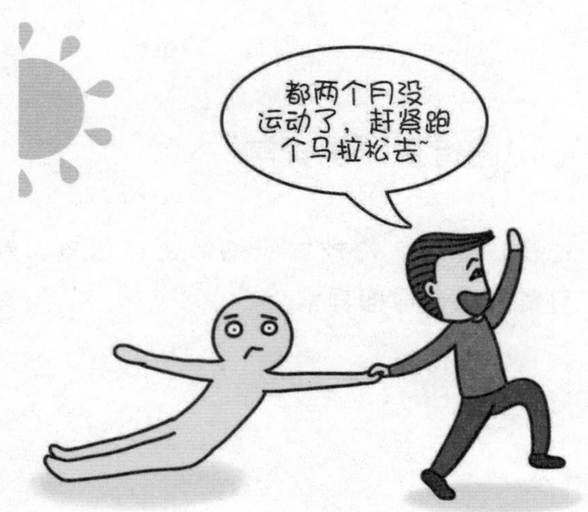

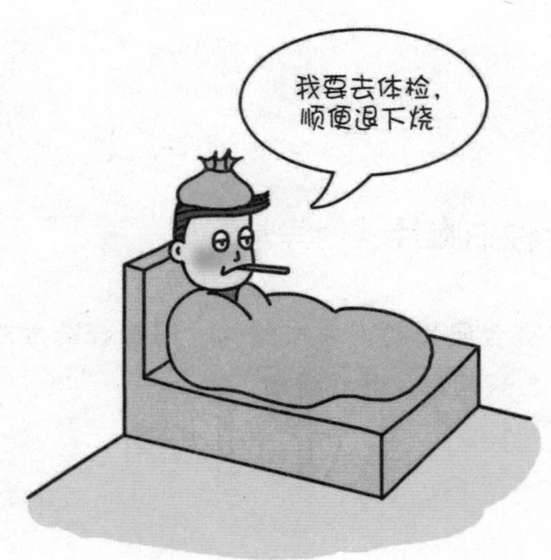

心电图检查“伪异常”

我要出去抽
根烟，别拦我~
是男人就给
我坚持5分钟~

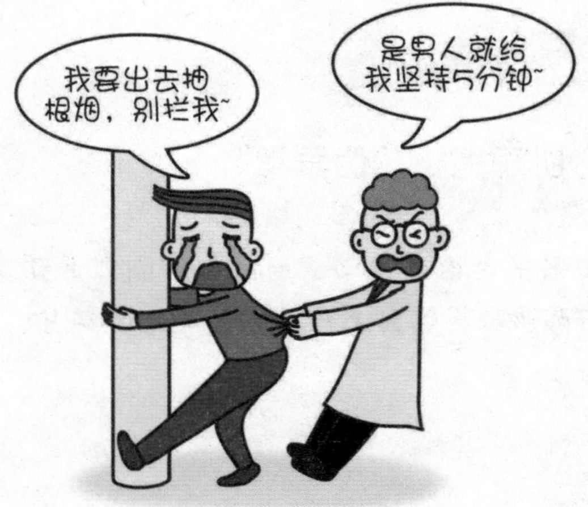

跑步、饱餐、冷饮或吸烟后进行检查，都可能导致心电图异常。

女性拍胸片“伪异常”

你可能有个异
物，长在胸部外面~
可是他们都说
我没有胸啊~

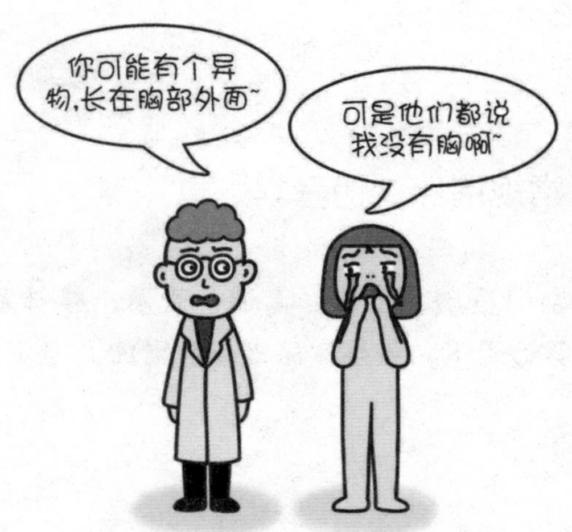

穿带金属扣的内衣或饰物，可能会造成胸片出现阴影，导致误检。

B超检查“伪异常”

B超
我感觉把我明天的水都喝完了，尿意啊你什么时候来啊~

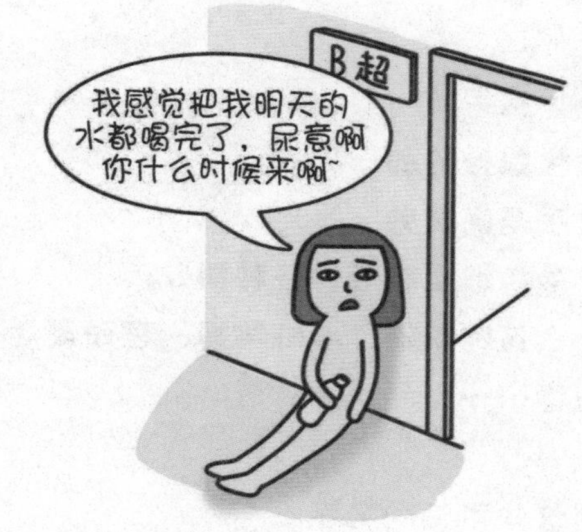

妇科B超须憋尿，普通腹部B超须空腹（喝水不影响结果）。为使胀满的膀胱将小肠向上推，以免肠道内的积气影响B超对盆腔脏器的观察。

脑电图检查“伪异常”

人生得意须尽欢，再来点兴奋剂吧！
你脑子没进水吧~

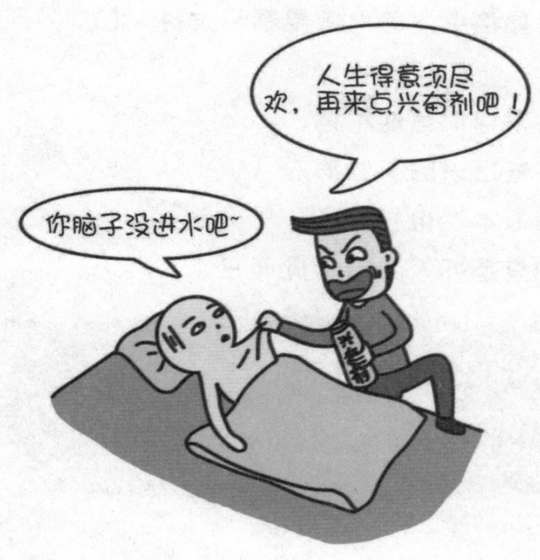

检查前24小时要停止服用镇静剂、兴奋剂及其他作用于神经系统的药物，且必须在饭后3小时内进行。

3. 说出来你们可能不信，体检查出这些病，其实不用担心！

每次一体检完
拿到体检报告的那一刻
内心几乎是崩溃的
这里加号，那里减号，各种飘红
还有什么盆腔积液、心脏早搏、宫颈糜烂
子宫肌瘤……

一看到这些可怕的名字
瞬间心中一紧
然后大脑空白、双腿发软、眼眶湿润
站在体检中心的大堂里瑟瑟发抖

说出来你们可能不信
体检查出来的有些病
其实根本不用担心
它们只是吓人的纸老虎而已

那么有哪些疾病"名称"是唬你的呢？跟着体检君一起在知识的天空里起飞吧！

乳腺增生：正常生理现象

乳腺增生其实是一种良性病变
正常的生理现象
无特别的治疗方法
极少数会发展为乳腺癌
注意定期复查即可

医，医生，我有乳腺增生，还有救吗？
有救，多补补脑，学点医学常识就可以了~

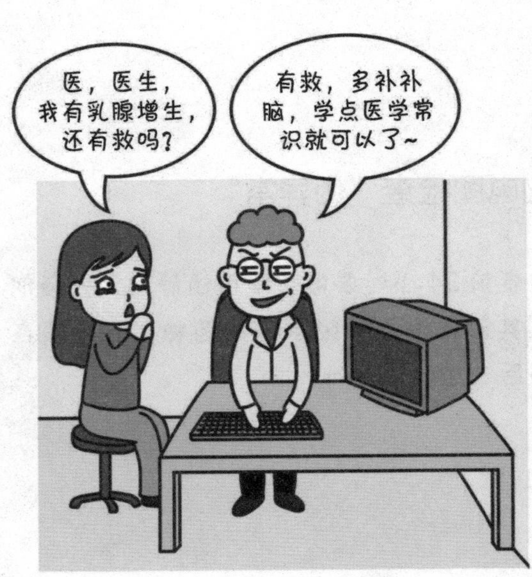

宫颈糜烂：只是名字吓人

在国际上

“宫颈糜烂”这个名称已经被取消

我国妇科书籍中也取消了这个称谓

它的真身是“宫颈柱状上皮异位”

属于正常的生理现象

叫你编个名词出来吓人~
医学名词
女侠们饶命啊，我再也不敢了

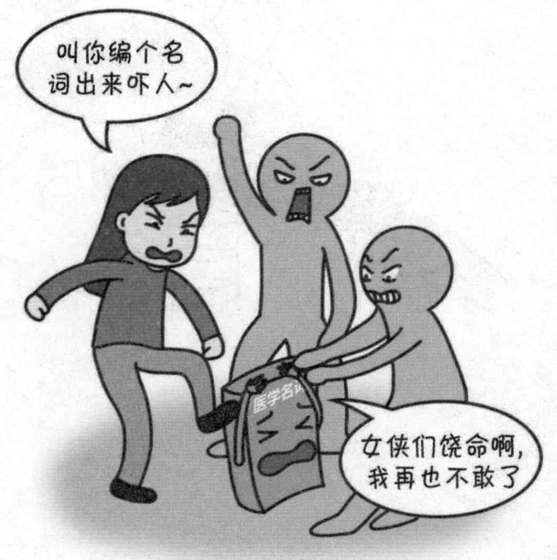

子宫肌瘤：多数都相安无事

子宫肌瘤多数是良性的

如果肌瘤比较小，患者无明显症状

而且查过肌瘤无恶变征象

只要定期随诊观察即可

只有子宫肌瘤的数量或者大小超过一定标准

医生才会建议手术切除

这么大个肿瘤,怕是没救了~
跟你说了这不是肿瘤，是个假瘤，假瘤懂吗，没超过5cm是不需要治疗的~

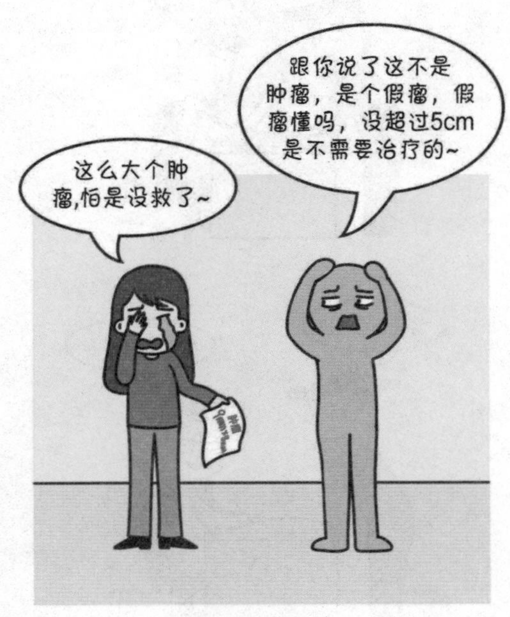

慢性浅表性胃炎：就是消化不良

这是一个最轻级别的诊断

检出率达80%~90%

胃镜检查中几乎人人都有

只是功能性消化不良或非溃疡性消化不良

并非真正的炎症

根本不需要治疗

大，大夫，
我有什么问题吗？
胃黏膜慢性
浅表性炎症

我完蛋了吗？
就是消化不良

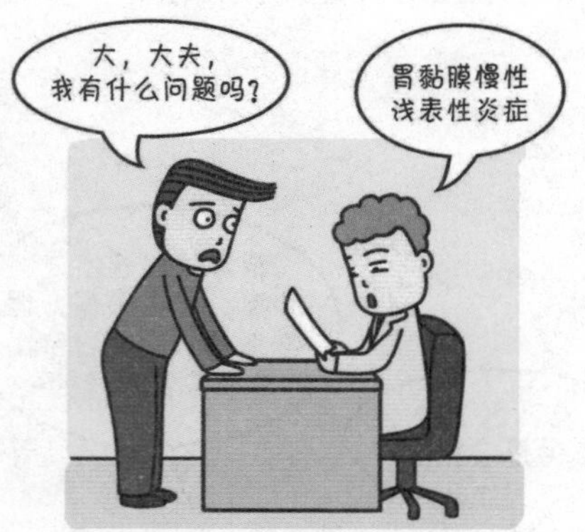

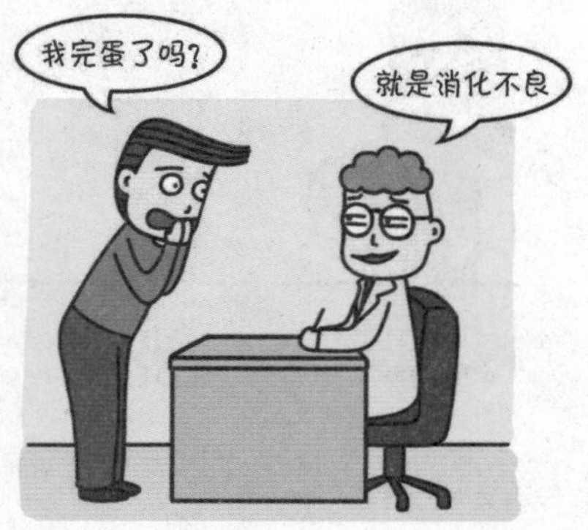

甲状腺结节：95%都是良性

随着B超技术的进步

连3毫米的结节都可以看到

1厘米以下的“甲状腺结节”不必担心

绝大多数是良性的

更不会变成“甲状腺癌”

别开枪，我没
有超过1厘米，不
会为非作歹的

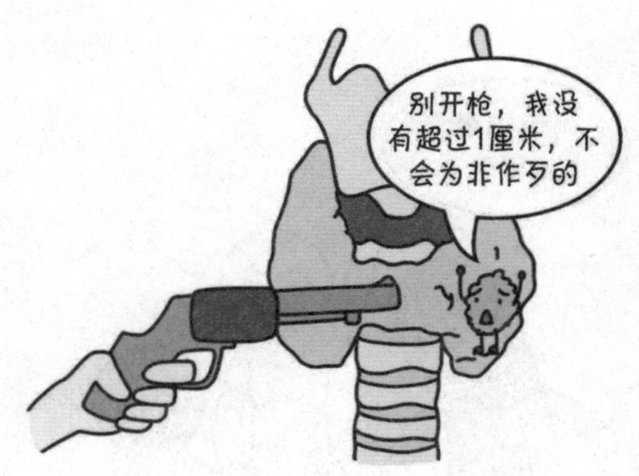

骨刺：人体的自我保护

骨刺即骨质增生
是人体的一种自我保护反应
也不是引起疼痛的主要原因
大多数骨刺并不用治疗
“骨性关节炎”才是应该治疗的对象

扎肉了，老骨刺~
扎你的不是我，是它~
骨刺
骨性关节炎

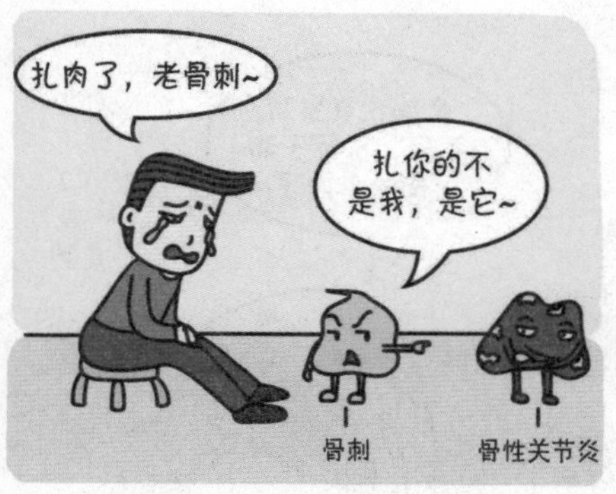

心脏早搏：没症状不用治疗

心脏早搏只是心脏跳动节奏轻微变化
本身不是疾病
如果是体检查出来的
患者没有任何感觉
这种情况是不需要治疗的
少喝咖啡浓茶、少熬夜
积极乐观的心态才是正确的

医生，我心脏早搏~
哦，你可以回家了~

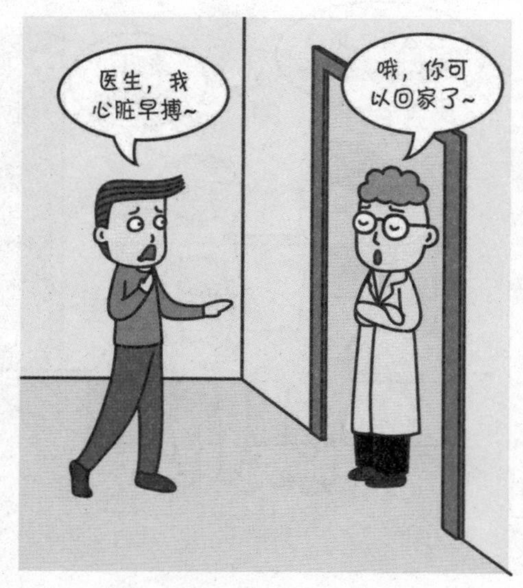

盆腔积液：3厘米以下不用治

盆腔积液只是一种表现
而不是一种疾病
几乎每个女性都有不同程度的盆腔积液
一般都在3厘米以下，可以视为正常范围
如果没有其他不舒服的症状
是不需要治疗的

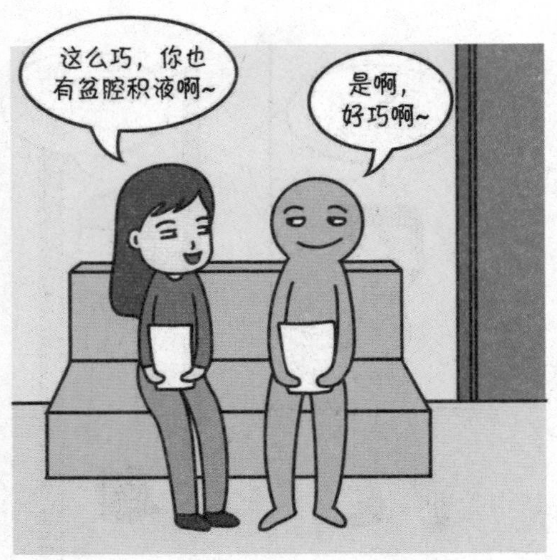

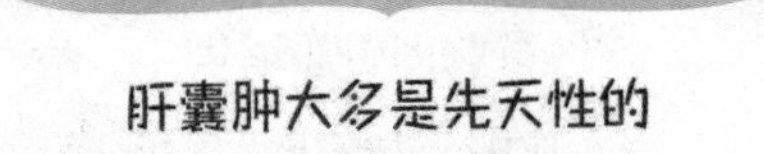

单纯性肝囊肿：小于5厘米不用治

肝囊肿大多是先天性的
且生长非常缓慢
大多数人无任何明显症状
一般小于5厘米不需做任何治疗
只需定期复查即可

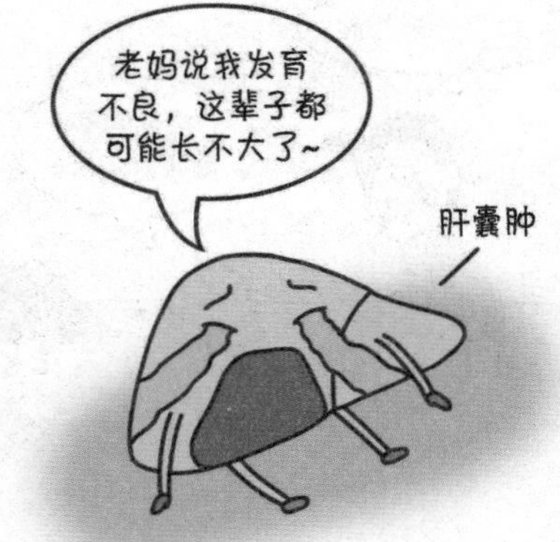

痔疮：几乎人人都有

俗话说“十人九痔”

得了痔疮很难受

熏洗坐浴的治疗效果较好

能有效减轻和消除患者的症状

一般每天熏洗1~2次

每次15~20分钟

医生，我的……
实在是太惨了

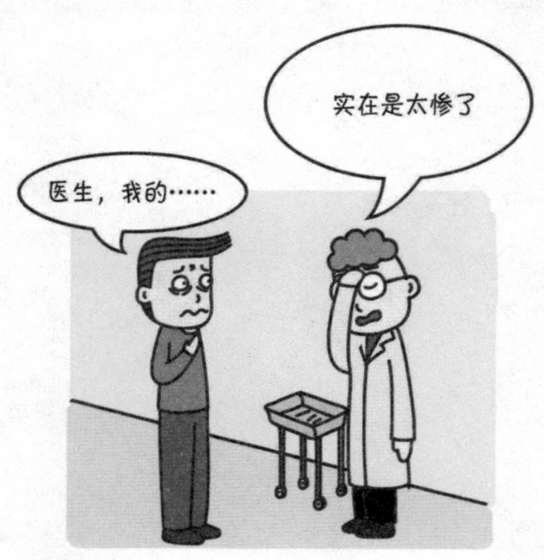

飞蚊症：眼睛的正常衰老

大多数飞蚊症属良性

多是由于用眼过度、疲劳等引起

无须治疗

适当休息，避免劳累，保持作息规律即可

这里有只蚊子，我怎么打了半天都没打到？
那是你眼睛的问题，该好好睡觉了~

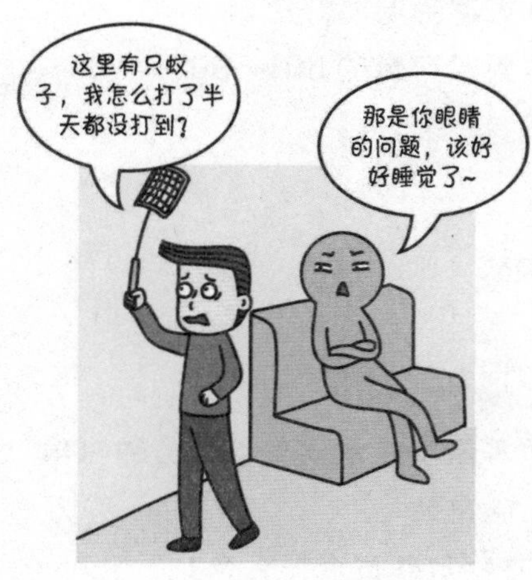

原来有这么多病都不用担心

以后体检再也不用担惊受怕了

又可以开始浪了

哈哈哈哈

4. 体检查出轻度脂肪肝，到底该怎么办?

哟，兄弟，
你也有脂肪肝啊，
好巧啊！
是啊，好巧啊，
我其实并不想这么巧~

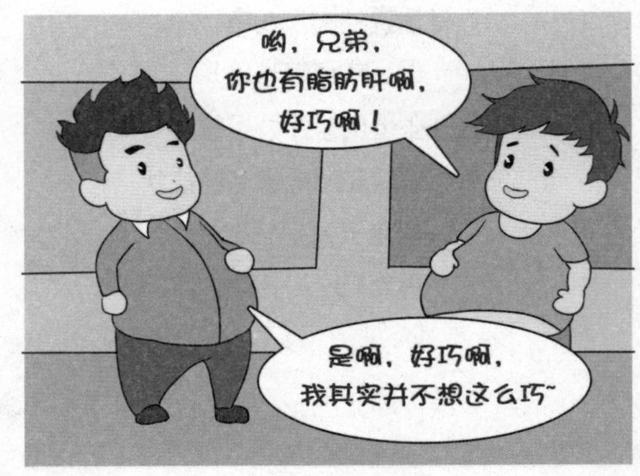

说到这脂肪肝
那可是体检报告上的常客
目前世界范围内
10 个普通成年人就有 2~3 个脂肪肝患者
而肥胖人群的脂肪肝比例
更是达到了可怕的 60%~90%

相信很多朋友在拿到体检报告的时候
也是一脸茫然
“脂肪肝”到底是个什么鬼?
可以吃吗?

广义的脂肪肝，包括
“酒精性脂肪性肝病”和
“非酒精性脂肪性肝病”
平时我们所说的脂肪肝
指的就是非酒精性单纯性脂肪肝
是一种代谢应激性肝脏损伤

年轻人，
“酒精性脂肪性肝病”呢，
还是“非酒精性脂肪性肝病”？
你选哪个？
我选择go die~

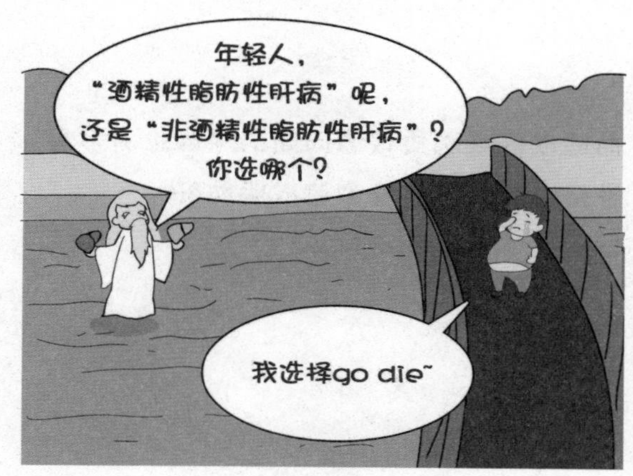

那么我们又是如何患上脂肪肝的呢？

简单来说
肝细胞内脂质沉淀是此病的基础
而脂质沉淀主要有三方面的原因

摄入过多的脂质
我还能再吃三碗!!
肝细胞代谢功能障碍
怎么了兄弟？
我感觉有点便秘，脂质排不出来了
极低密度脂蛋白不足
导致脂质转运出肝细胞减少
老大，我们人手不够，这样下去迟早会出问题啊！

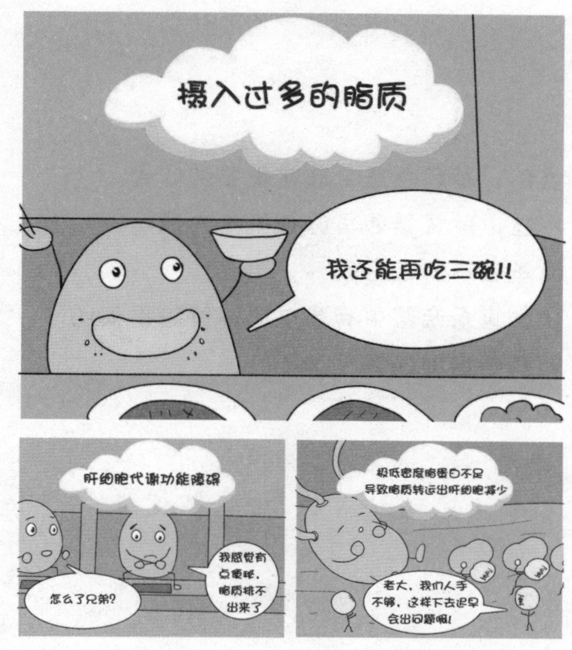

而造成肝脏脂质代谢问题的原因也有多种
甚至连营养不良都会造成脂肪肝
没错，就是营养不良

兄弟，一起来快活啊！

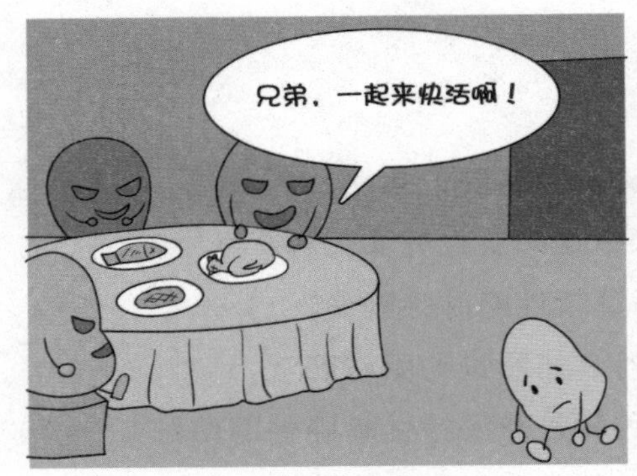

当然，基因也是个非常重要的因素
不过，就算基因再好也不能大意
而基因不怎么好的
比如直系亲属中有患过类似肝脏疾病的
就需要特别注意了

基因
我不怕你。
这是我老大，牛不！
瞎搞
瞎吃
瞎喝
这是我老大，
牛不？

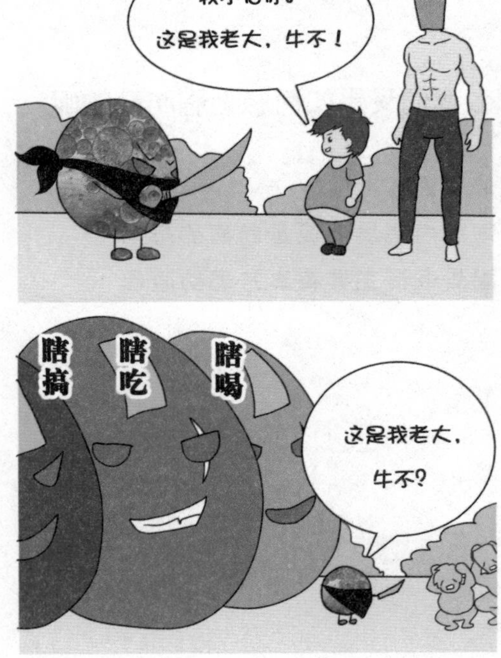

很多朋友查出脂肪肝
感觉也没什么问题
该吃吃该喝喝
一旦发展到中度或者重度脂肪肝时
乏力、恶心、呕吐、食欲不振、腹痛等症状
就随之而来

你都有脂肪肝了，就不能节制点吗？
节制是什么，能吃吗？服务员！！！来一打节制，清蒸的！

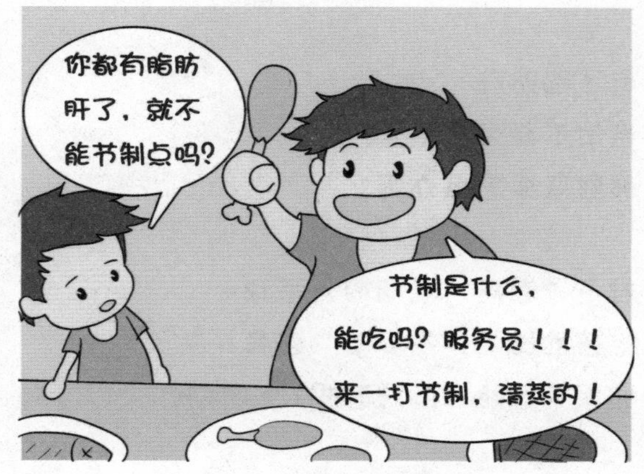

脂肪肝不仅有肝脏损害
还常常伴随糖、脂代谢异常
对全身组织、器官都会造成影响
而且脂肪肝患者代谢综合征、
2 型糖尿病和冠心病的发病率显著增高
预期寿命也比健康人群要短

他又开始喝酒了~！
哎！这日子没法过了。我都快跳不动了！

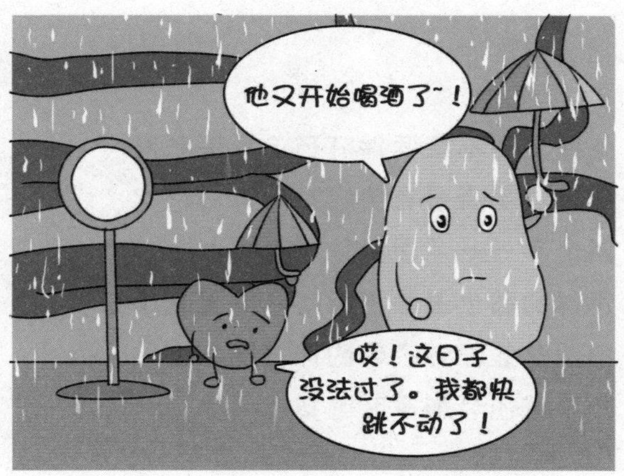

有了脂肪肝
当然不能坐视不管
那到底要怎么办呢？

医生，我有脂肪肝，
给我开些保肝药吧~
这保肝药
保不好要伤肝哦，
您确定要用吗？

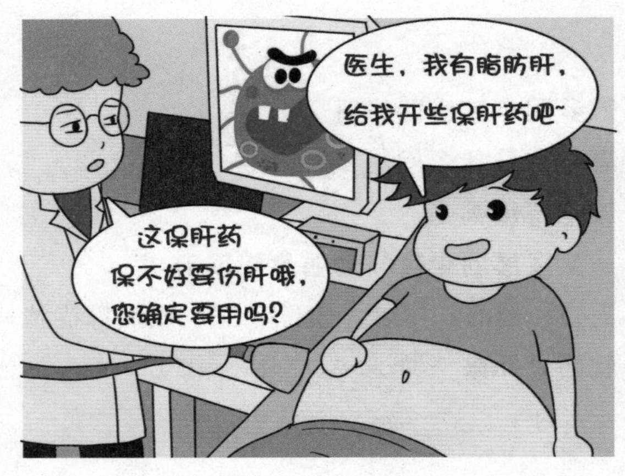

对于“懒癌”晚期的人来说
吃药远比“少吃多动”容易
那保肝药能治脂肪肝吗？

临床上并不推荐保肝药治疗脂肪肝
那保健品有没有用呢？
两个字——“没用”
再好的药也没法把脂肪从肝里赶出来
何况这些配方不明的保健品
弄不好还会加重肝脏负担

医生，这是我刚买
的能治脂肪肝的保健品，
您帮我看下是什么~
进口
这是垃圾，
赶快扔掉！

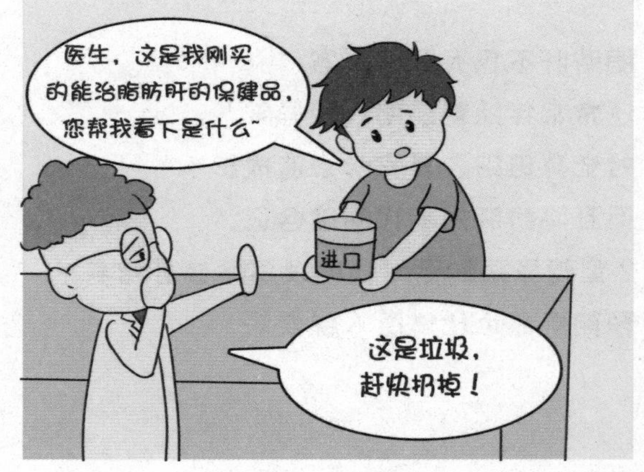

这也不行，那也不行
那到底要怎么办才好呢?

其实大部分的脂肪肝源于
不健康的生活习惯
最佳的治疗策略就是
控制饮食、戒酒和锻炼

医生，我该
怎么办啊?
"少吃几口油，脂肪肝不留；
饭后走一走，脂肪肝带走"
光走一走可不够，得加
大点运动量才行

这对我来
说运动量
已经很大了，
还要怎么动
你得减小体脂指数
和腰围才行，来！我
给你开个套餐~

你是我的小呀小苹果~~
广场舞走起。。。。

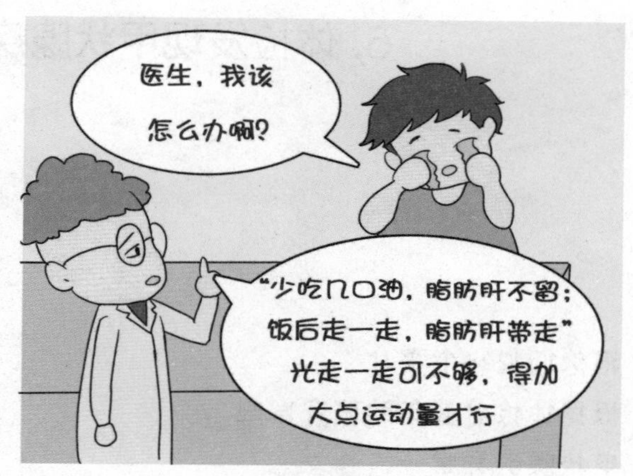

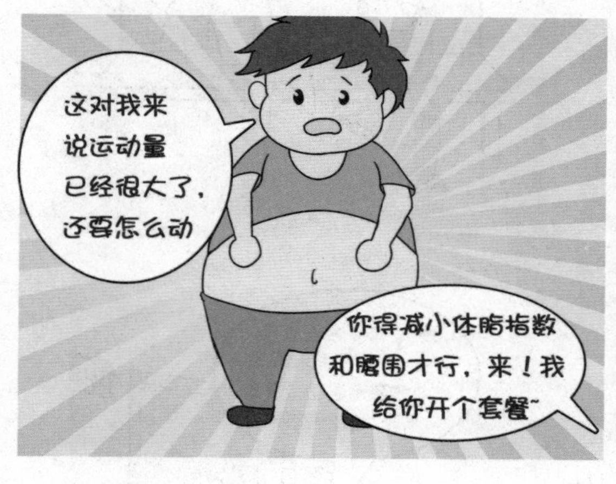

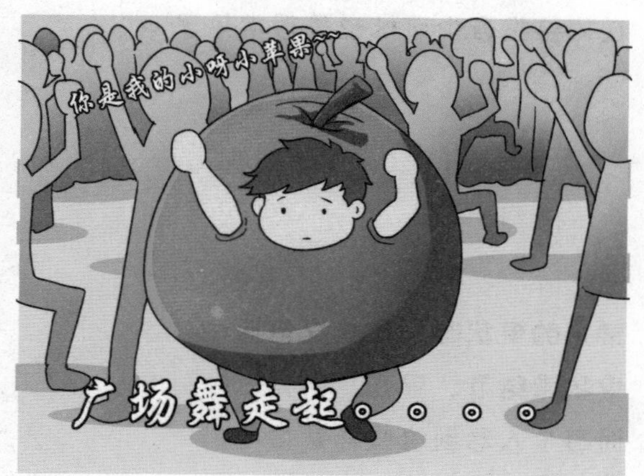

少吃多动
管住嘴，迈开腿
脂肪肝什么的统统被赶走
大家赶紧动起来吧！

5. 体检发现甲状腺疾病，我们该怎么办?

哎，你也有甲状腺异常啊，真巧，我也有，哈哈哈…
呵～我才不想跟你巧呢～

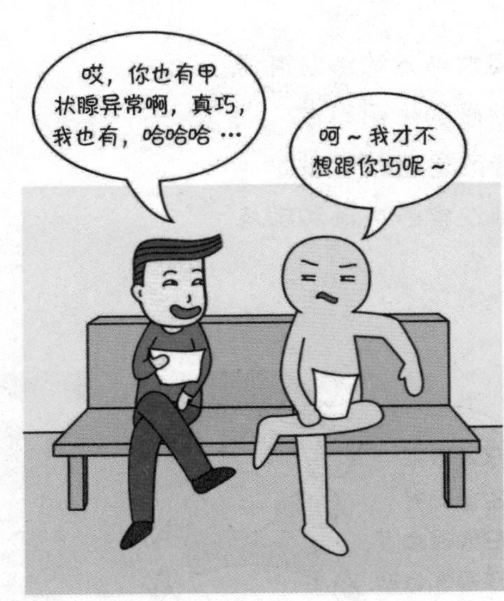

跟你们说一个事儿
根据体检君多年的研究发现
甲状腺的异常
在体检报告中可以说是很常见了

哟～哟～今天我来体检，发现甲状腺异常，我内心毫无波动，只想来段 rap …欧耶
X双压
X三压
X四压

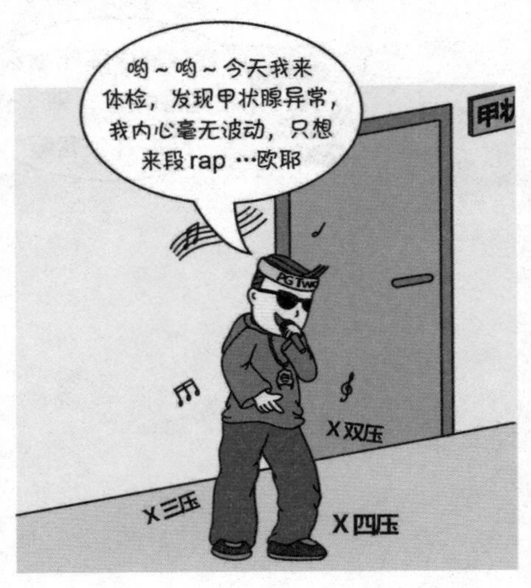

常见的甲状腺异常状况包括
甲状腺结节、甲亢、甲减……
而每个人看到这些异常情况
反应也各不相同

有的人开启了佛系模式
平静、淡然
发现了甲状腺异常
内心毫无波动
甚至还想来一段 rap

而有的人则是躲在角落
瑟瑟发抖
甚至连后事都想好了

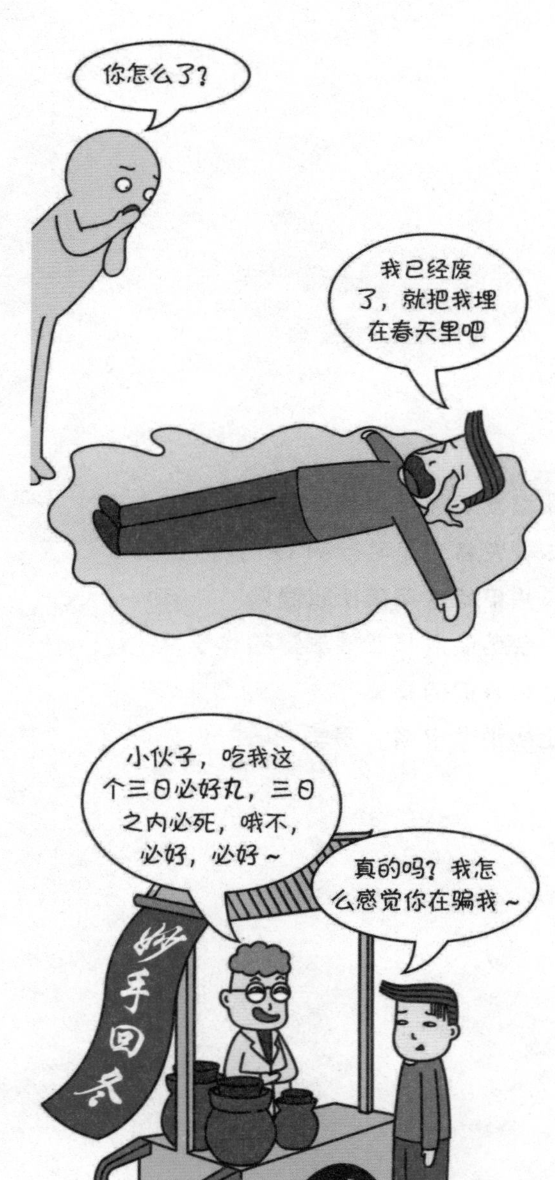

还有一种类型
就是被吓得乱投医
相信所谓的偏方
钱花了不说
弄不好还容易治出问题

体检发现了甲状腺有异常
不管它肯定是不行的
有些甲状腺疾病比较隐匿
它会伪装成“亚健康”的样子
危害我们的身体
比如说“甲减”同学

该死的亚健康，
感觉快不行了～
怕冷
嗜睡
虚胖
记忆力减退
便秘
关节痛

哼～愚蠢的人类，还不知道我甲减的厉害
甲减

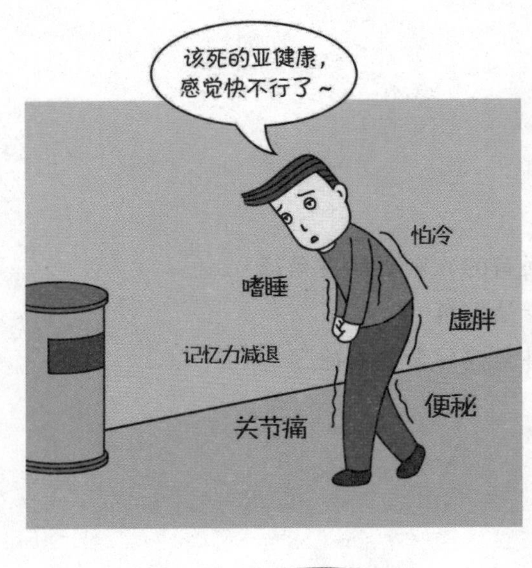

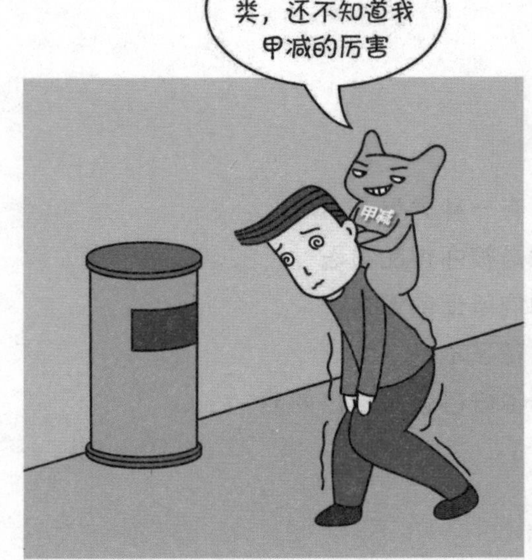

但是呢也不用过分担心
一般的甲状腺疾病
通过科学的治疗是可以康复的

今天又是元气满满的一天呢~

看起来就不正规的
这医院，进去看看

这里很重要的一点
就是千万不要盲目的治疗
一定要选择正规的医院
还有科学的治疗方法

哦，甲状腺问题啊，直接切除了就没事了
那我头痛是不是该把脑袋给切了~

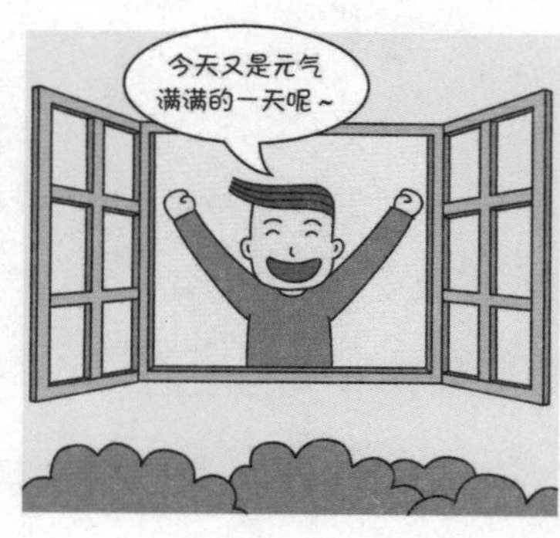

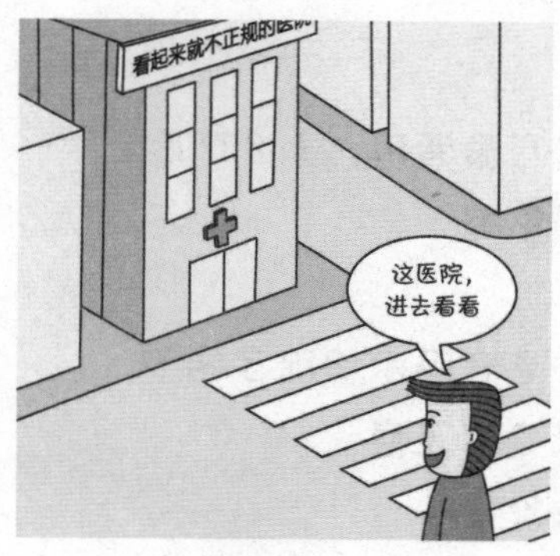

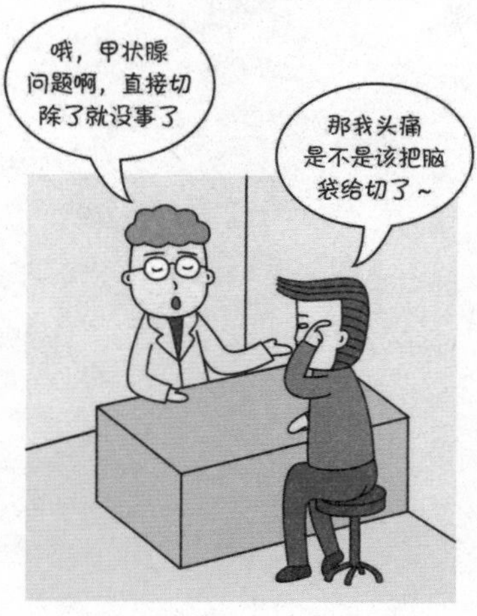

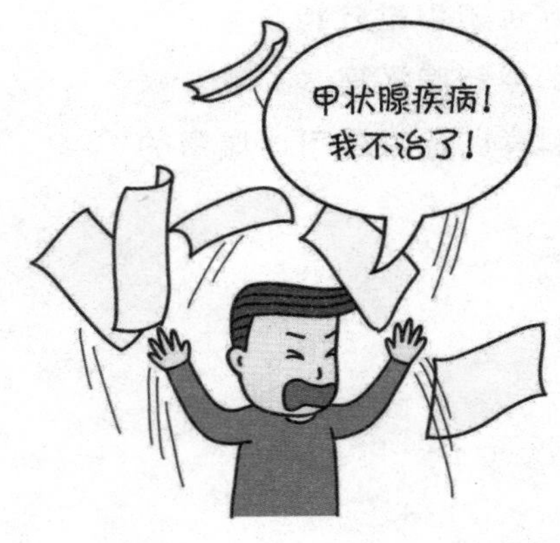

有些甲亢患者用 ^{131}I 治疗后
变成了甲减

还有些患者手术切除了结节
结果术口留了疤
还经常复发
越治越糟

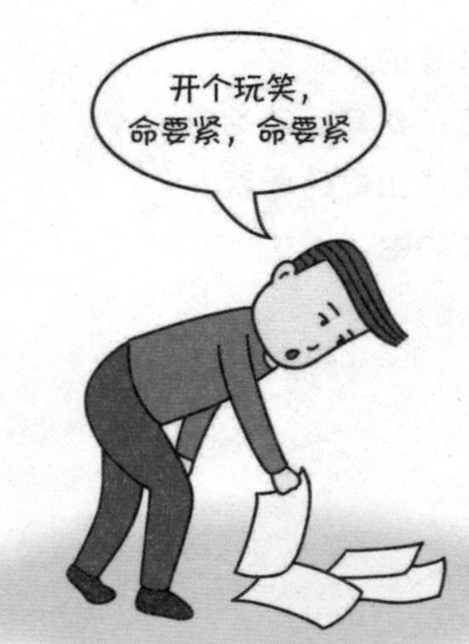

如果发现甲状腺疾病呢
首先要到正规医院
做进一步的检查
包括甲状腺功能、超声等

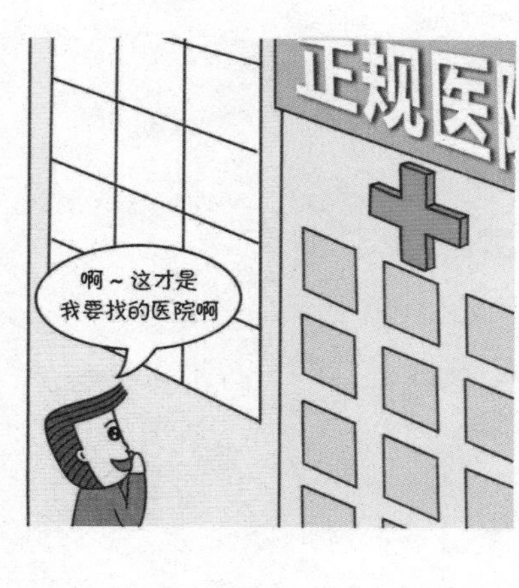

对已经确诊的甲状腺疾病
要根据医生的意见
选择科学、正规的治疗方法
对症治疗

最后呢
在生活中要注意调养

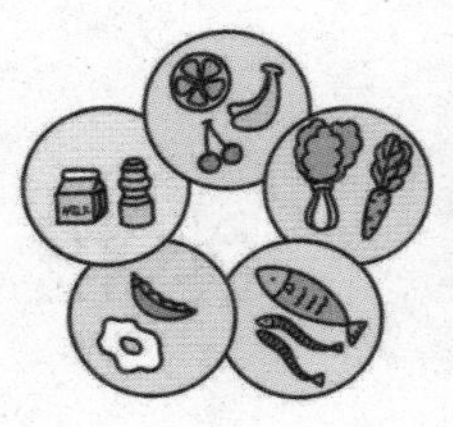
合理饮食

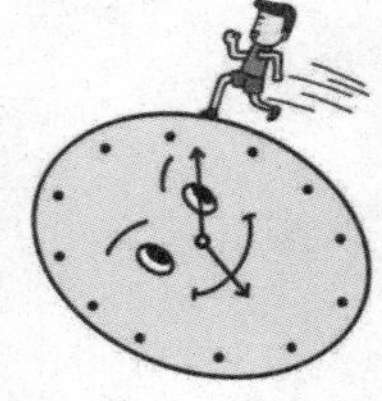
规律生活

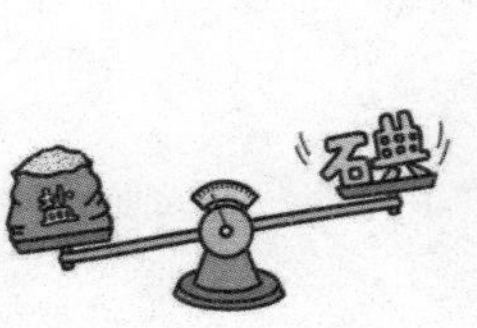

节制摄碘

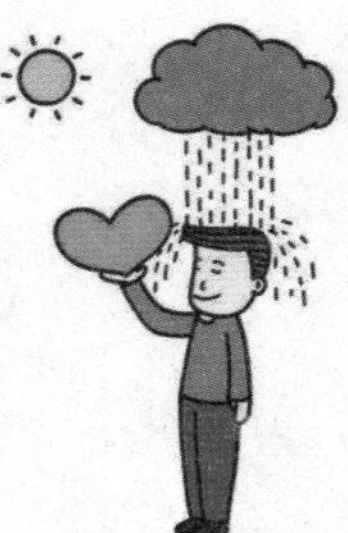
保持良好的心态

五、体检误区在这里

1. 事关生命健康的几大体检误区，你必须清楚！

扁鹊见蔡桓公·新编
小扁扁，来一起唱歌啊~啊啊~给我一杯忘情水，让我……
大王，你有病啊，不治会越来越严重的~
我唱个歌你说我有病，你才有病~
我~
小扁扁，来一起跳舞啊~不如跳舞，谈恋爱不如跳舞~
大王，你有病啊，不治会仙逝的~
去你的，我跳个舞你咒我去死，还能不能愉快地玩耍了~
我再~
小扁扁诚不我欺，早知道起码先做做体检了，这是体检第一大误区：不相信体检，大家千万不要学我啊~
大王，你快下来踢我屁股啊~

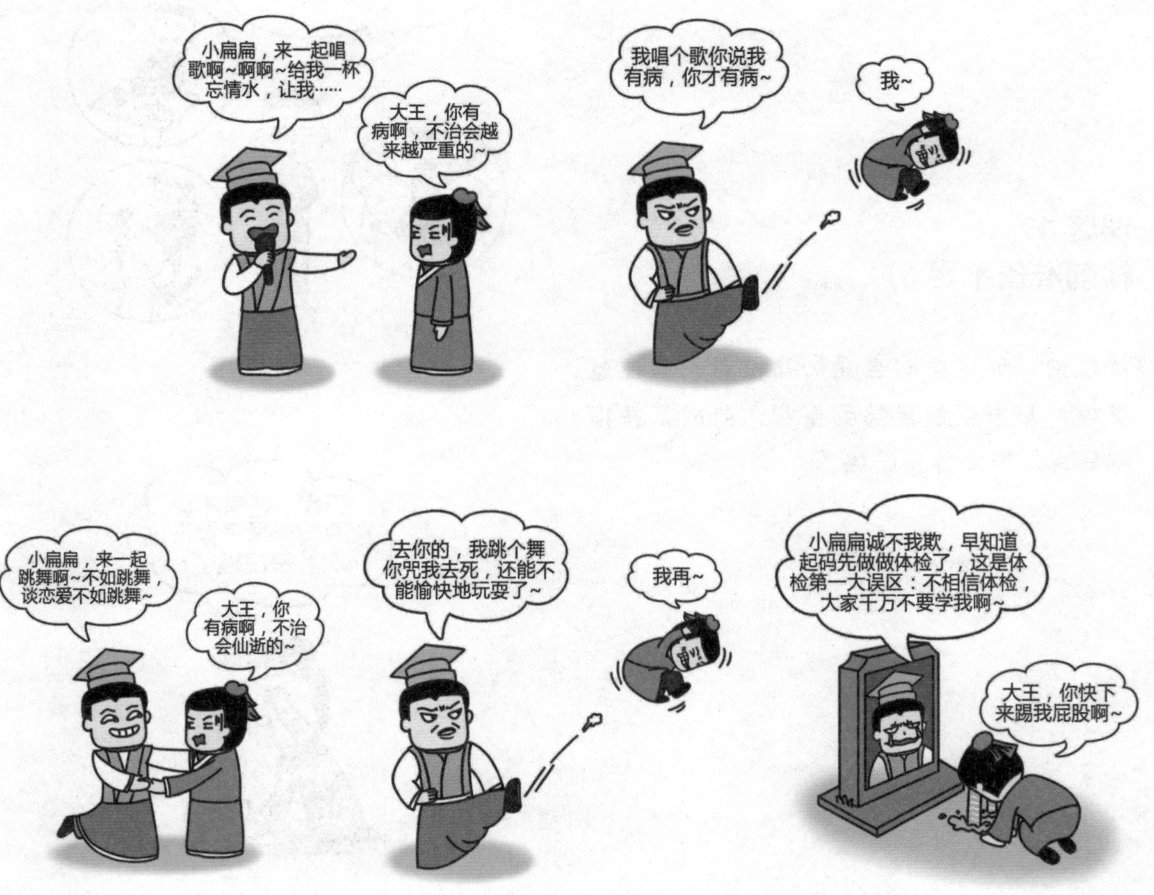

记得体检前一天晚上吃夜宵撸串儿，接着通宵打麻将，喝了5杯咖啡，吃完早餐再去体检，现在体检报告出来了，应该没问题吧！

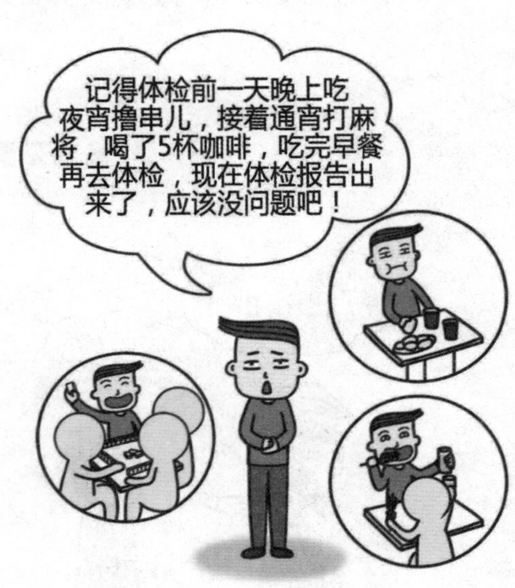

误区 1
检前准备不足

体检前，体检中心会通知被检者一些注意事项，却未引起足够的重视，造成某些指标异常，影响体检结果。

天啊，还有不异常的指标吗？看来这次算是白检了~

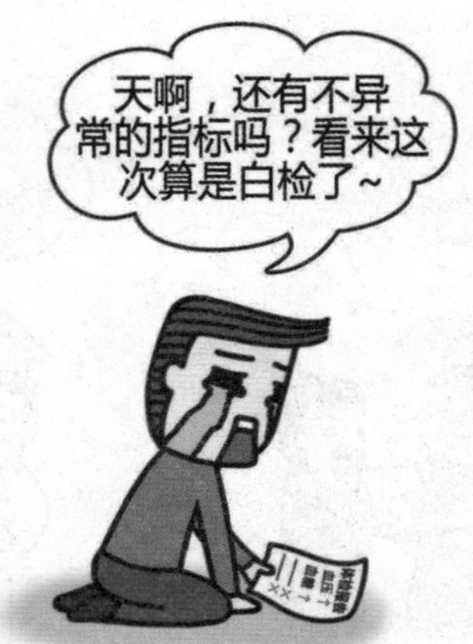

误区 2

检检啊，你怎么
只做了大项目，小项
的怎么没检呢？
那些都是小
问题，没事的~

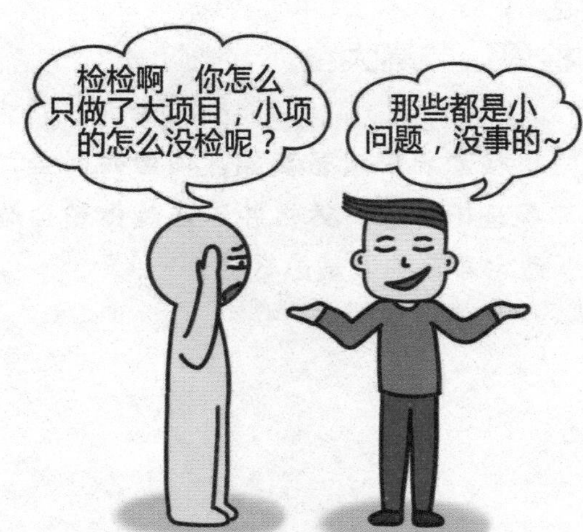

体检时“抓大放小”，验血、验尿、做 CT 一样不落，眼耳鼻喉却被忽视，导致这些器官的小病逃过“法网”，留下隐患。

检检，卒，享年25岁

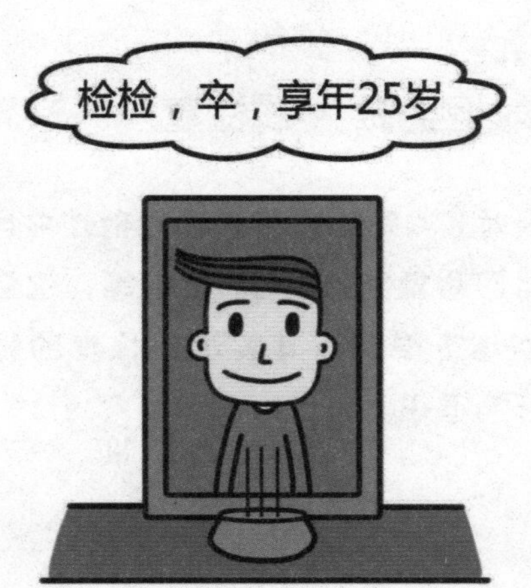

误区 3
体检只认“高大全”

把你们这的“满汉全席”都给我上一遍~
吃饭请出门右转，这里是体检中心~

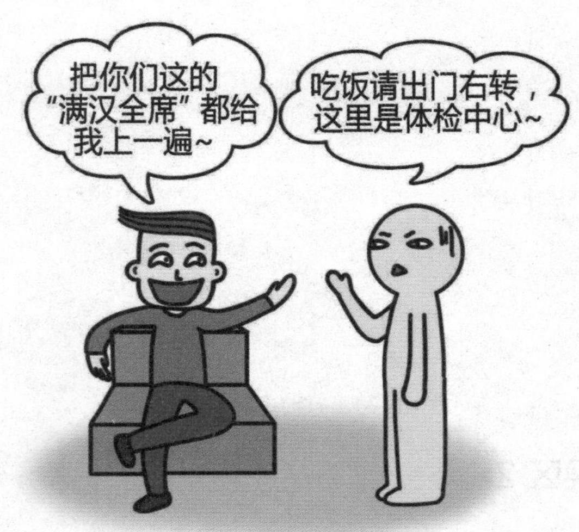

有些体检者要求设备高端，项目大而全，而忽视基础体检，体检并不是越贵越全越好，适合自己的才是最好的。

误区 4
怕辐射拒绝做 X 线检查

医生，我想我得了一种不能做CT的病~
下一个，检检，到你了~

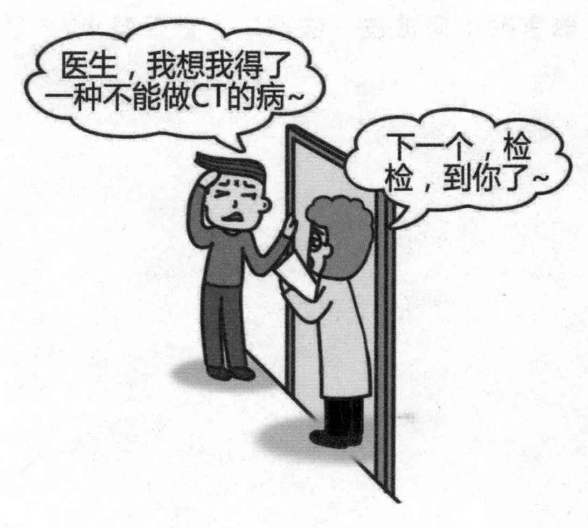

许多人对X线等检查带来的辐射谈之色变，体检时回避做胸透、CT 检查等，这会为一些疾病埋下隐患，其实这些检查的辐射对人体影响很小。

误区 5
不重视体检结果
或对体检结果患得患失

医生，我这所有指标都是正常的，你却说我身体有问题，你是开玩笑的吧
你可以侮辱我的人格，但请不要质疑我的专业性~

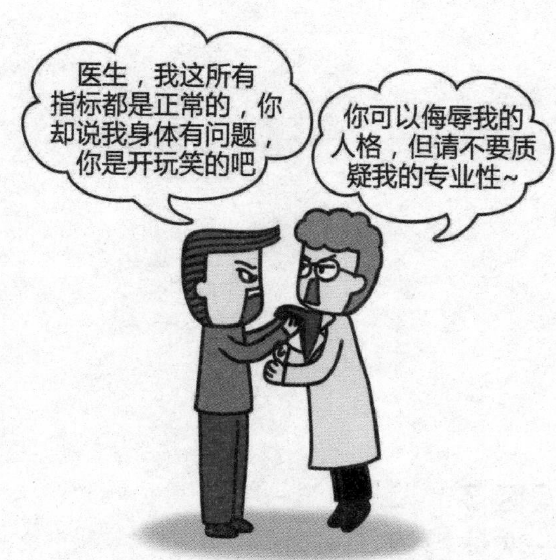

数据异常不一定有病，数据正常也不一定健康，要对体检结果有正确的认识，听从医生的专业建议。

误区 6
慢性病不需要体检

我高血压一直吃药，现在控制得很好，才不去体检~
不去体检你怎么知道控制得很好？

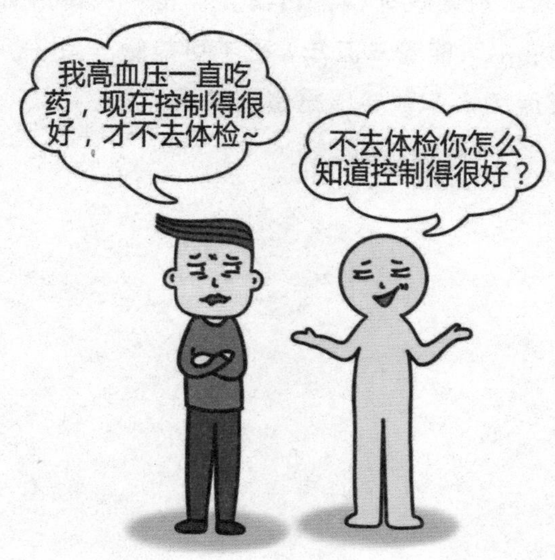

一些患有慢性病的人群，长期服用药物，疾病得到有效控制，因而经常忽略体检和复诊，其实，慢性病人群更应该定期体检。

误区 7
一次体检管“一辈子”

“我以前做过体检，没病。”但一次健康体检，不可能管三五年，更不可能管一辈子。健康的人都需要根据情况定期体检。

大爷，看您身体状况好像不太好，是不是该去做个体检啊？
做过了，身体好得很~
那您上次体检是什么时候？
30年前吧~
体检的这些误区一定要记得哦~
避开误区科学体检健康一生哦！

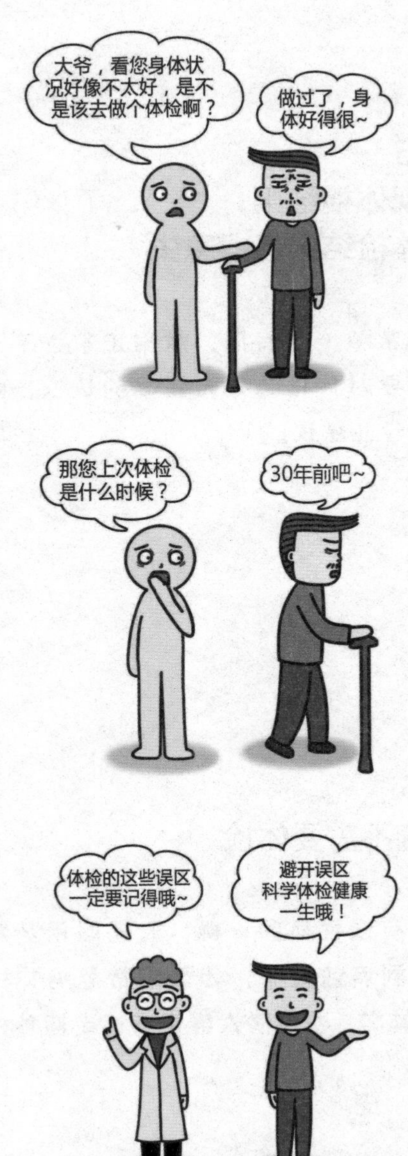

2. 神一样的 PET-CT，体检时到底该不该做呢?

咳咳～现在我宣布，辩论大赛正式开始，下面有请正方辩手发言
PET-CT 就应该做，它是最先进、最准确的癌症诊断仪器，可以筛查很多癌症
做！
做！
做！
PET-CT 不应该做，有辐射，会对我们身体造成伤害～
不做！
不做！
做！
不做！

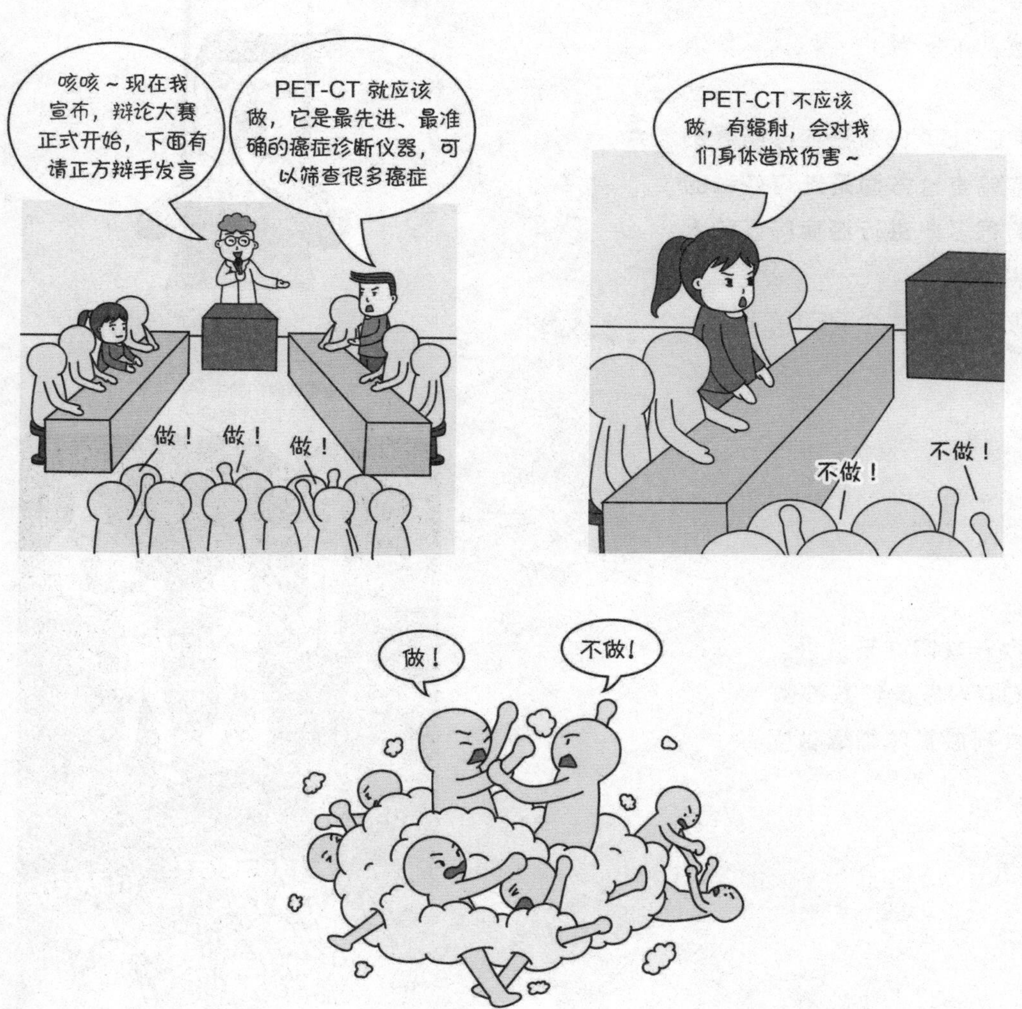

一听到 PET-CT
很多人就会说
哎呀～这东西有辐射
又很贵
不能做，不能做

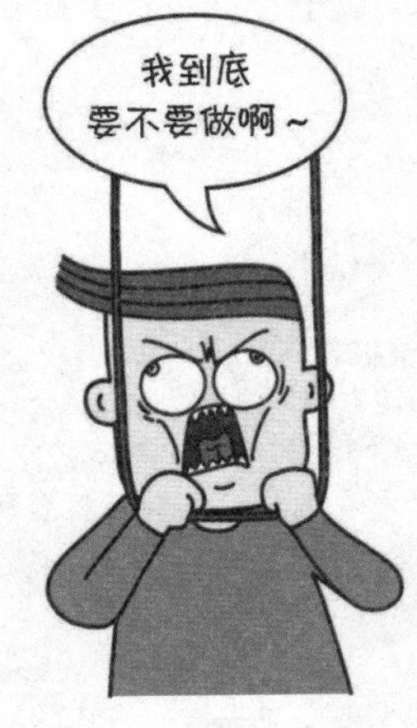

但是 PET-CT 作为癌症诊断界的老大
在癌症筛查这方面是无可匹敌的
所以有很多想进行癌症筛查的人
就会纠结了
到底该不该做这个 PET-CT 呢

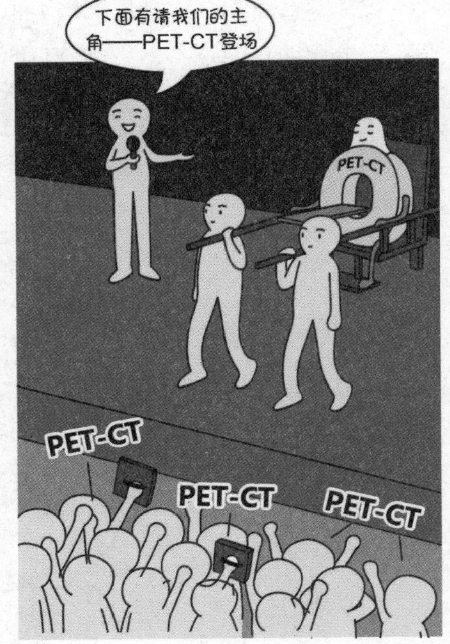

那么今天我们就来讲讲
PET-CT 到底是何方神圣
我们又到底需不需要做呢

PET-CT的学名为
“正电子发射计算机断层显像”
很多人都知道CT
但是一提到PET和PET-CT
就糊涂了

其实说白了
PET-CT就是PET和CT结合的产物

这是我们的孩子~
你不用骗我了，它明明跟隔壁PET长那么像~
CT
PET-CT
MRI

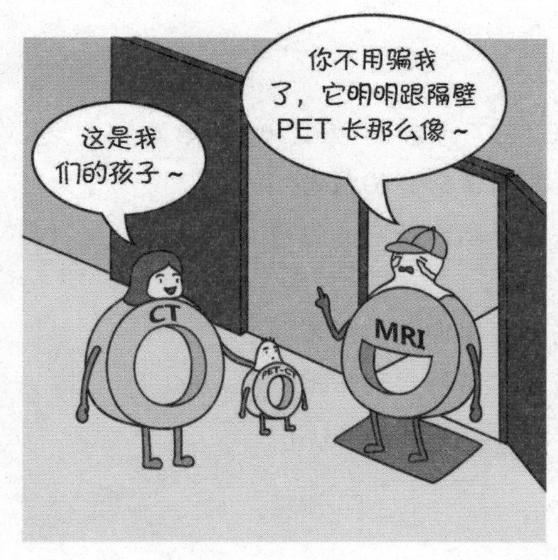

PET是通过病灶功能代谢的异常
来判断疾病
虽然可能知道有这个病
但是不知道病变的具体位置

而CT可以准确知道病变的
大小、形态和位置
但是往往比较严重了才能被发现
无法达到“早期诊断”的目的
等到病灶被发现就为时已晚了

你是我的眼~让我看清病变的位置~
原来你们真的……
PET
CT
MRI

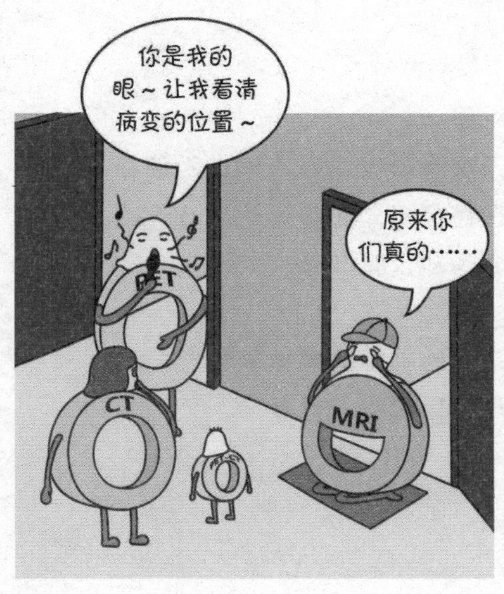

PET-CT 综合了 PET 和 CT 各自的优点
既能看清病变的位置
也能基本判断它的性质

在肿瘤早期的诊断方面
有着不可替代的作用

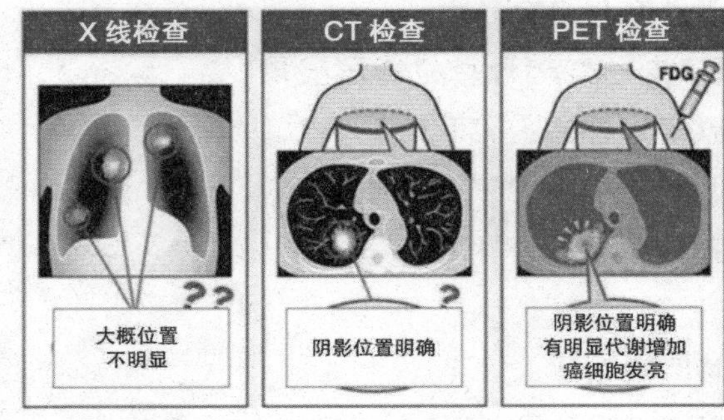

在中国
每天都有超过 1 万人确诊为癌症
美国癌症 5 年生存率达到 66%
而我国却仅有 31%

这是因为美国的早诊早治
要比中国做得好很多

小伙子，我看你骨骼
清奇，相貌不凡，这里有
一本独家秘笈传授于你～
安身立命
早诊早治
哇，这
么厉害～

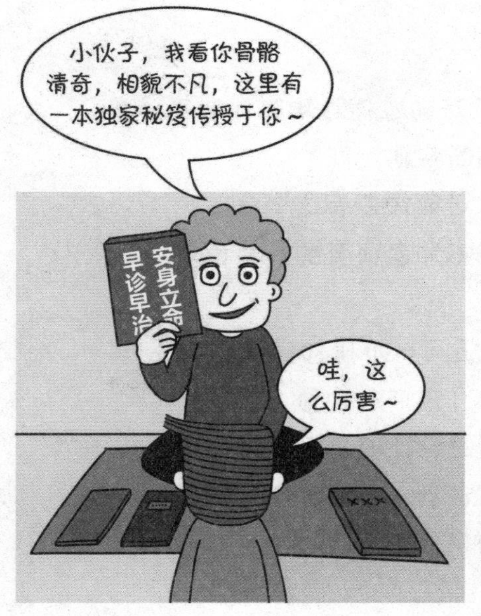

早诊断、早治疗
才能把癌症扼杀在摇篮之中

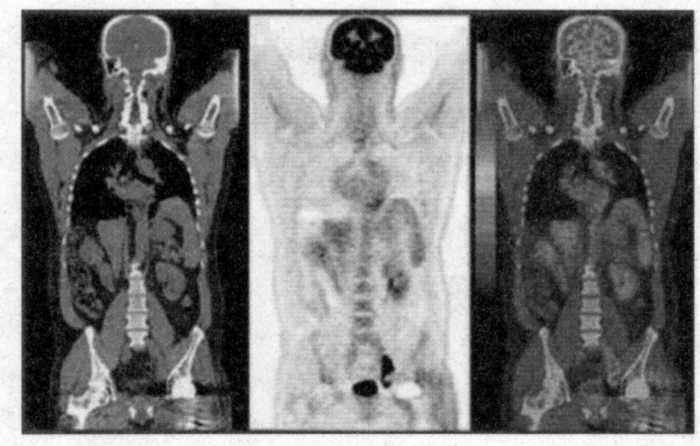

而 PET-CT 正是这方面的强者
它能准确发现处于微小状态的肿瘤
更可以深入分子水平
反映病变组织代谢及功能状态
是精准医学时代不可或缺的工具

PET-CT 在多种肿瘤的诊断
与治疗效果评估中得到广泛认可
而且在多种临床研究方面
都有广阔的应用前景

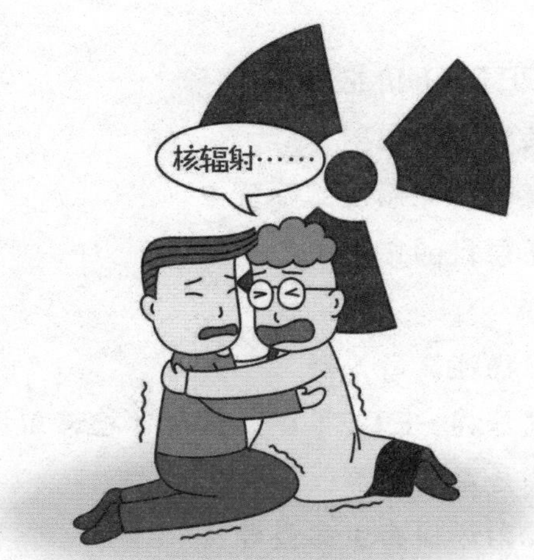

但是一听到 PET-CT 有辐射
很多人不免就胆战心惊
就连医生也不例外

一次 PET-CT 显像所致辐射总有效剂量
平均是 (12.34 ±2.49)mSv
而人体每年接受的天然辐射剂量为 2.4mSv

一次 PET-CT 相当于
人体 3~10 年的天然辐射量

3~10 年，算了
我还是不做了……
哎哎～你给
我回来，听我
给你说清楚

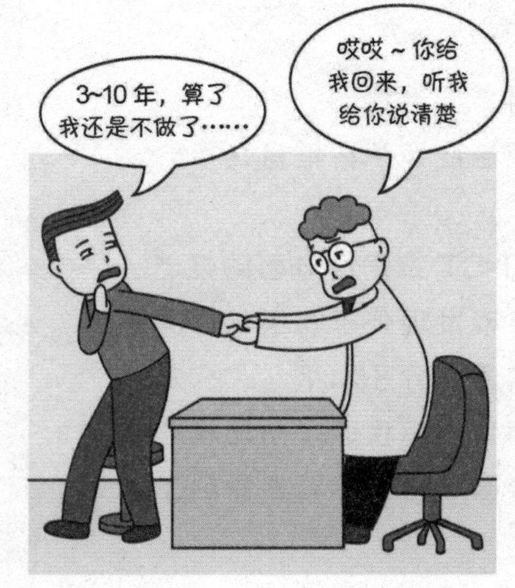

虽然 PET-CT 价格稍贵
而且有一定的辐射
但是在对早期癌症的筛查中
有不可替代的作用

对于非癌症高危人群
则不建议将 PET-CT 纳入常规体检清单
如果您是高危人群
这点辐射远没有生命重要
建议针对性地进行检查

我好像有点懂
了，但我到底是不是
高危人群～
emmmm……这个你
自己心里要有点数

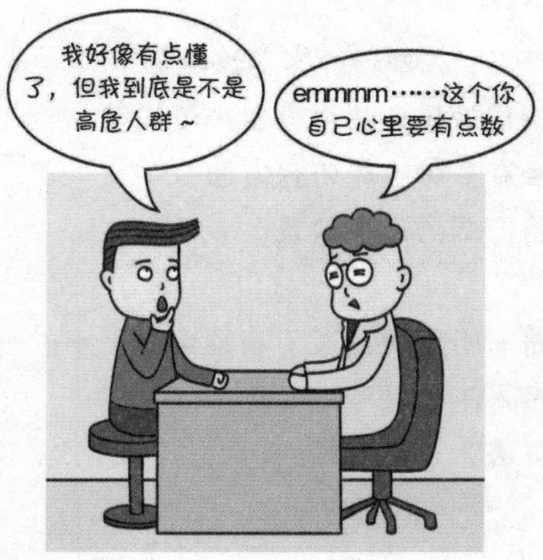

目前
PET-CT 技术也在不断改进和完善
价格和辐射剂量都呈下降的趋势
辐射防护也在不断提升

另外无辐射的 MRI 技术也正在普及
未来将会有更多的选择
所以根据自己自身需要
选择合适的检查方式
才是最明智的做法

六、超级趣味科普

1. “胃病小能手”幽门螺杆菌，到底是怎样的存在?

幽门螺杆菌是什么……

既然你诚心诚意地发问了!
那我就大发慈悲地告诉你!
为了在胃里大肆地破坏!
为了打破胃中的和平!
贯彻我们邪恶细菌的本色!
可爱又迷人的反派角色!
我们就是人见人踩,花见花败的幽门螺杆菌
还可爱又迷人,谁给你们的勇气?
我错了!

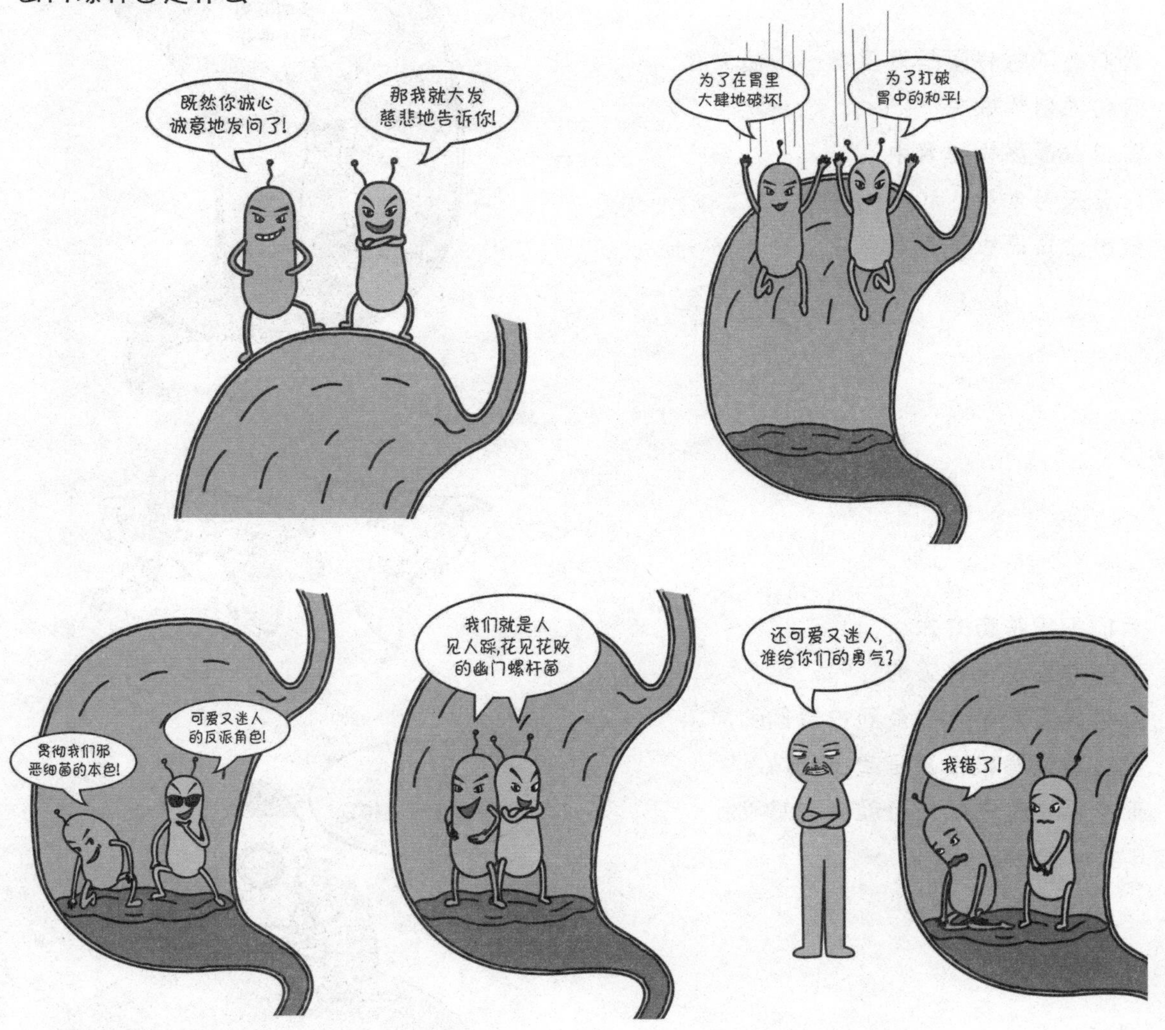

我们幽门螺杆菌是胃里唯一的微生物
我的地盘我做主
胃炎胃溃疡样样拿手
只要天时地利人和
整出个胃癌也不是不可能

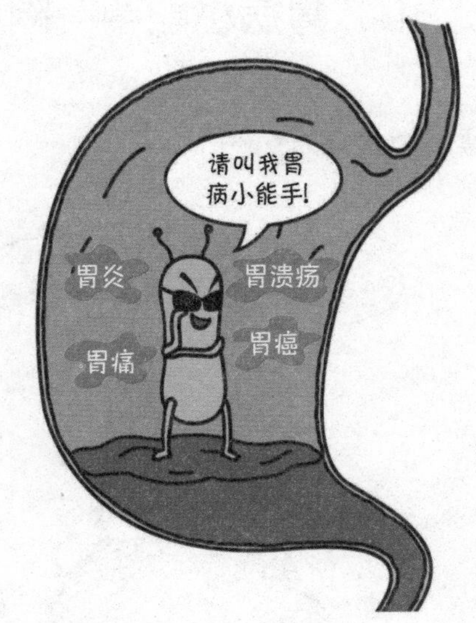

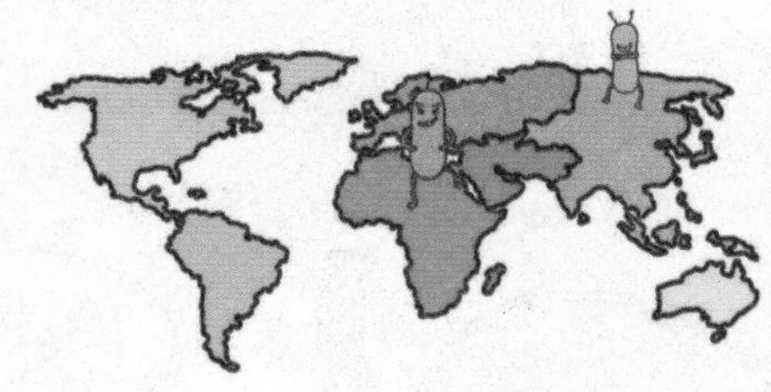

我们不仅杀伤力大
感染率也是世界级的
全世界有大半人口受到过我们的感染
有些国家感染率甚至超过 90%
而且通常是在幼年时就受到感染
5 岁以下达到 50%

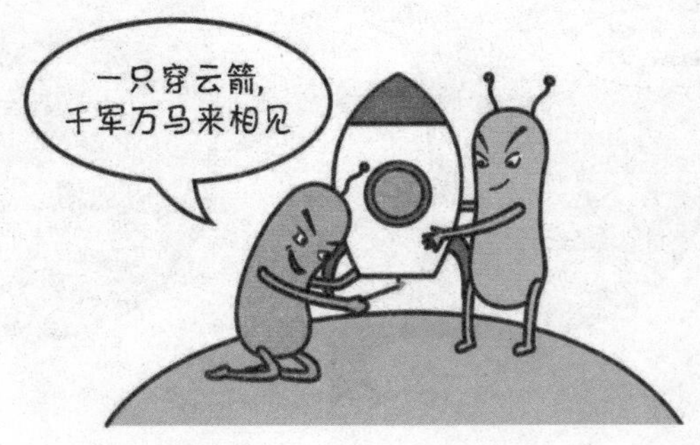

主人一起床

就可以收到我们送上的口臭大礼包

100% 纯天然生化武器

一旦发射

方圆五米之内无人敢靠近

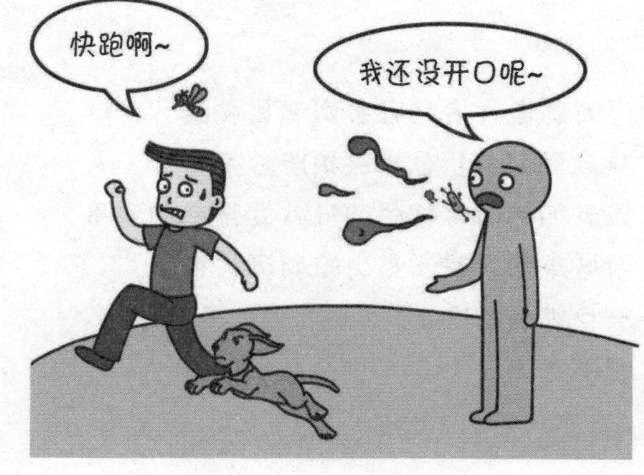

因为中国人不爱分餐

一旦到了吃饭的时候

就是我们作案最好的时机

借助餐具和饭菜

就可以去别人的胃里浪了

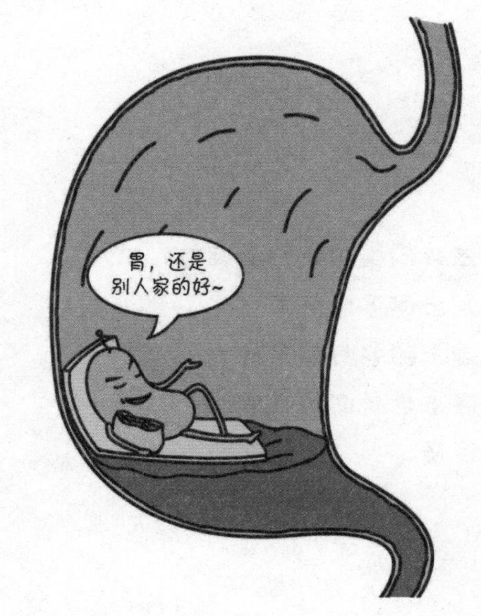

还有刺激性食物容易刺激胃黏膜
导致胃的中和自我保护能力下降
使我们幽门螺杆菌的侵入变得更加容易
所以奉劝大家还是少吃刺激性食物
一旦被我们盯上
嘿嘿嘿~

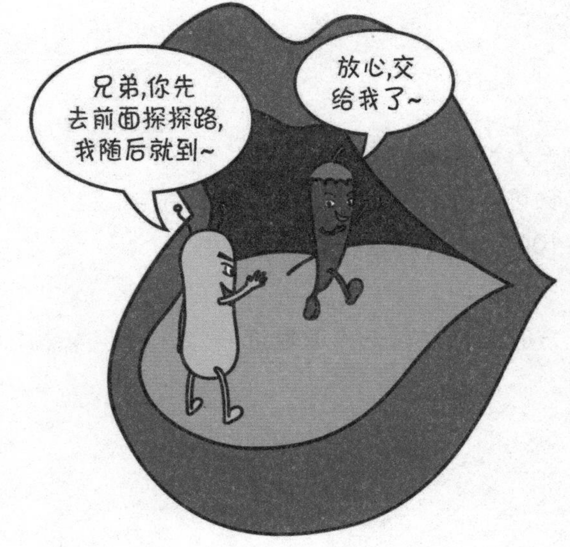

这些年我们幽门螺杆菌家族
可谓是出尽了风头
在江湖上的名气越来越大
各路豪杰也是闻风丧胆
避之不及

原来它就是
传说中的“胃之
杀手”，看起来好
厉害的样子~
别看它现在
这么厉害，治它
的办法多得是!
嗯?

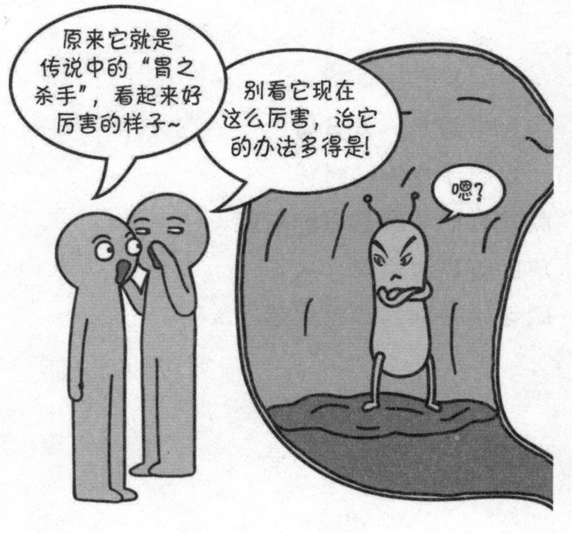

正所谓树大招风
这一出名
招来的可能不仅仅是风了
还有可能是杀身之祸

现在各种针对我们的检测和治疗手段
层出不穷
比如说最新的C13检测
体检的时候吹一口气就可以发现我们
太厉害了！

还有现在的三联治疗法
就是质子泵抑制剂+2种抗生素
火力凶猛
一般的幽门螺杆菌根本顶不住
更有威风八面的四联疗法
打得我们根本喘不过气

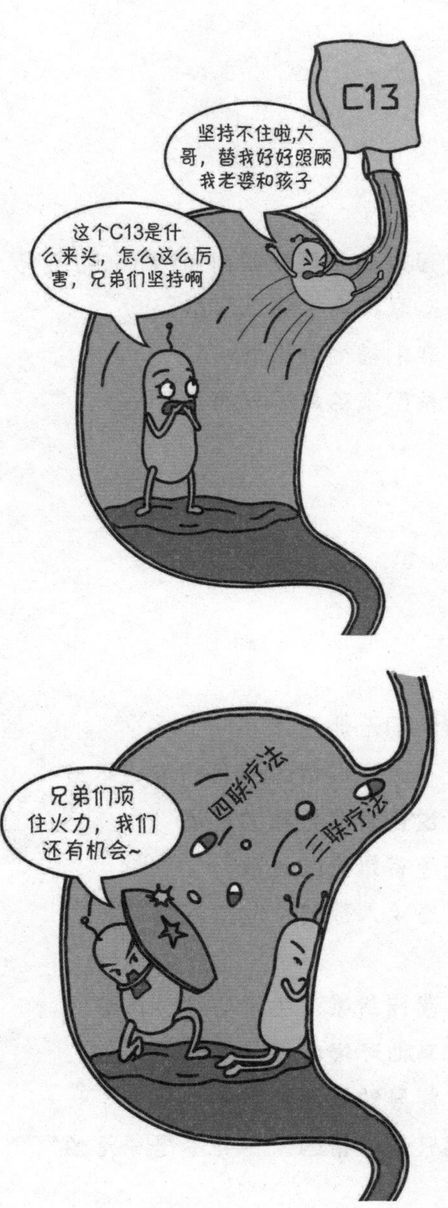

还有强效质子泵抑制剂（PPI）的出现
算是彻底把我们逼上了绝路
一旦我们被彻底根除
再次杀回来的概率只有 1.8%

你们对我的
力量一无所知!
强效
PPI

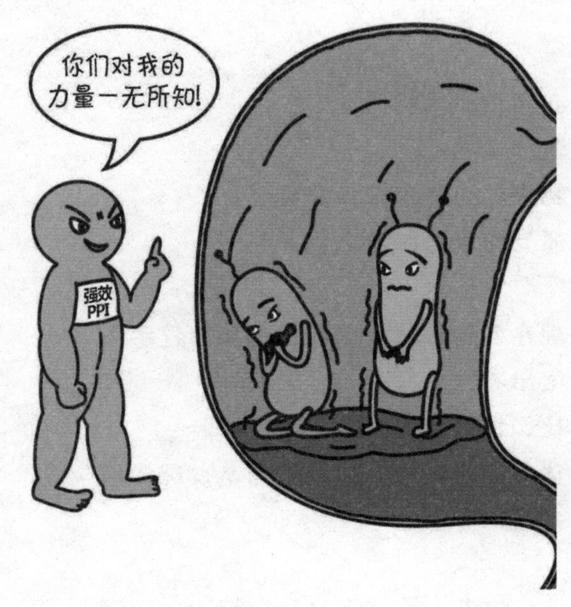

虽然我们无恶不作
但是不该我们背的锅我们坚决不背
有人说是我们导致的胃癌
但是患有胃癌的人数
只占感染人数的 1%

什么遗传背景、生活习惯、年龄
还有其他环境因素
都可能导致胃癌的发生
我们只是“帮凶”，并不是“元凶”

这口锅太重
了，我们不背

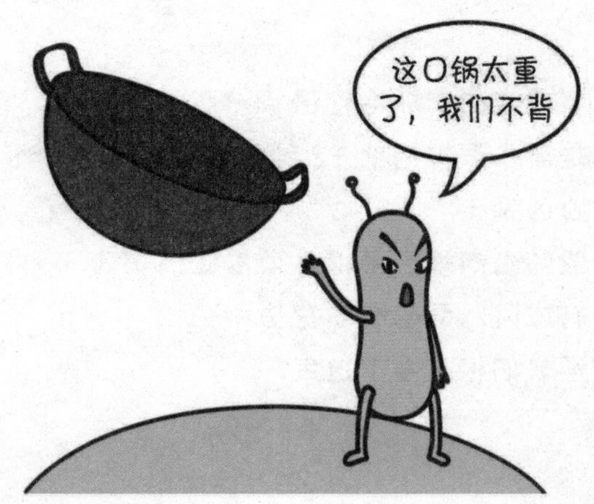

其实
我们最怕的就是那些
听医生的话、坚持治疗的人了
随随便便就能把我们赶出去

这个人有紫薇
真元护体，我们的
攻击对他无效
饮食健康
作息规律
适当运动
勤洗手
保持乐观

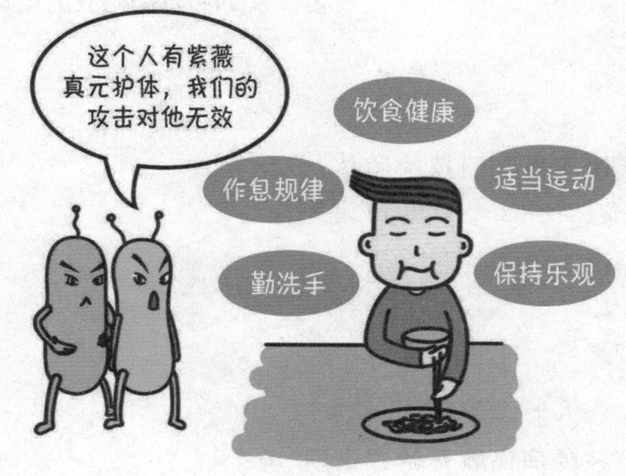

还有那些保持良好生活习惯的人
真是拿他们一点办法也没有
一点机会都不给

最后……
不在乎身体的就不要去做 C-13 检测
我们幽门螺杆菌家族
保证会好好地疼爱你们的
哈哈哈哈哈哈……

2. 如何成功把父母“骗”去体检！

这可真是门技术活儿

•

•

•

•

这人一上了年纪

各种病痛就开始找上门

儿女们最牵挂的

就是家中父母的健康了

定期体检可以查出许多早期疾病

然后根据情况及时进行针对性的治疗

或者健康管理

就算查出没病也能图个安心

对父母来说是百利而无一害

我这个当爷爷的，
每次这个老寒腿发作
就像被冻住一样

又是元气满满
的一天呢！定期体检
果然厉害

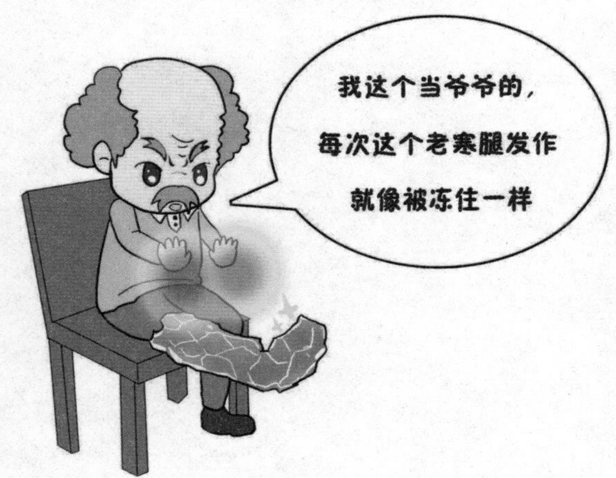

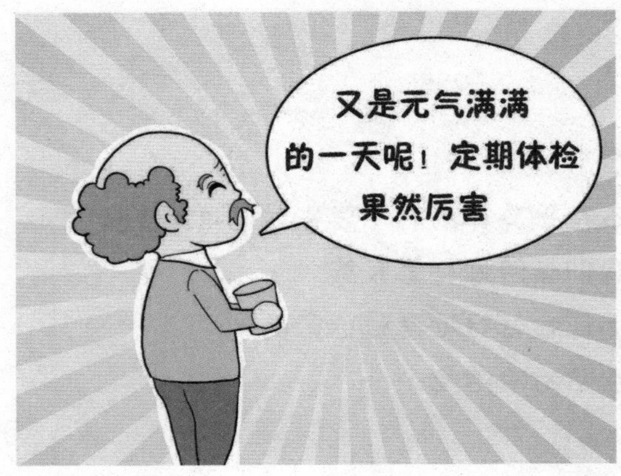

然而有时候
想让父母去做个体检
简直比登天……
稍微容易一点

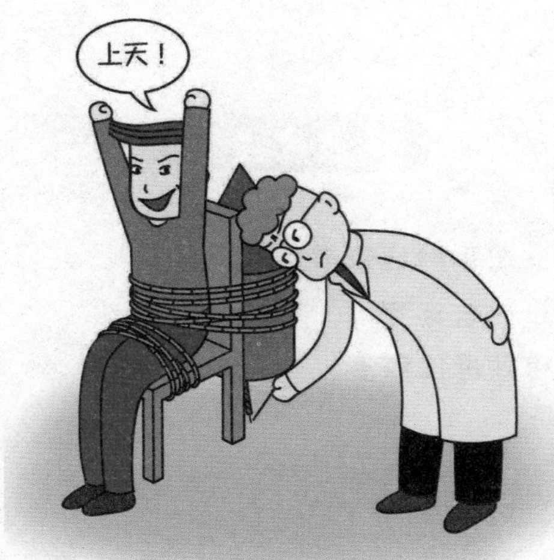

他们总是有千万种方式
来应对我们让他们去体检的要求
奈何我们使出浑身解数
也无法撼动他们的决心分毫

难道就真的没有办法让他们去体检吗？

不！
“只要书读得多，办法总比困难多”

其实
这些不想去体检的父母们
都有着一些共同的特征
只要看准了他们的弱点
想要攻克并不难

下面就让体检君给大家出出主意
如何成功把父母“骗”去体检

爸妈，快上车，我不会骗你们的
你不骗我谁还会骗我

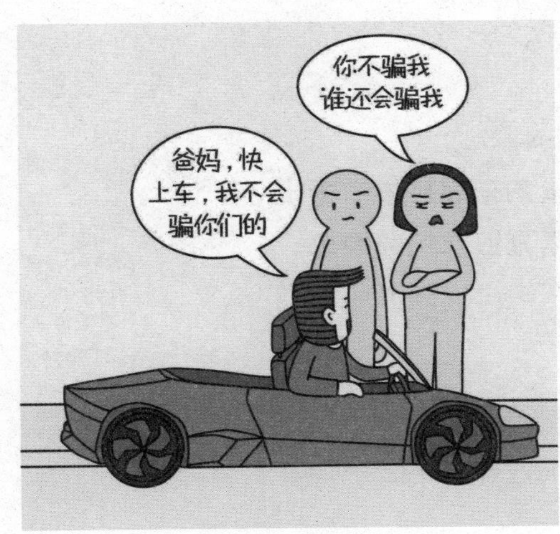

怕浪费钱型

这类父母平时比较节俭
思想也比较保守
对体检顾虑比较多

查出病来
又得花钱去治
没查出病来，
钱又浪费了
体检
不体检

> 应对方式 <

用我们无懈可击的逻辑
彻底摧毁他们的顾虑

早点治疗
轻松愉快
发展成大病
花钱更多
不体检
体检
体检好处多！

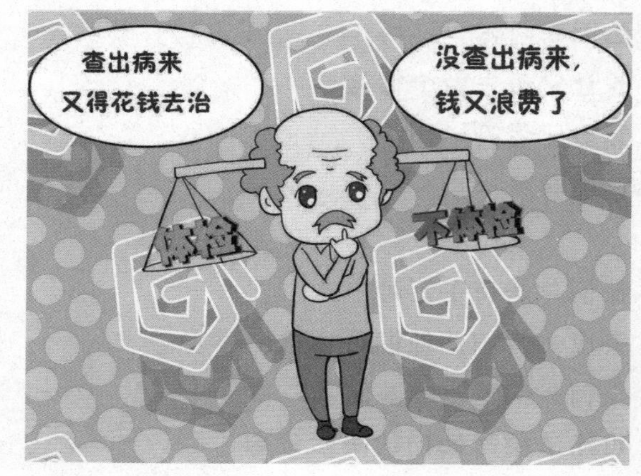

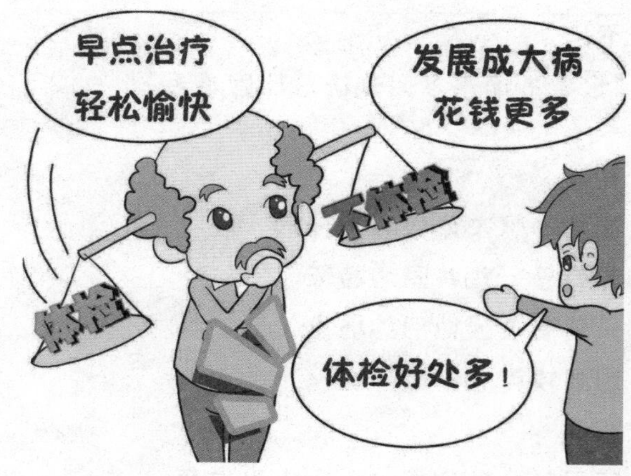

怕查出病型

这类父母可能生活习惯并不特别好
隐约觉得自己身体会有一些毛病
本能的对体检会有抗拒心理

这体检要是查出什么病，想吃的不能吃，想喝的不能喝，这生活还有什么意思？

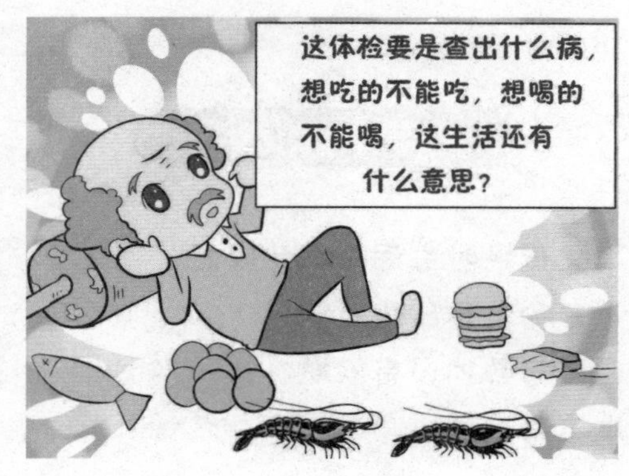

> 应对方式 <

列举大量身边的或者名人的案例
吓得他们再也不敢胡吃海喝
立马乖乖去体检
伴以朋友圈文章引用，效果更佳

文章上说美女应该每年体检一次。
收拾一下准备出门了
妈，去哪里？？
美女当然是要去体检啦！

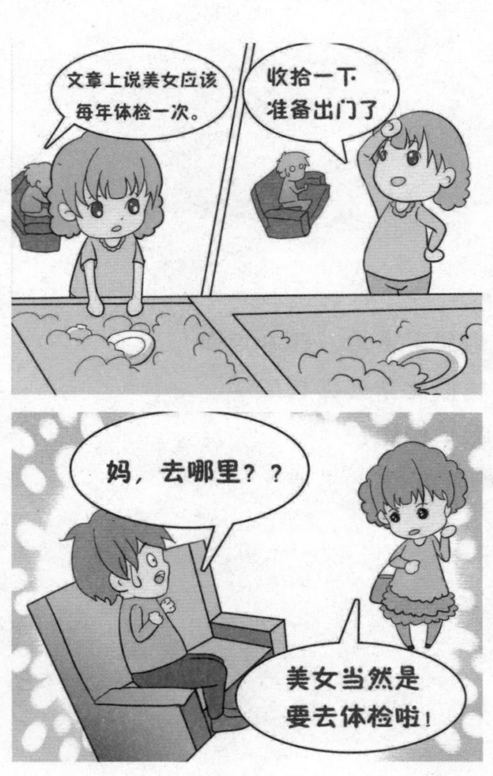

觉得体检没用型

这类父母平时生活习惯比较好
对自己的身体比较自信
觉得自己身体没有问题
根本不用体检

你们觉得“老虎”
要体检吗？

> 应对方式 <

运用甜言蜜语、糖衣炮弹
将他们比作最高权威
然后举例论证
将他们的信心击垮

皇帝还需要
太医
领导也需
要专属医生
动物园的
老虎天天体检

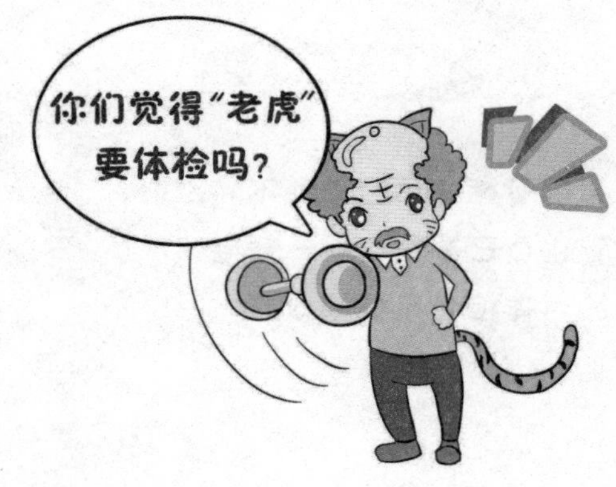

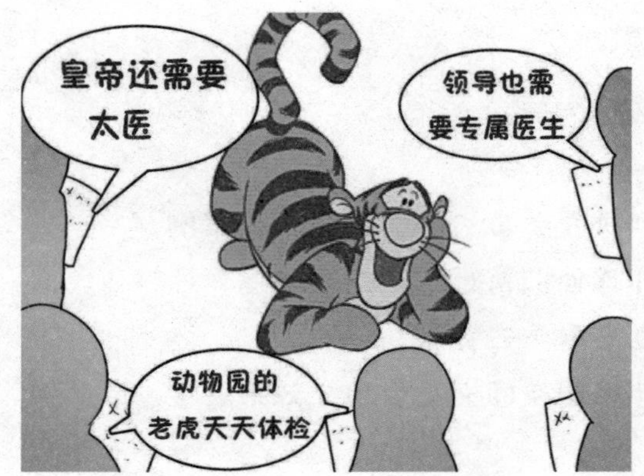

就是不去型

这类父母最难搞

必要时动用非常手段

老爸，
要不・・・
让我跳广场舞
可以，想让我们
去体检，没门儿

> 应对方式 <

动之以情，晓之以理

威逼利诱，无所不用其极

必要时亲自出马

你要是再不体检，
我就再也不找
女朋友了！
说的好像我体检了
你就能找得到
女朋友一样

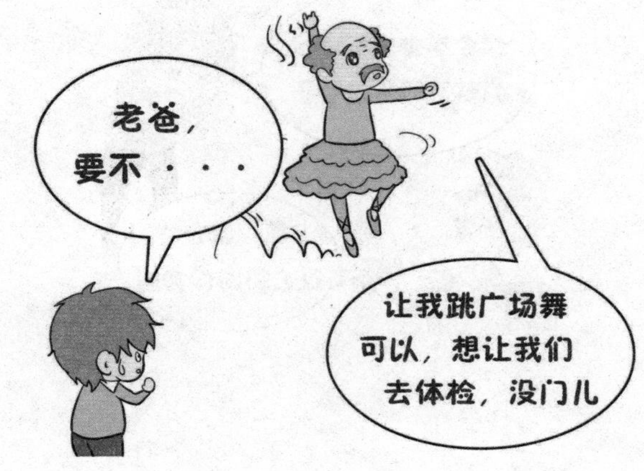

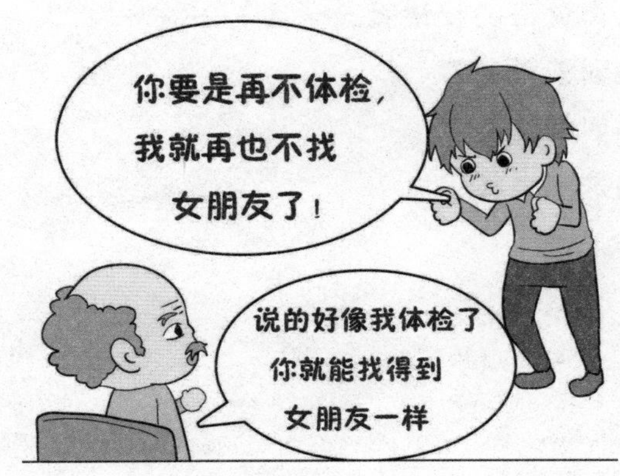

你今年要是不体检
我就不回来过年了
没事！我定位
过去打断你狗腿

一
星
期
假
我专门请了
一星期假来陪你体检，
你要是再不去的话！

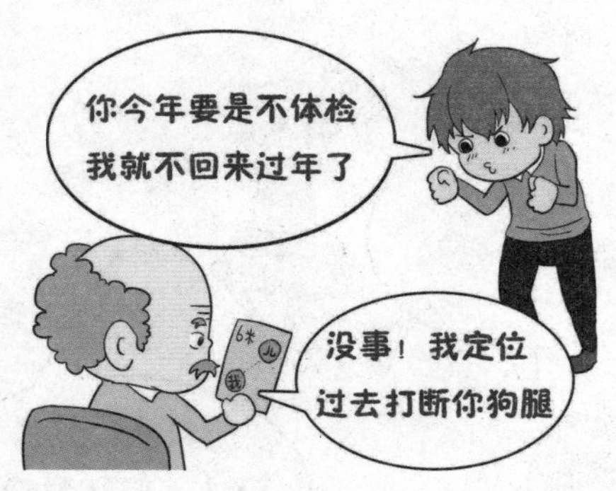

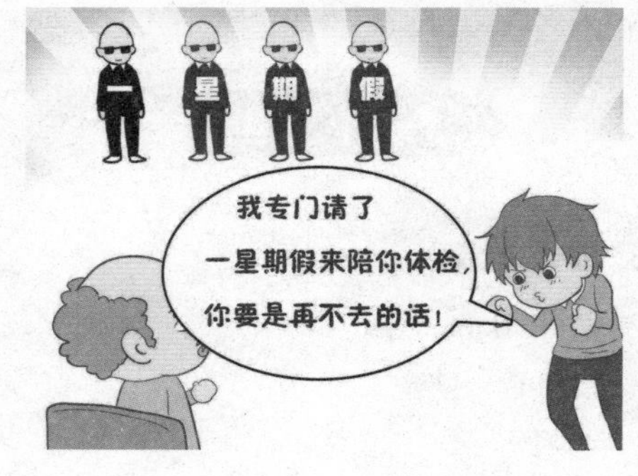

表面功夫型

这类父母的秘诀就一个字——拖
拖到天荒地老
拖到海枯石烂
就是不去体检

我啥大风大浪
没见过，待我打完这一圈
别催！
大
风
大
浪

> 应对方式 <

对于这样的父母
说什么都已经没用了
直接断了他们后路

你的私房钱
我已经拿去帮你
预约体检咯！

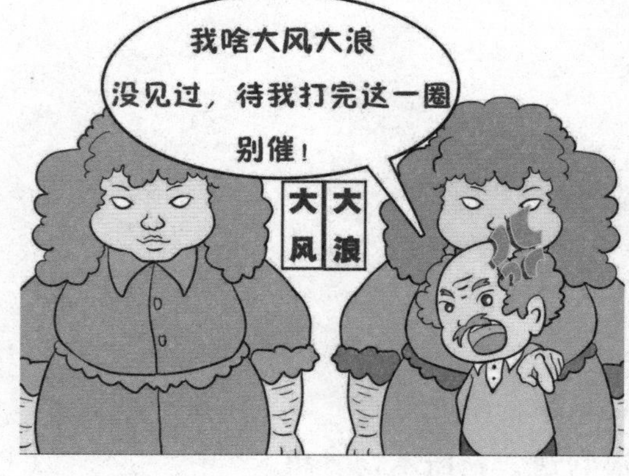

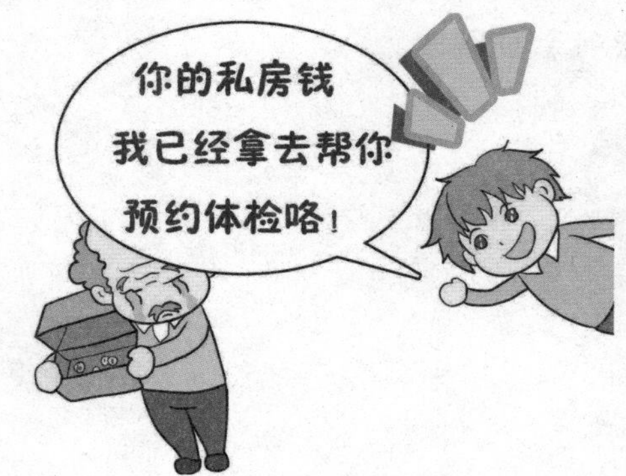

还有一类父母
简直就是天使般的存在
他们不需要你的催促
不需要你费尽口舌
总是默默地做完体检
然后深藏功与名

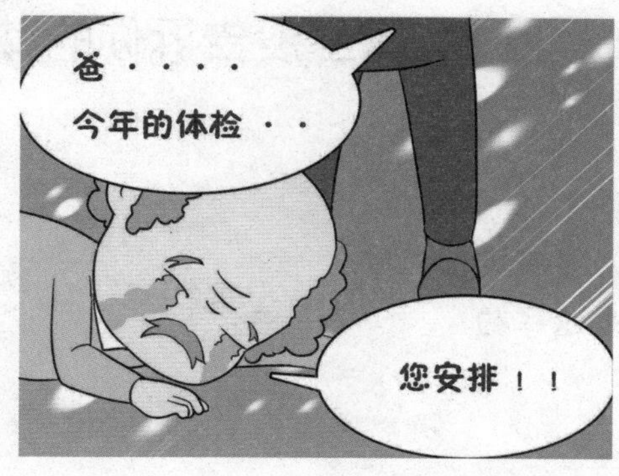

爸····
今年的体检··
您安排！！

这样的父母
请给我来一打

帮我买溜冰鞋
我才去体检！
给！

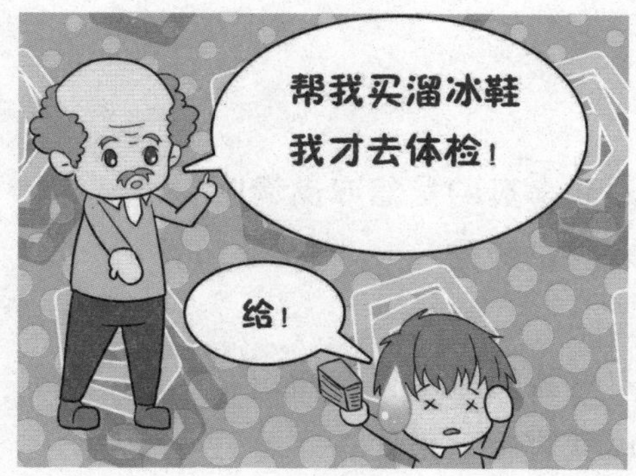

还是算了
我有现在这一对已经够了

最后
送大家一个中老年体检必查项目清单

血、尿常规
心脑血管检查
肝、胆、胰、脾、肾 B 超检查
眼底检查
血糖和血脂
骨密度筛查
肠胃镜检查
脑部 CT
口腔检查
防癌筛查

怎么样
技巧你们掌握了多少呢？
如果你有更好的“骗”父母去体检的方式
就分享出来
让大家一起学习学习

3. 医生没告诉你的减肥知识，颠覆你的认知！

现在
很多人要减肥的时候
可能是这样的

要么瘦，
要么死！
不瘦10斤，
不改头像
胖子没资格
吃，等瘦了再说！

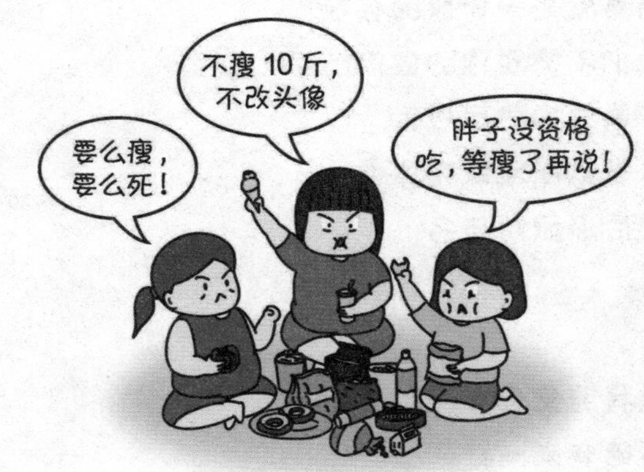

嗯，看起来真的是信心满满呢
但是我想说的是

如果不掌握科学的体重知识
有时候就算减下来了
健康却丢了
得不偿失
今天我们就来唠唠肥胖的那点事儿

虽然……
现在地球上还有很多人死于饥荒
但是……
因肥胖死亡的人数是饿死人数的两倍多
所以，世界肥胖症学会呼吁
肥胖是一种病！！！

是的，你没听错
肥胖带来的烦恼远远超出我们的想象

高血糖
高血压
胖就算了，为什么还要这样针对我~
高尿酸
高血脂
高体重
脂肪肝

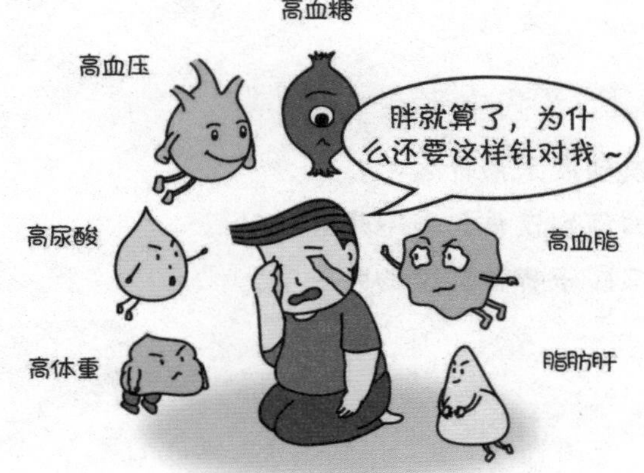

所以……
想要健康的生活
就必须控制好自己的体重
但是在控制体重之前
你必须了解清楚它到底是个什么东西

我们在做一般性检查的时候
可能最在意的就是自己的体重了
但是体重并不是判定是否肥胖的最佳指标
身高、腰围、臀围等
都跟肥胖有着密不可分的关系

你们都应该叫我老大！
哼，我们劝你不要太膨胀，超标了可就不好咯~
体重
臀围
腰围
身高

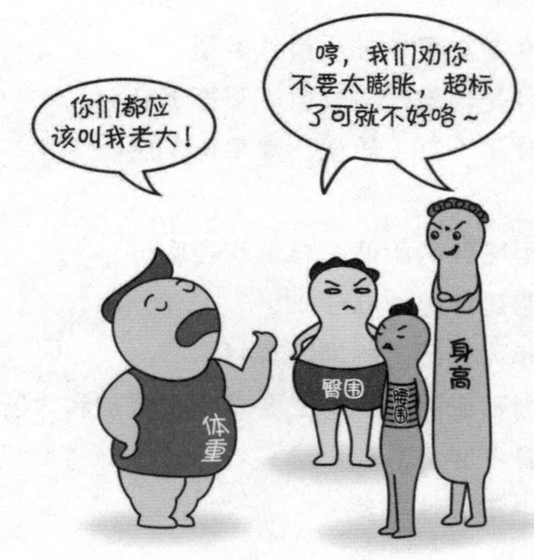

有时候就算我们体重正常
也会被定义成胖子
有时候体重超标了
别人却说很健康

这到底是为什么呢？
如何判定自己是不是胖子？
又属于哪种类型的胖子呢？

你才是胖子，
你永远都是胖子～
我本来就
是胖子啊～

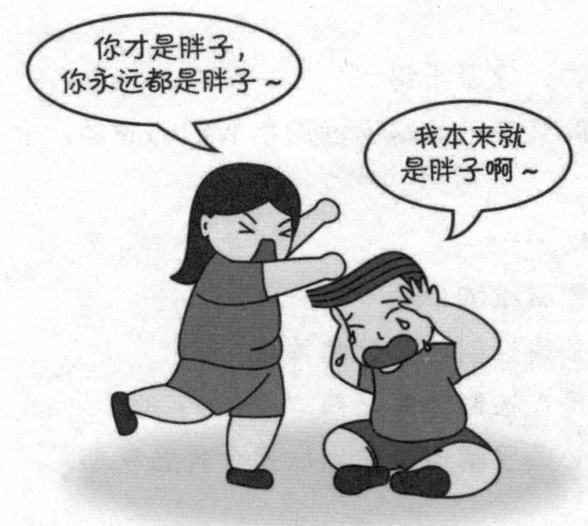

脂肪的分类

按照脂肪的分布
肥胖基本可以分为两种类型
一种是均匀性（臀型、梨形）肥胖
一种是上身（腹型、苹果形）肥胖

腹型肥胖的脂肪主要堆积在腹部
细胳膊细腿大肚子
中年男性的“标准”身材
而梨形肥胖的脂肪主要堆积在臀部和大腿
上身不胖下身胖
以中年女性居多

我喜欢吃苹果，
所以我长得像苹果～
我喜欢吃梨，
所以……

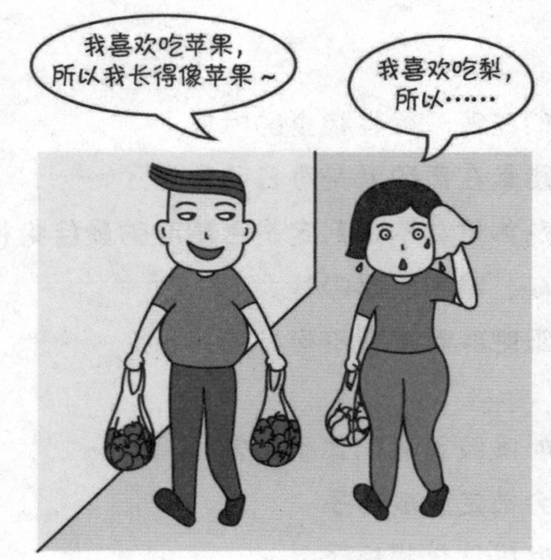

由于腹型肥胖的脂肪
包围在心脏、肝脏、胰脏等重要器官周围
所以相比梨形肥胖
更容易患脏器疾病和糖尿病
但是梨形肥胖也有很多的危害
所以还是不胖的好

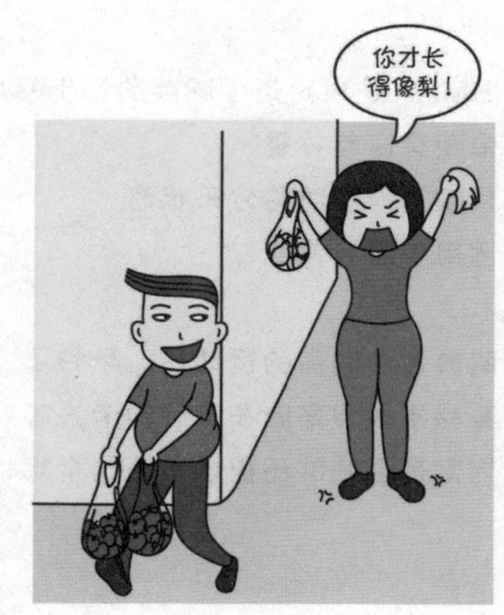

初步判断肥胖的指标——体重指数

其实，我们只需要运用
体检时得到的身高、体重、
臀围、腰围等指标的数值
就可以判断自己是不是一个胖子
又是哪种类型的胖子

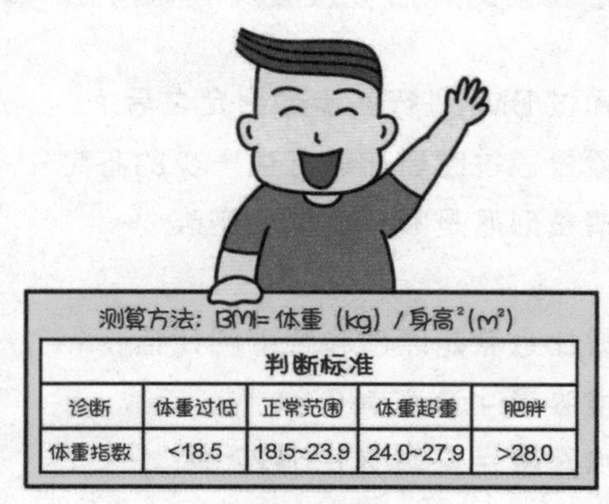

测算方法：BMI= 体重（kg）/ 身高²（m²）

判断标准				
诊断	体重过低	正常范围	体重超重	肥胖
体重指数	<18.5	18.5~23.9	24.0~27.9	>28.0

体重指数就是初步判定肥胖的一个很好的指标

体重指数（BMI）= 体重（kg）/ 身高 ^{2}（m^2）

这也是世界卫生组织判定肥胖的指标

但是 BMI 只是判定是否肥胖的初步标准
高度依赖身高与体重
无法反映体内脂肪的分布状态
并不适用于所有人

比如肌肉含量超高的运动员、孕妇
或者身材瘦弱但是肚子肥胖的老人等
真正判定是否肥胖还需要看另一个指标

我 BMI=30，你敢说我是胖子吗？
我 BMI=18，你敢说我是瘦子吗？

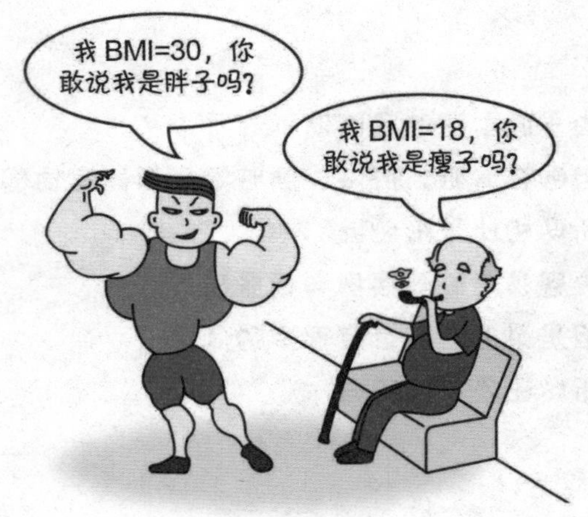

判断肥胖的关键指标——腰臀比

在通过 BMI 进行初步的判定之后
还需要通过腰臀比进行进一步的鉴定
分清楚到底是哪一类型的肥胖

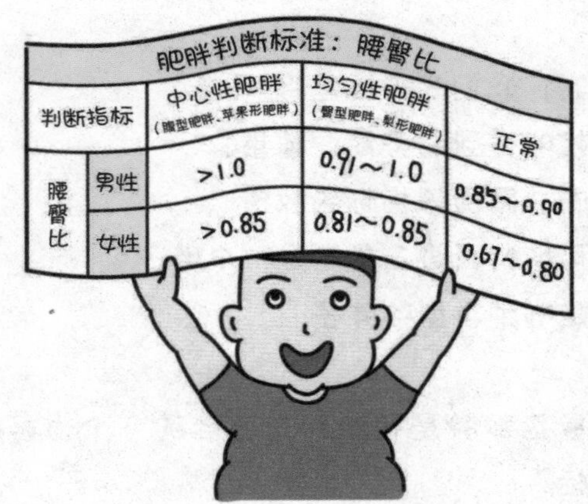

肥胖判断标准：腰臀比

判断指标		中心性肥胖（腹型肥胖、苹果形肥胖）	均匀性肥胖（臀型肥胖、梨形肥胖）	正常
腰臀比	男性	>1.0	0.91～1.0	0.85～0.90
	女性	>0.85	0.81～0.85	0.67～0.80

腰臀比也就是腰围和臀围的比值
标准腰围 = 身高 X 0.34
标准臀围 = 身高 X 0.542
这也是判定肥胖类型最关键的指标

腰臀比知道了
还有最后一个最核心的指标
“体脂率”

你挺胖的，
需要减肥了
大夫，你是从哪个
角度看出我胖了？

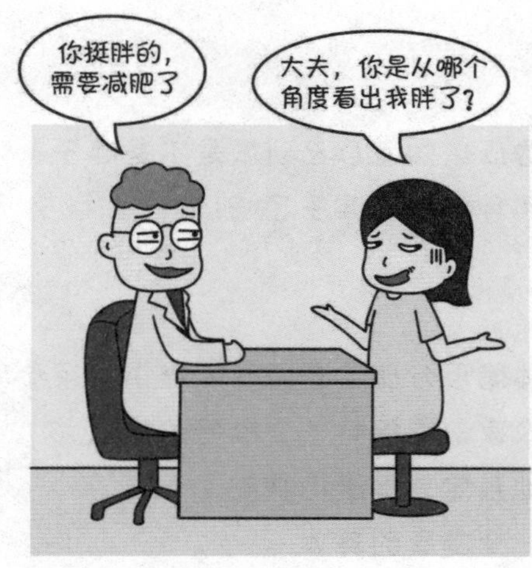

有时候你即使看起来很瘦
什么 BMI 呀、腰臀比呀也都正常
但是依然需要减肥
这是为什么呢？

因为现在的年轻人普遍缺乏锻炼
看起来很瘦
实际上体脂率已经超标
依然是属于肥胖的范畴

你怎么减了
一个月的肥还
重了两斤？
我减的是
心里的肥～

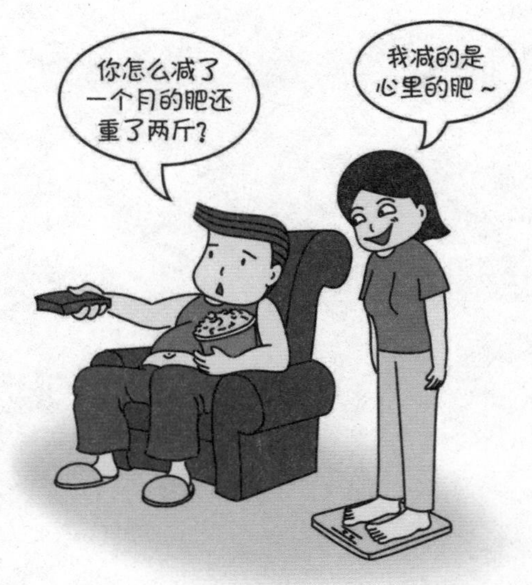

减肥≠减重
有时候减脂增肌才是需要做的
这也是为什么有的人坚持锻炼
体重没有太大变化
实际上身体的脂肪已经转化成了肌肉
人体的成分已经有了很大的改观

现在你应该知道自己到底是不是胖子
又是哪种类型的胖子了吧！

最后
附上体脂百分比诊断肥胖标准供大家参考
希望大家都能保持一个良好的体型
科学地判定，健康地减肥
拥有一个健康的身体

体脂百分比诊断肥胖标准					
区分	低脂肪	正常	超重	肥胖	过于肥胖
男性	<15%	15%~20%	21%~25%	26%~30%	>30%
女性	<20%	20%~25%	26%~30%	31%~35%	>35%

4. 终于搞懂了，糖尿病原来是这么回事儿！

大家好，我是今天的主角葡萄糖，初来乍到，并不需要你们的关照，谢谢！
糖

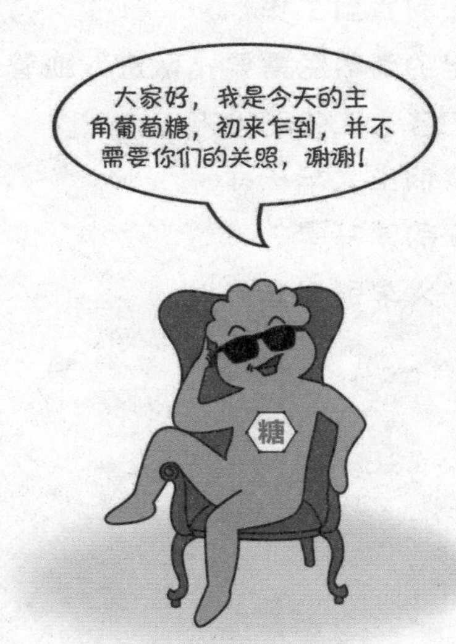

我们都知道
碳水化合物是人体能量的主要来源
几乎所有的食物中都含有碳水化合物
而食物中的大部分碳水化合物进入人体后
最终都会转化成葡萄糖

工作、工作、工作！
我只想工作！
我的内心只有工作！
工作使我快乐～
糖

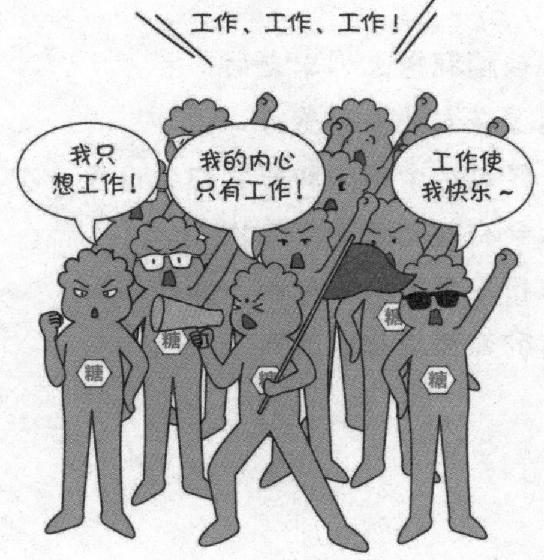

于是
在我们吃完东西后
一支葡萄糖“求职大军”就出现了

为了能顺利找到工作
消化道里的葡萄糖需要排队进入血管
到达它们各自工作的地方
就像是我们坐火车一样
胰腺分泌的胰岛素
就是这趟火车的列车员

血管
大兄弟，麻烦排队好吗，大家都等着上车呢~
不好意思，我是列车员~

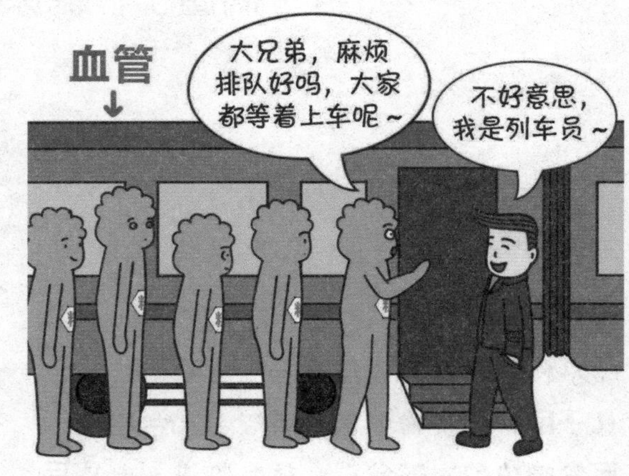

葡萄糖顺利搭上列车之后
开始了在人体内的旅行
列车经过每个组织和器官都会停靠一次
然后会有葡萄糖下车工作
理想情况是当列车环游人体一周后
所有的葡萄糖都能找到工作

血管
好了，下车开始搬砖了，勤劳才能致富~
糖
胰

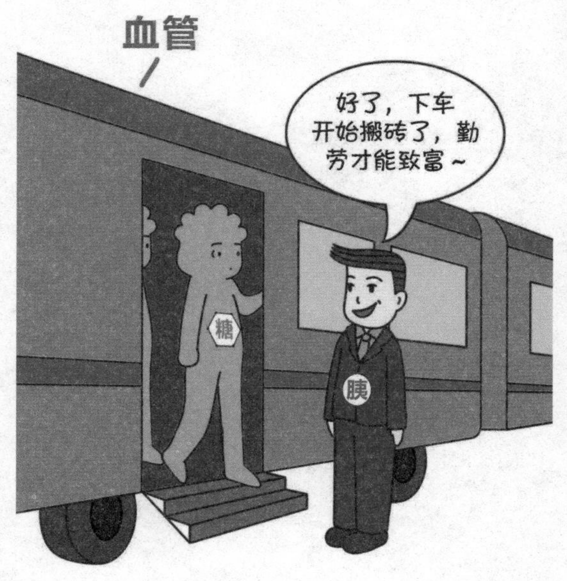

但是如果我们一不小心吃多了
体内的葡萄糖就会出现过剩的情况
这些过剩的葡萄糖找不到工作
就需要胰岛素来妥善地安置他们

有我在你们不要慌~
怎么办，我们找不到工作了
糖
糖
糖
糖
胰

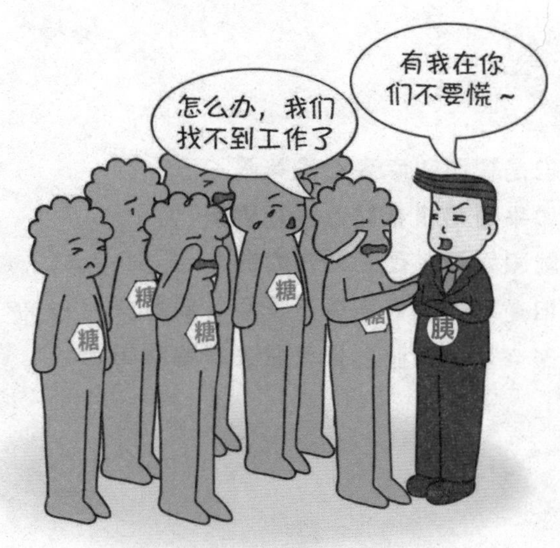

首先就要求助
肝脏和肌肉里的糖原大哥
糖原就是葡萄糖手拉手组成的糖链
可以作为人体葡萄糖的库存
当人体葡萄糖不足的时候
糖原就可以分解为葡萄糖供人体使用

没问题，我糖原就喜欢热闹，都来都来，哈哈哈~
原哥，这次就拜托你了~
糖
糖
糖
胰
原

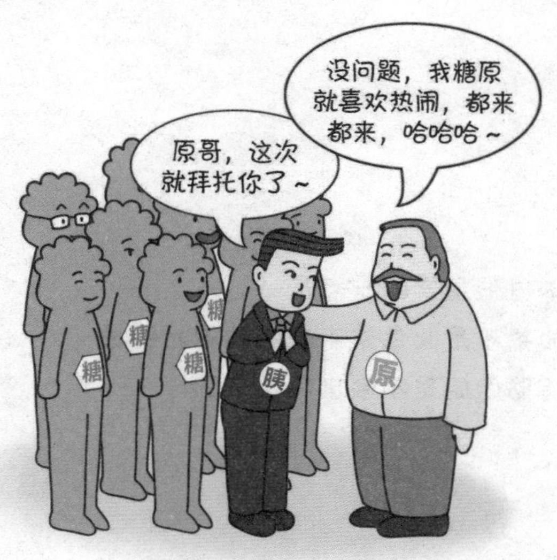

但是糖原的库存也是有限的
如果葡萄糖量超过库存容量
糖原大哥也是无能为力的
但是剩下的葡萄糖还是需要安置
无奈之下的胰岛素只好去找脂肪姐姐

快递？好！
我马上来！！
脂肪姐姐，
快开门啊，给你
送快递来了

不过很重要的一点是
如果不是胰岛素来找脂肪姐姐的话
脂肪姐姐是不会出门接待的

哇，这么多葡萄糖
啊，快进来，姐姐会
好好照顾你们的～
怎么感觉好
像很危险的样子
脂
糖
糖
糖

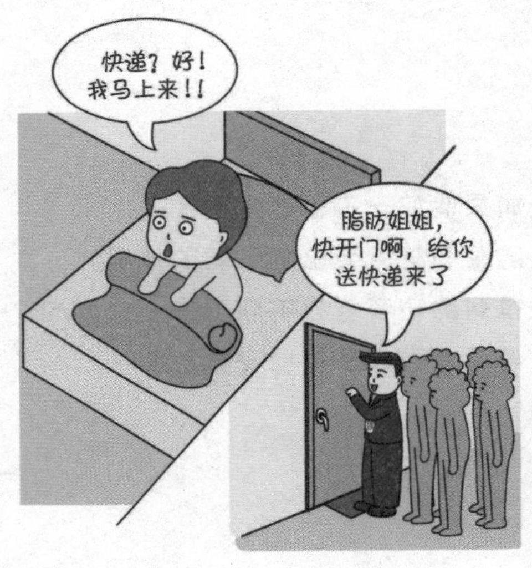

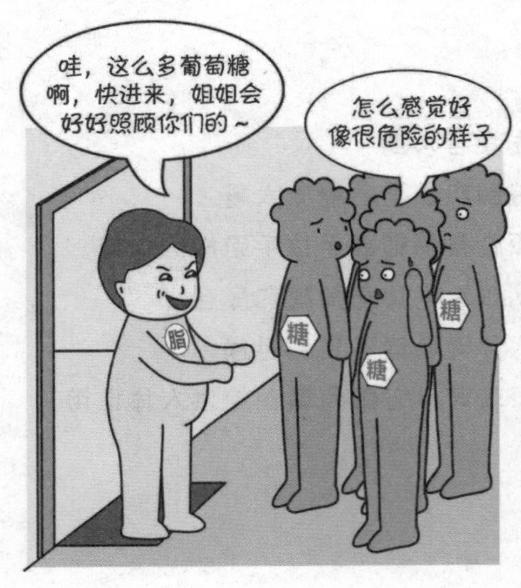

一般只要身体健康
身体的糖原大哥和脂肪姐姐足够给力
葡萄糖总是能找到工作

但是身体一旦出现问题
糖原大哥和脂肪姐姐就会翻脸不认人
连胰岛素的面子都不给了

搞事！
搞事！搞事！
再不给我们找工作，我们可要搞事情了啊
总部已经在增派人手了，大家稍安勿躁~
糖
胰

糖原大哥和脂肪姐姐闭门谢客
总部胰腺只好增派人手
更多拜访它们
但是这种方式不一定有效
还会把总部胰腺累得够呛

因为无法识别胰岛素而导致血糖无处可去的情况
我们称作2型糖尿病
这类的糖尿病发病时间通常较晚
且与肥胖有很大的关系

喂喂喂，这里是2型糖尿病，1型糖尿病你在哪里，收到请回答，收到请回答
1型糖尿病收到，马上出现，马上出现，OVER

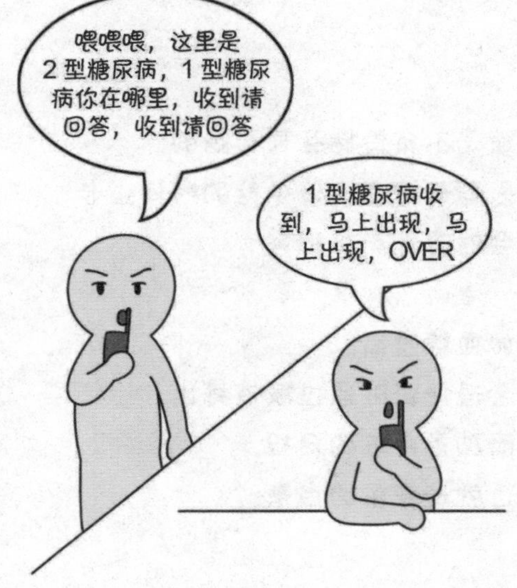

还有另外一种情况就是
胰腺受损
无法分泌出足够的胰岛素
导致葡萄糖也无处可去
只能留在血液中

这种胰岛素分泌不足导致的
就是 1 型糖尿病
1 型糖尿病发病期较早
通常青春期就可出现
一般通过注射胰岛素即可控制病情

兄弟们，给我上，新的一轮工作又要开始了～
就我们两个人你整那么热血沸腾干啥呀～
胰

血液是不负责储存葡萄糖的
如果葡萄糖在血液中待的时间过长
就会对身体产生损害

比如血糖过高
就会迫使肾脏通过尿液排出
从而加重肾脏的负担
这也就是糖尿的由来

我堂堂葡萄糖居然沦落到跟尿液一起，真是生不逢时啊
尿
尿
尿
尿
尿

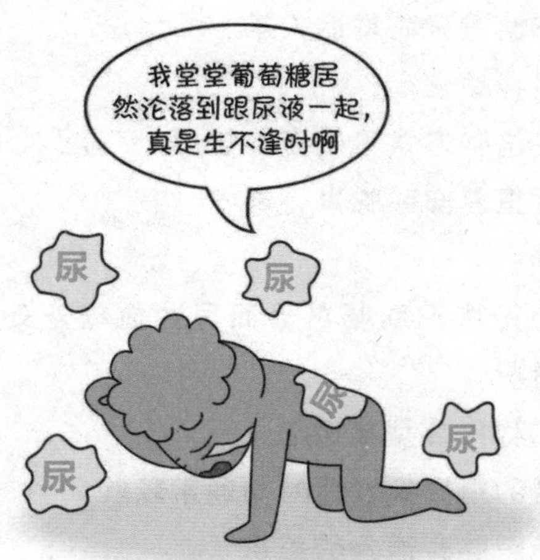

但是尿中的糖
并不是诊断糖尿病的标准
一般来讲检测糖尿病有三种方式
空腹血糖、餐后血糖
还有口服葡萄糖耐量试验

为什么糖尿病
不检测尿中的糖？
就像我的帅
不是看脸一样～
胰

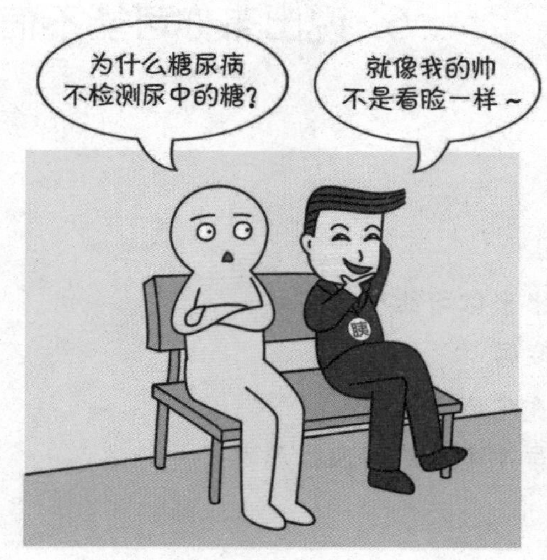

目前中国有 1 亿以上的糖尿病患者
而且现在糖尿病有呈年轻化的趋势
糖尿病不可怕
可怕的是它的并发症

不管是否患有糖尿病
大家仍需要时时注意自己的血糖水平
毕竟事关自己的生命健康
不容有半点马虎

5. 说出来你可能不信，高血压原来是这样来的

说出来你可能不信
在我国
每 4 个成年人中
就有 1 个人是高血压患者

我不是
我不是
我是，你们
不要激我！
我也不是

我们一个国家才
300 万人，你们国家
人多就是任性啊～

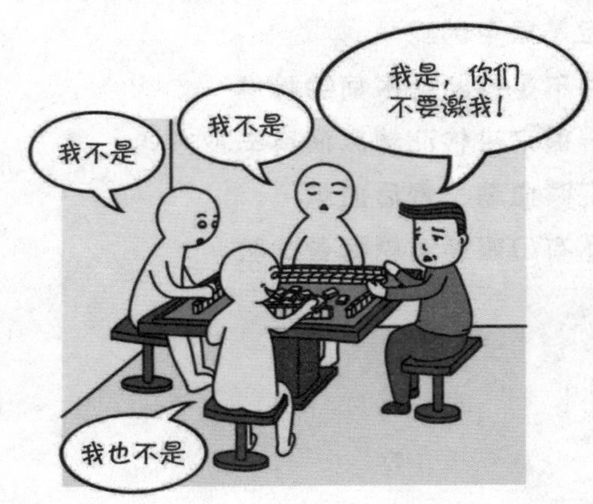

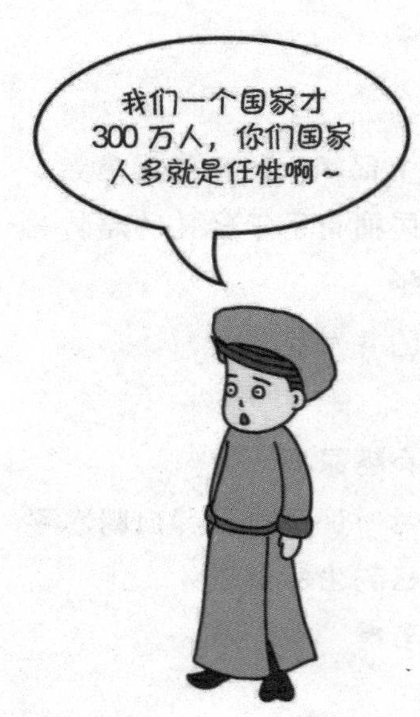

而在每 4 个死亡的人中
就有 1 个人死于高血压
每年死于高血压的人数将近 300 万
这相当于蒙古国一个国家的总人口数

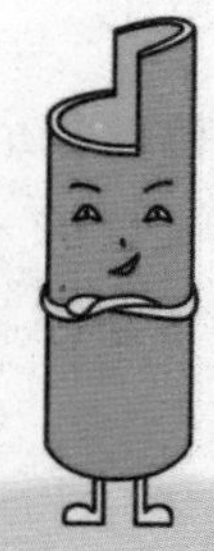

血压正常时

人体的血液一直处于循环状态
而心脏是这个循环系统的泵
也就是源动力
它把氧和养分通过血液输送给各个器官

血液在血管内流动时
对血管壁造成的侧压力叫做血压
这个侧压力过大时就是高血压

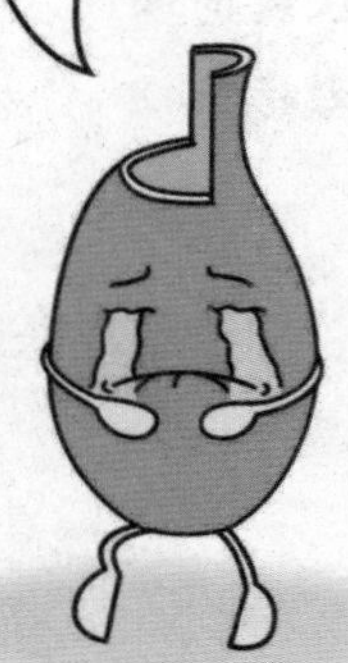

血压升高时

高压 140mmHg、低压 90mmHg
是高血压患者必须记住的一条线
高血压的诊断、治疗和控制
都是参照这个标准

我平时控制得挺好的啊~
血压计都爆了，有没有控制好心里没点数吗？

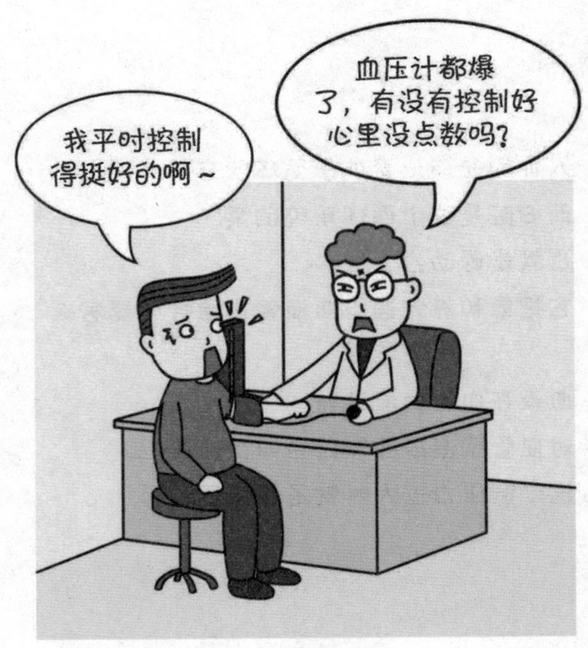

不过最近的新版美国高血压指南中
高血压被重新定义为
高压 130mmHg、低压 80mmHg
所以大家在诊断高血压时
一定要与专家认真沟通
决定自身的参考标准

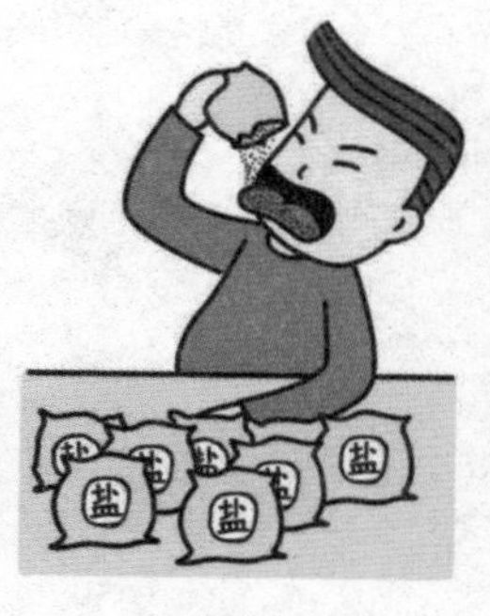

高盐饮食

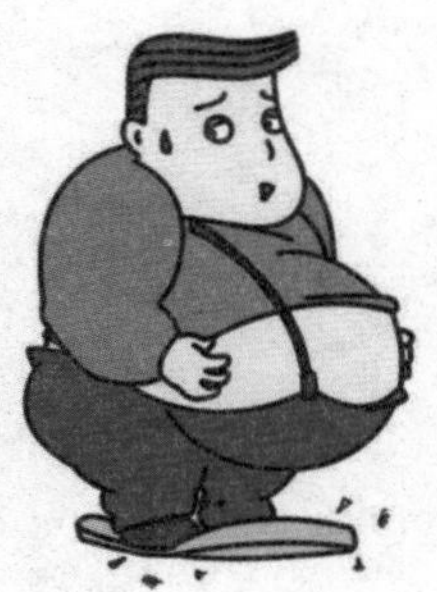
超重和肥胖

诱发高血压的危险因素有很多
这些都是诱发高血压的常见因素

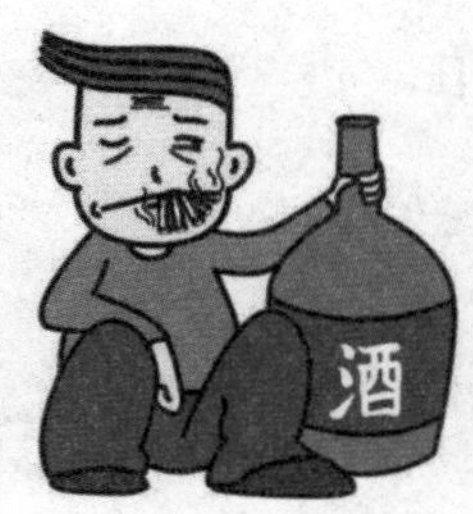

吸烟、过量饮酒

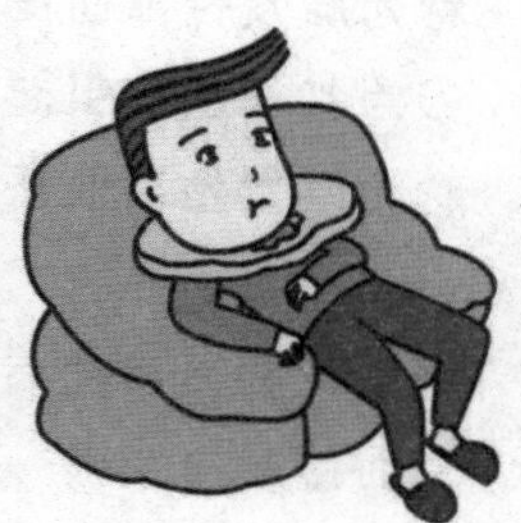
体力活动不足

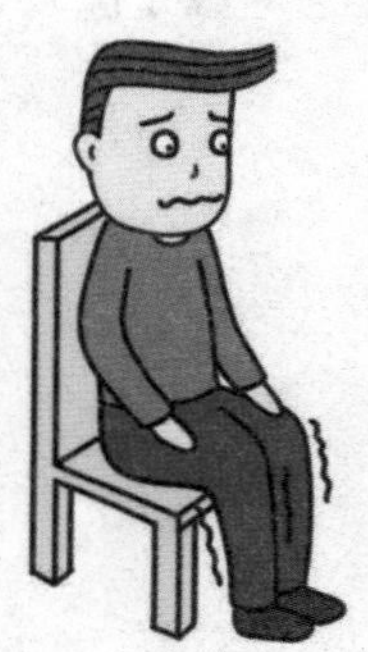
长期精神紧张

原因不明的高血压
称为原发性高血压
因为其他疾病引起的高血压
称为继发性高血压

继发性高血压的病因治愈后
高血压就可治愈
而原发性高血压可以控制
但不能治愈
绝大部分高血压患者属于原发性高血压

你们已
经没救了~
嘿嘿，我们早
就放弃治疗了~
继
原
原
原
原

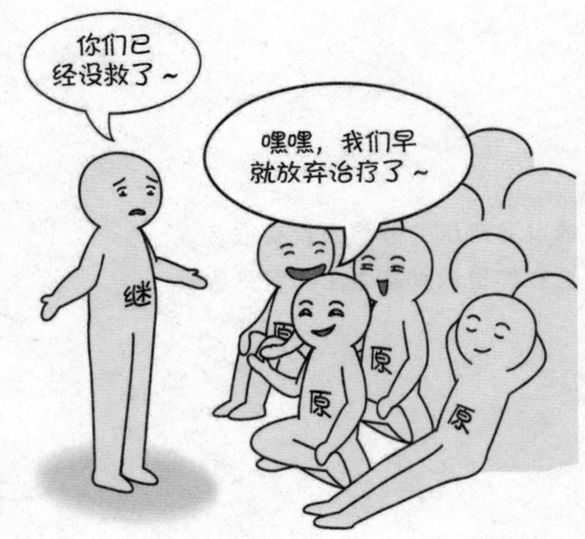

我发现
一个问题！
什么问题？

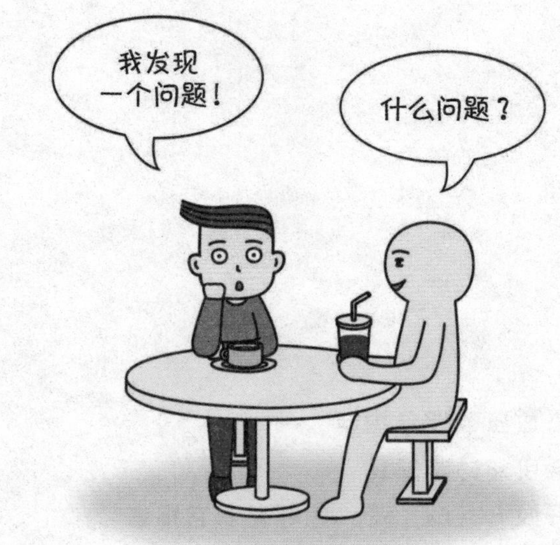

如果发现自己血压偏高

则应该去医院心内科就诊

医生会全面询问病史、做身体检查

以及各项实验室检查

并评估有无靶器官伤害

我一看见美女
就血压飙升，我是
不是得高血压了
我看你
这是花痴

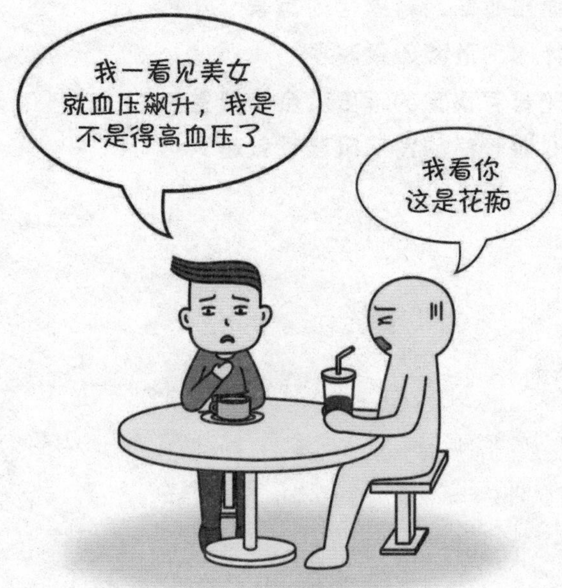

高血压长期不控制
会引起动脉硬化
导致心、脑、肾、眼等靶器官损害

血压越高、持续时间越长
伴随的危险因素越多
靶器官损害的程度就会越严重
心血管病的发病风险也就越大

高血压常见的并发症

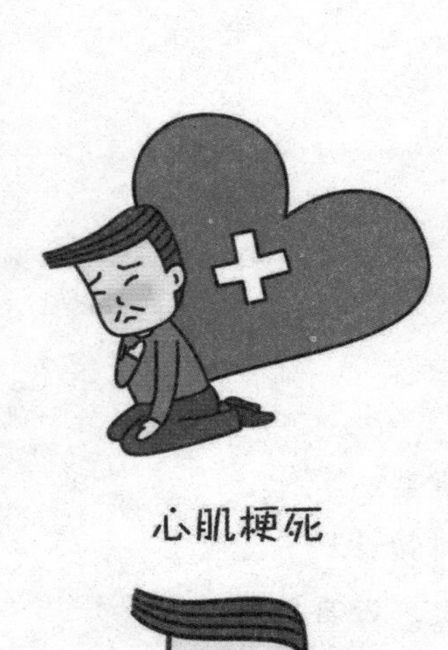

心肌梗死

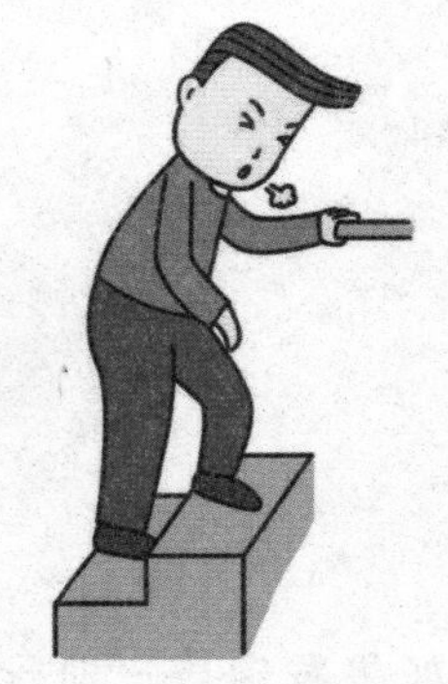

心力衰竭

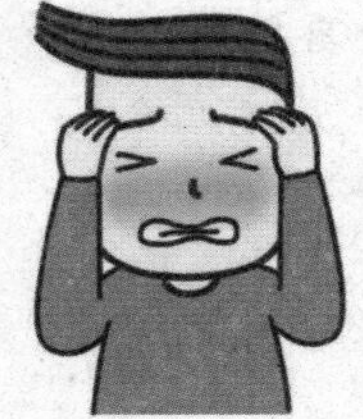

脑卒中

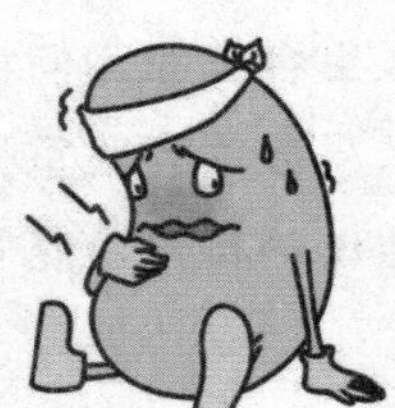

肾脏病

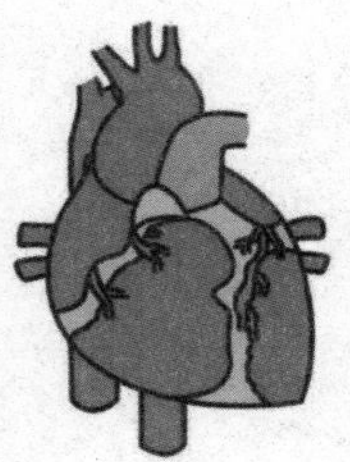

外周血管病

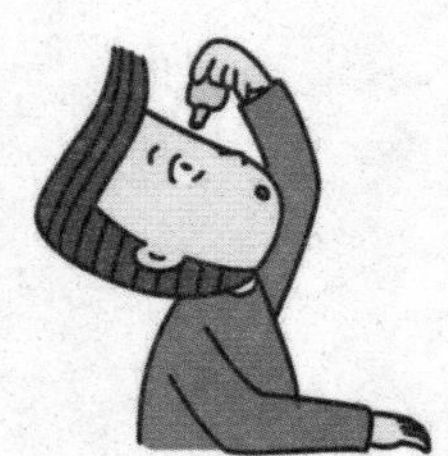

眼底病等

得了高血压怎么办？

只需要记住两点

按规定吃药＋健康的生活方式

悟空，高血压用药的原则是：小剂量开始、选择长效药、联合用药、个性化治疗，你记住了吗
你今天念了728遍

为师是担心你老是怒火攻心，说不定哪天就得高血压了
啊！紧箍咒换内容了吗？

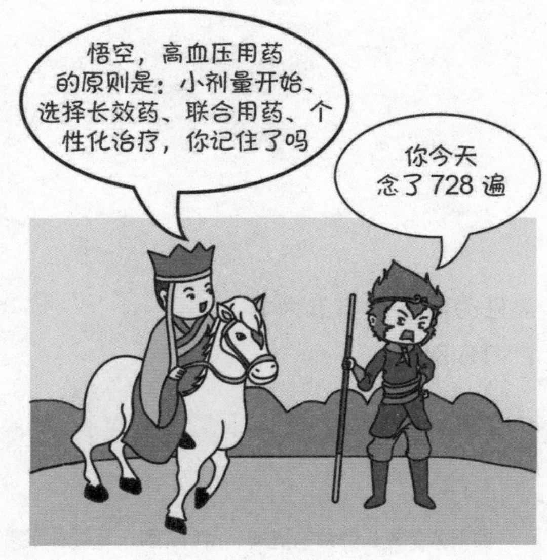

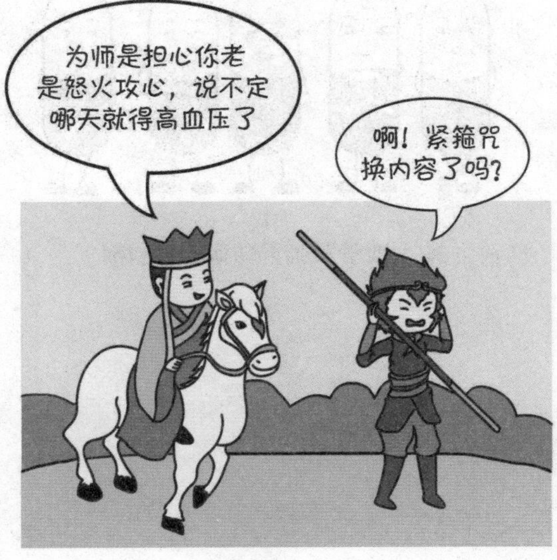

常见的降压药有五大类

它们分别是

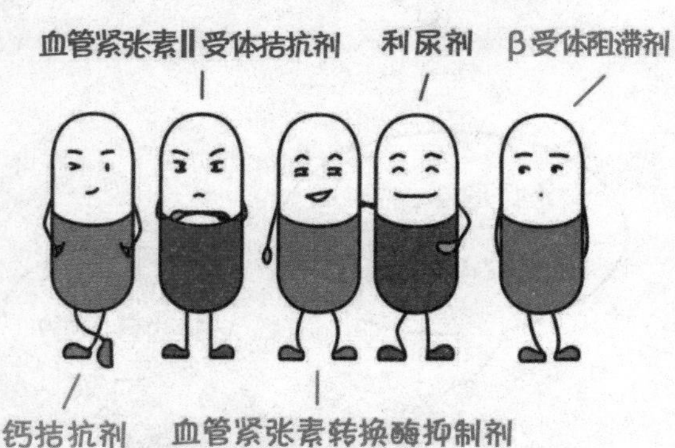

五大类降压药的原理	
钙拮抗剂 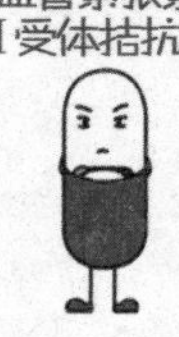	动脉血管壁细胞中的钙离子过多，会导致血管壁收缩，血管变细，血压升高。钙拮抗剂就是通过阻止钙离子进入细胞，防止血管变细，来达到降压的目的
血管紧张素Ⅱ受体拮抗剂 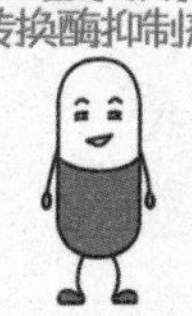	血管紧张素Ⅱ是一种可以升高血压的激素，当它与受体结合时，就会令血管收缩，从而使血压升高。血管紧张素Ⅱ受体拮抗剂通过阻止它们的结合，防止其发生作用，从而降低血压
血管紧张素转换酶抑制剂 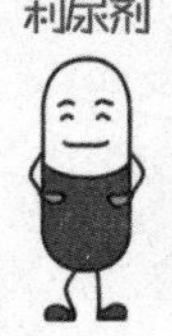	血管紧张素转换酶是可以促进血管紧张素Ⅱ生成的一种物质，如果在血管紧张素Ⅱ生成前，就抑制它，当然就能降压
利尿剂 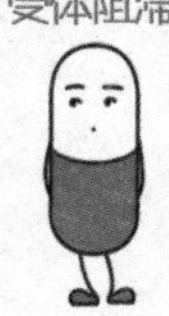	尿是什么，尿其实是血管吃剩的汤水，是“另类的血液”。利尿剂的作用，就是促进排尿，减少循环血量，从而降低血压
β受体阻滞剂	心脏的心排血量上升、收缩力增强，血压就会升高，心就会累。β受体阻滞剂能够帮助减少心排血量和降低心脏收缩力，从而降低血压

治疗方法因人而异

一定要听医生的话

不要凭感觉治疗高血压

高血压患者服药后应每月复查一次

血压控制不好或不稳定的

应及时就医

除了遵医嘱吃药

高血压患者还要注意保持健康的生活方式

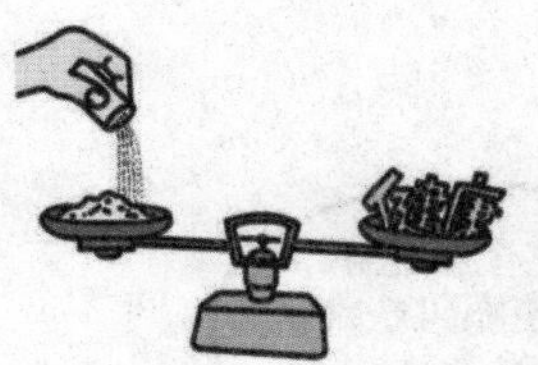

低盐饮食

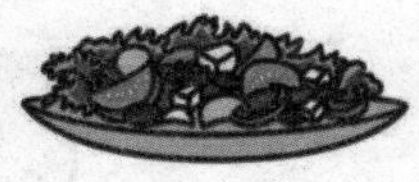

低脂饮食

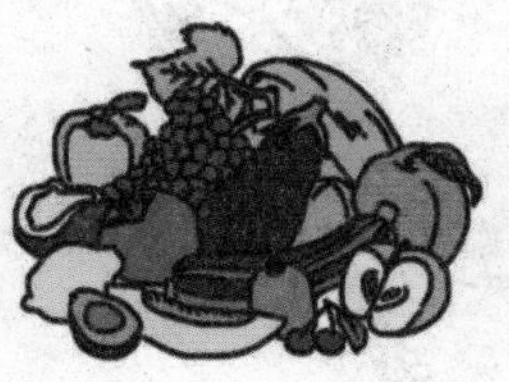

低热量饮食

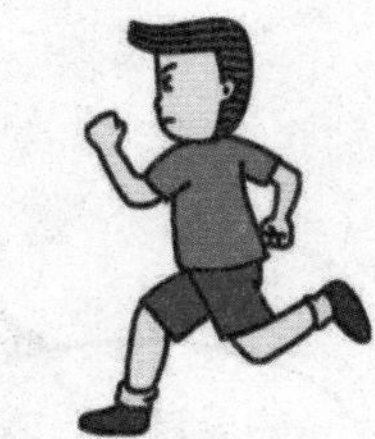

适度运动

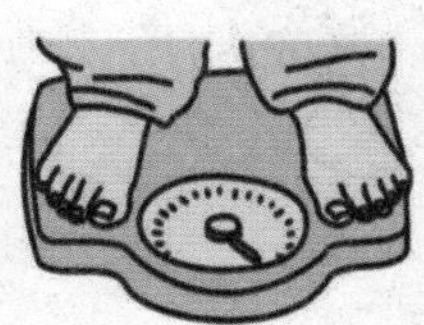

控制体重

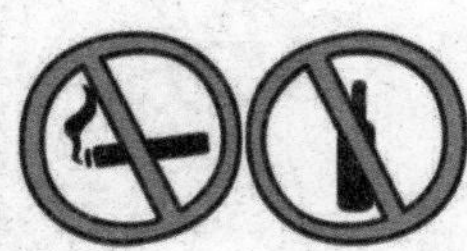

戒烟戒酒

最后

愿大家都有一个不高不低的血压

6. 一起来看看“尿酸”这个磨人小妖精的前世今生！

你这个小妖精，
整天使痛风妖术害
人，吃俺老孙一棒～
大圣饶命，我
是有苦衷的啊～
尿酸
什么苦衷，快说，不然
俺一棒敲烂你的狗头！
大圣，我
没有狗头
事情是
这样的～
尿酸

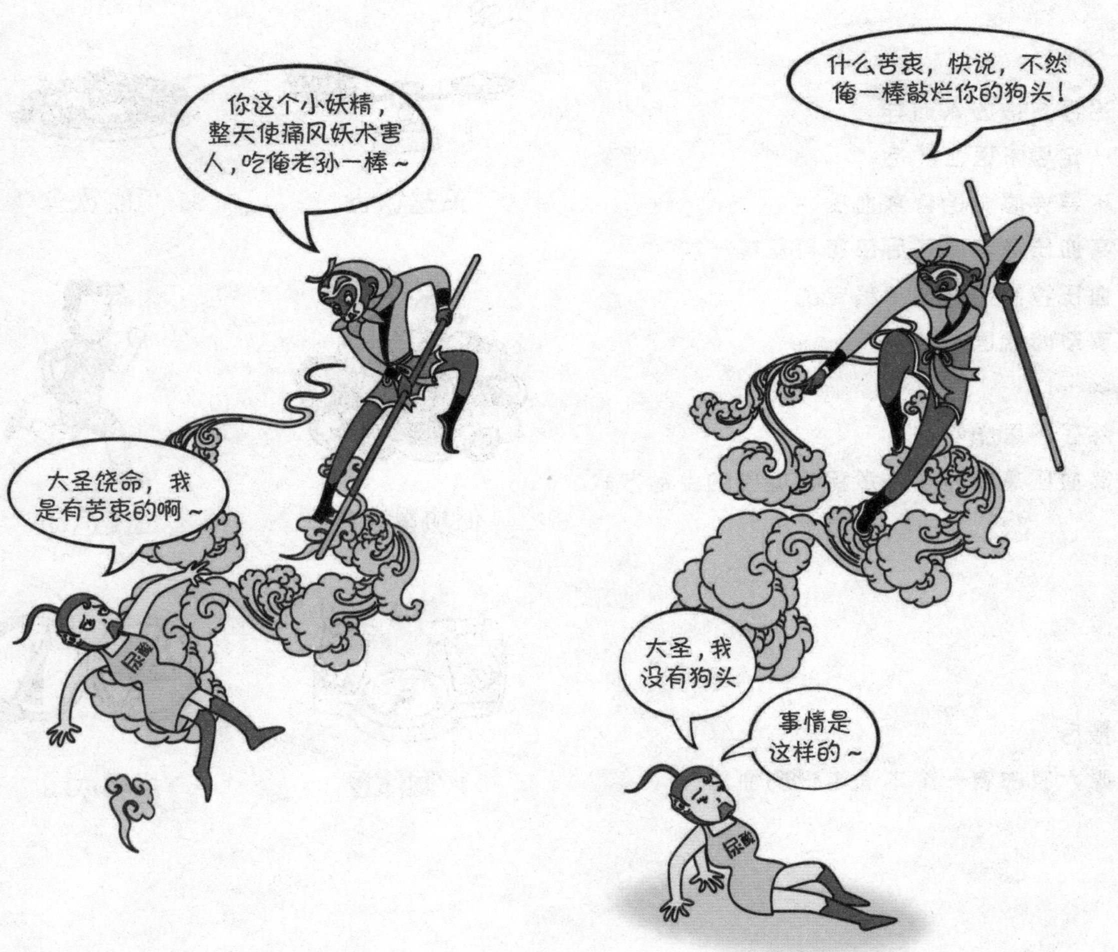

啊～终于成精了，再也不用代谢了
尿酸

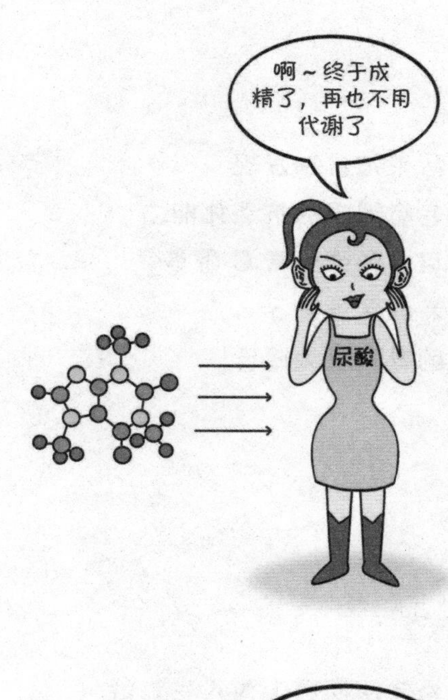

我本是代谢系统家族一名默默无闻的小辈
前身是人体内的嘌呤
嘌呤经过一系列代谢之后就成了我

以前没出名的时候
他们说我是彻头彻尾的代谢废物
大家都嫌弃我

你个代谢废物，给我滚出人体
loser!
废物！
尿酸
脂肪
糖
胆固醇

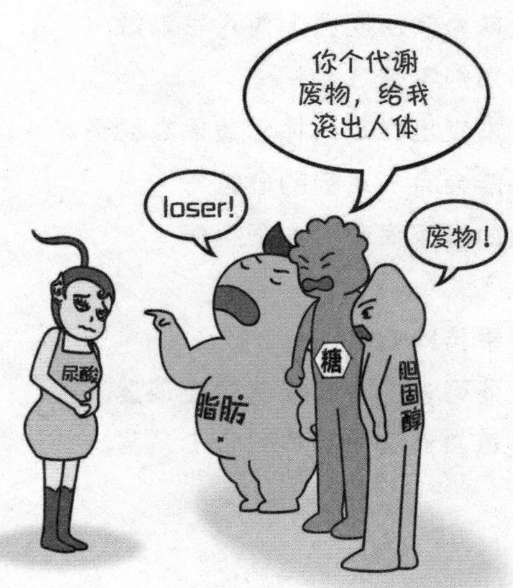

幸好后来被星探发现
原来我有很强的抗氧化能力
甚至可以和维生素 C 媲美
而且我的含量高了
患癌的概率也会降低

维生素C
尿酸
维生素C、维生素C、维生素C……
尿酸、尿酸、尿酸……

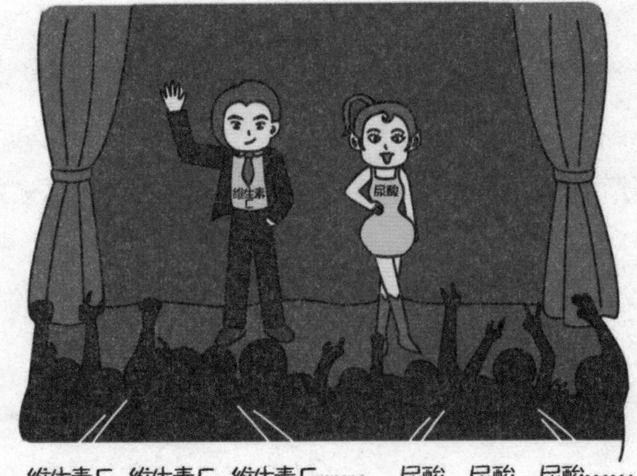

我以为我从此会走向人生巅峰
哪知帅不过 3 秒
我被查出要是人体含量偏高的话
可能会有一系列的危害
比如糖尿病和心血管疾病

如果持续偏高
无处可去的我只能钻进血液里
顺着血液流向身体的各个角落

啊~离家的孩子
流浪在外边，没有那
好衣穿也没有好烟~

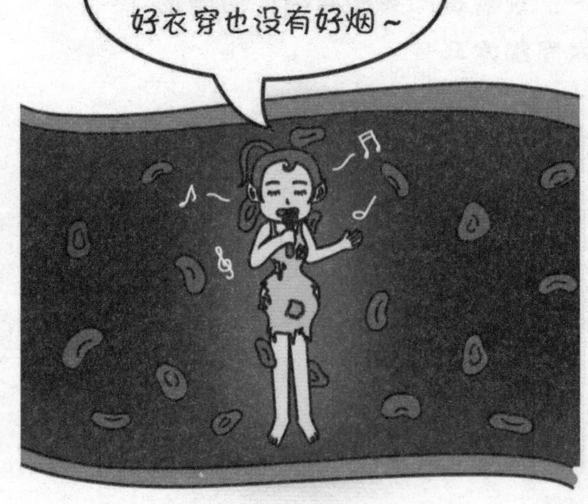

当血液里尿酸达到一定浓度的时候
就非常容易析出尿酸盐结晶
使相应的部位产生疼痛

啊～被冻成
冰块啦～有没有
人来救我出去～
尿酸

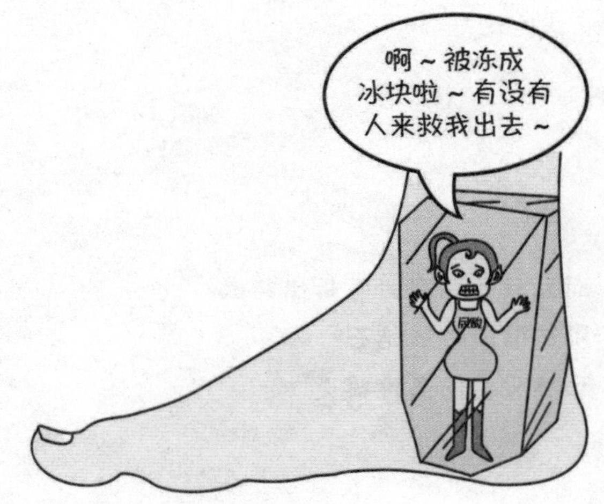

而且温度越低的地方
析出的尿酸盐结晶也就越多
所以大家的手、脚和关节
是发生疼痛最常见的地方

这种痛来得快
去得也快
就像风一样来去无踪
这就是我们常说的“痛风”

我被变成结晶盐之后
就会有一批批的吞噬细胞想要来清理我
但是没想到他们肠胃不大好
消化不了产生的结晶盐
然后就被撑死了

看什么看，没见
过脚上长包的啊～
长包的见过，
但是脚长成包的
确实没见过～

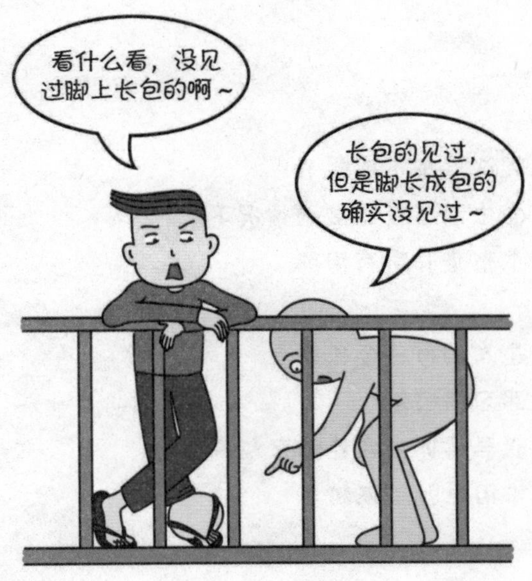

慢慢的
越来越多的结晶盐和细胞尸体
堆积在一个地方
于是形成了一个个的大包

而且我还能在肾脏析出结晶
引起痛风性肾结石
和痛风性间质性肾炎

这么多危害，
还说你有苦衷，
妖精，看棒～
大圣且慢，再
听我解释一下～
尿酸

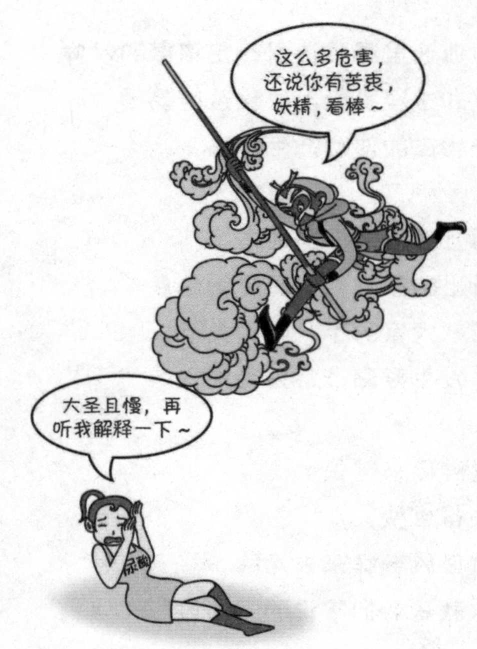

其实这根本不能怪我
前面也说了在适度的情况下
我本来是非常有用的

但是人们自己要作妖
生活习惯极差
把我弄得体内含量越来越高
副作用也就越来越多

是人们自己作
妖，我能怎么办？
我也很绝望啊～
尿酸

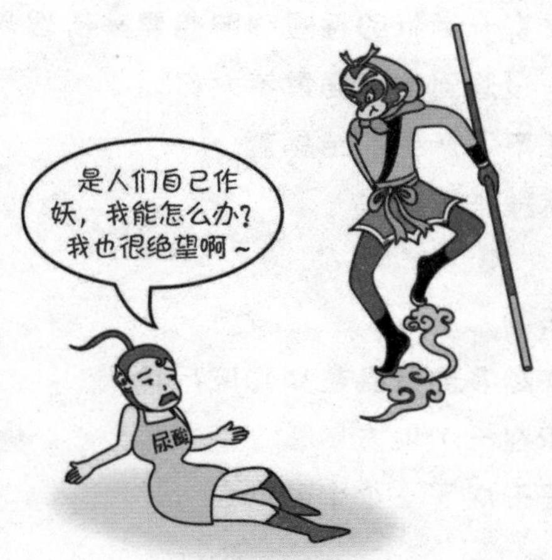

特别是还有些人
体检时被查出高尿酸
觉得自己没什么症状
就觉得没什么大不了的
该吃吃该喝喝

那你说说该
怎么控制，今天
我就饶了你
是是是～

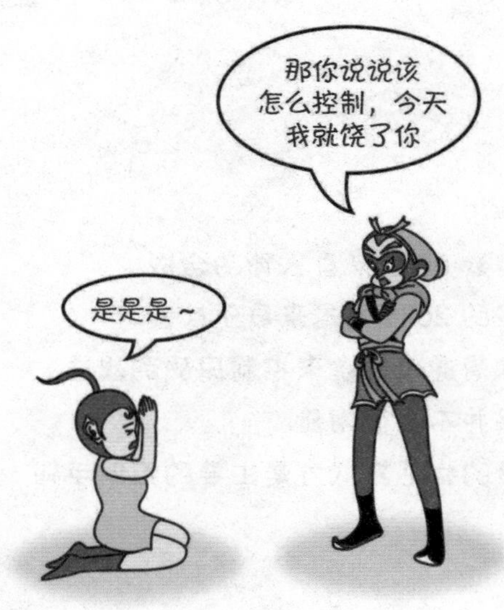

当然就算我高了也并不一定会发生痛风
临床上约有 10% 的高尿酸血症可发展成痛风
但是长期高的话会引发多部位病变
而且越高越容易发展成痛风
所以仍然需要重视

我偏高跟饮食有一定的关系
但是没有太大的关系
很多人以为改善一下伙食
就能控制尿酸
我只能送你两个字
嘿嘿，天真

可以用天真
给我造个句吗?
今天真冷～
BUS

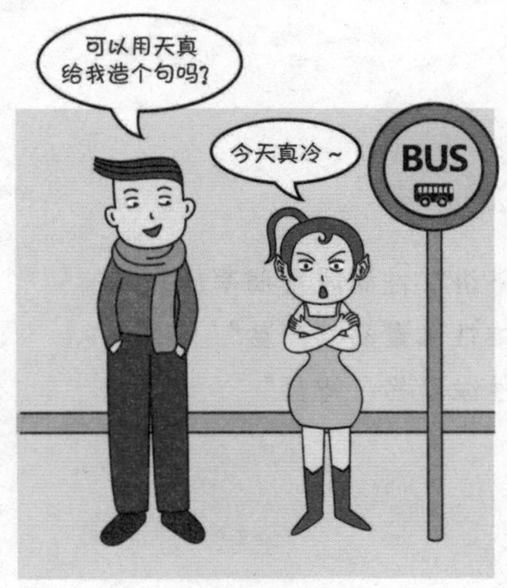

戒烟戒酒

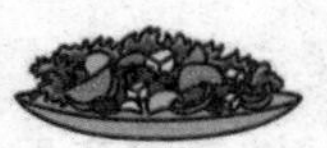

清淡饮食

其实我80%来自人体的合成
剩下的20%才是来自于饮食
所以想通过饮食来控制尿酸的想法
效果并不会很明显
健康的生活方式才是主要的控制手段

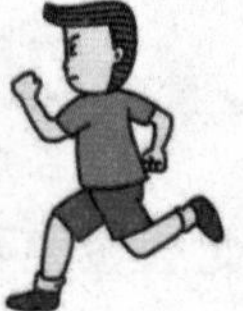

多运动

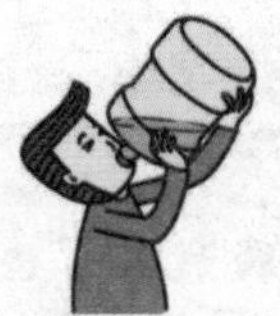

多喝水

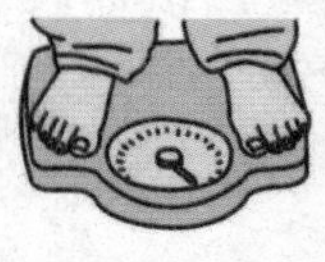

控制体重

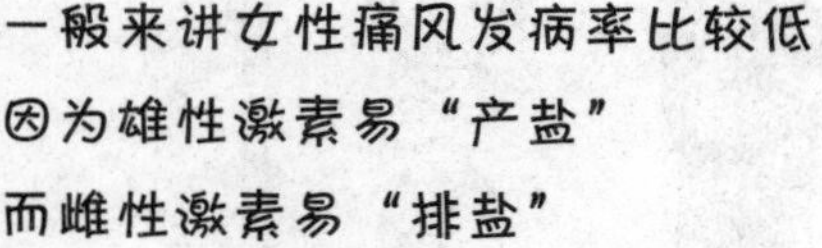

一般来讲女性痛风发病率比较低
因为雄性激素易“产盐”
而雌性激素易“排盐”

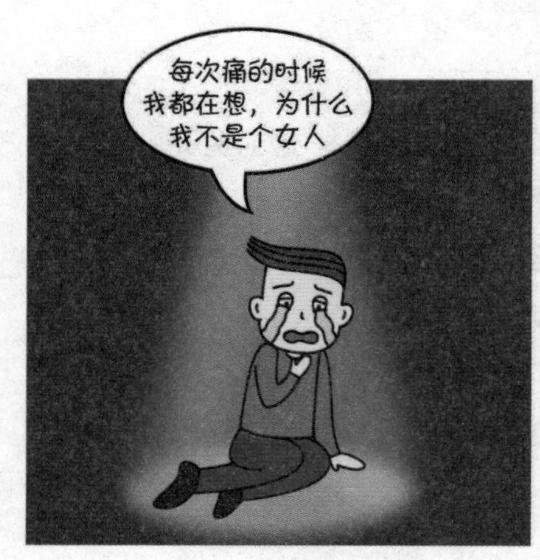

如果是轻度尿酸高的话
可以通过饮食来调节
但如果是中重度患者的话
就需要通过药物来治疗了

至于如何用药
还是需要根据自身的检查情况
结合医生的诊断进行

算你回答的还可以，今天就饶过你，下次要痛风也别让我碰到知道吗？
是，大圣，相见即是缘，临走前送大圣一张食物嘌呤含量表吧，祝大圣身体健康～

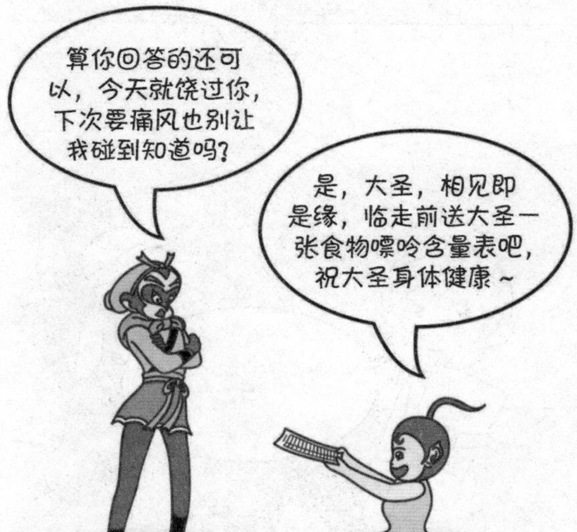

食物嘌呤含量一览

类型	食 物
1类	含嘌呤最多的食物 肝、脑、肾、牛羊肚、沙丁鱼、凤尾鱼、鱼籽、浓肉汁、肥油
2类	含嘌呤较多的食物 扁豆、干豆类、鲤鱼、鲈鱼、贝壳类水产品、猪肉、牛肉、鸭肉、鹅肉、羊肉、兔头、鳗鱼、鸡汤
3类	含嘌呤较少的食物 芦笋、花菜、四季豆、青豆、鲜豌豆、菠菜、蘑菇、火腿、青鱼、鲑鱼、鸡肉、麦片、麦麸面包
4类	含嘌呤很少的食物 蛋类、牛奶、大部分水果、蜂蜜、茶、玉米、精制谷类、大部分蔬菜
5类	含嘌呤极少，且能减少痛苦的食物 青菜、茄子、黄瓜、香蕉、樱桃

7. 10人中有9人不知道的“体检秘密”！

饱暖思``思``思什么，
我怎么想不起来了

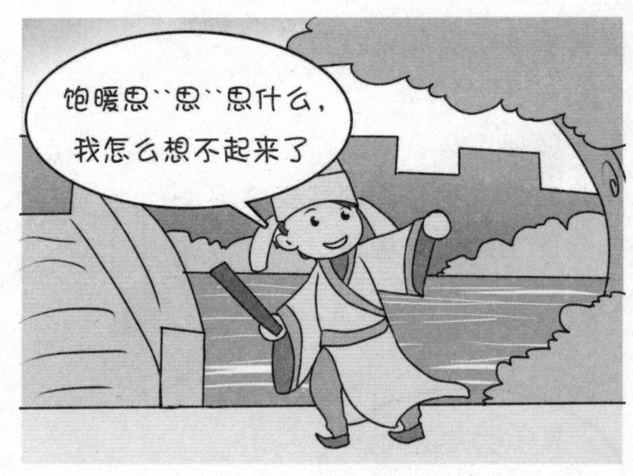

现在这个时代
我们的生活是越来越好了
吃得饱穿得暖
正所谓
仓廪实而知礼节，衣食足而知荣辱

吃饱穿暖了
当然就要关注一下身体的健康了
而体检就是人们
保障身体健康的重要方式

饱暖思体检!!

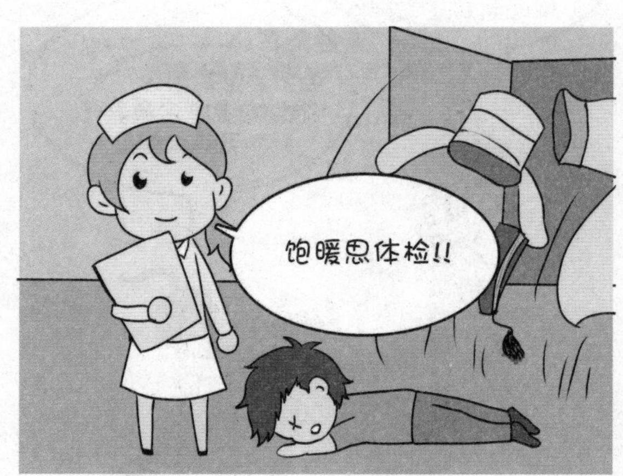

但是拿到体检报告
很多人一头雾水

这些看着像套话的建议是针对我的吗？
有箭头有加号都表示异常吗？
我真的需要去看医生吗？

这是什么……
天天……天书吗？

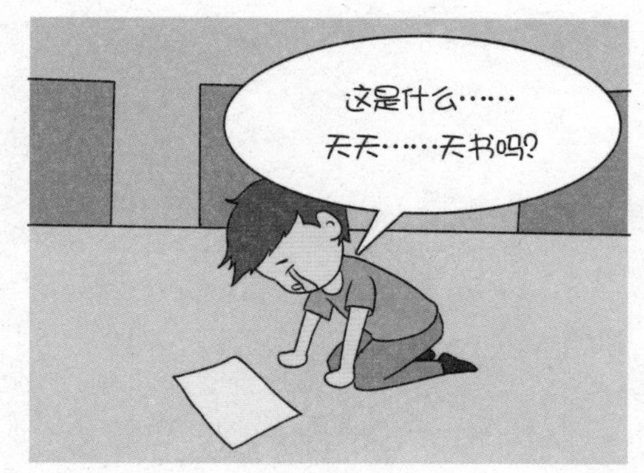

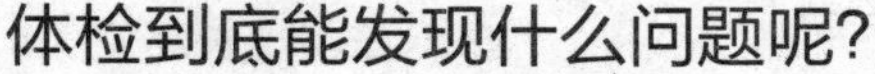

体检到底能发现什么问题呢?

其实体检不同于看病
看病是你身体不舒服
然后医生根据你的症状和体征
进行针对性的检查来诊断疾病
而体检是你并没有什么不舒服
希望通过检查来发现早期疾病

医生，我想知道
我的卵巢和子宫
有没有问题

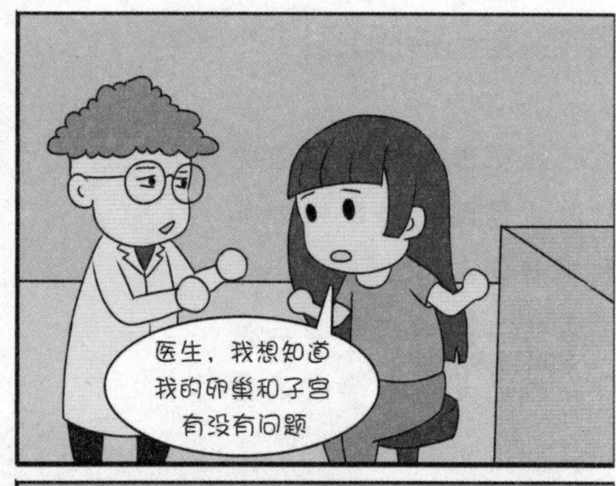

要知道
有些疾病可以通过体检早期发现
比如高血压、糖尿病、血脂异常、
宫颈癌、大肠癌等
但是体检并不是万能的
有不舒服还是要看医生才行

小伙子做个体检
还挺幽默，体检只能检查
你有的东西，没有的东西
是检查不了的

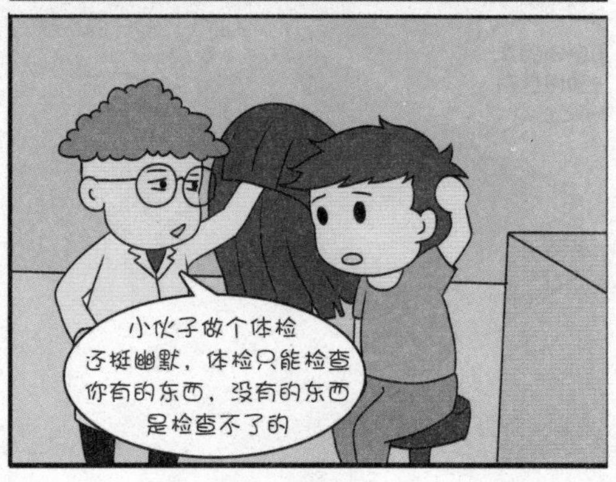

肥胖也是一种疾病！

体重往往被放在体检报告的开篇
可见医生是除爱美女性之外
最重视胖瘦的人
不过医生并不单纯只看三围
BMI 指数才是更科学的衡量标准

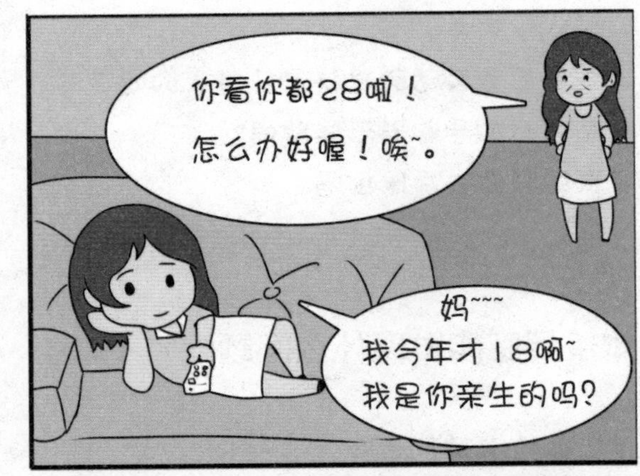

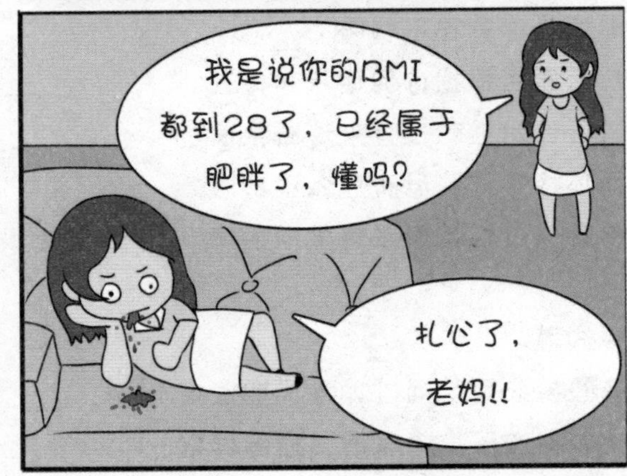

根据中国标准

BMI 超过 24 属于超重

超过 28 属于肥胖

高血压、糖尿病、心脑血管疾病、关节炎

甚至肿瘤都和肥胖有关

抛开世俗的审美观和价值观

肥胖真的是万恶之源

所以世界卫生组织已经

把肥胖列为一种疾病

告诉你一个秘密哦，
世界卫生组织已经把
肥胖列为疾病了

就你话多!!!

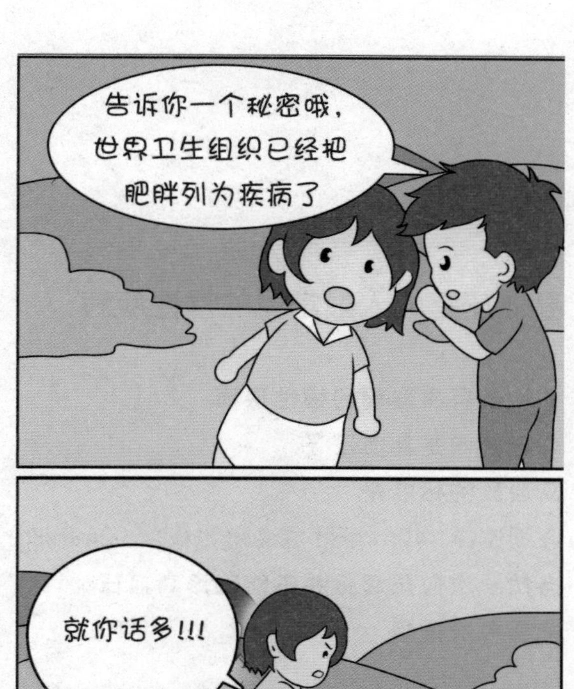

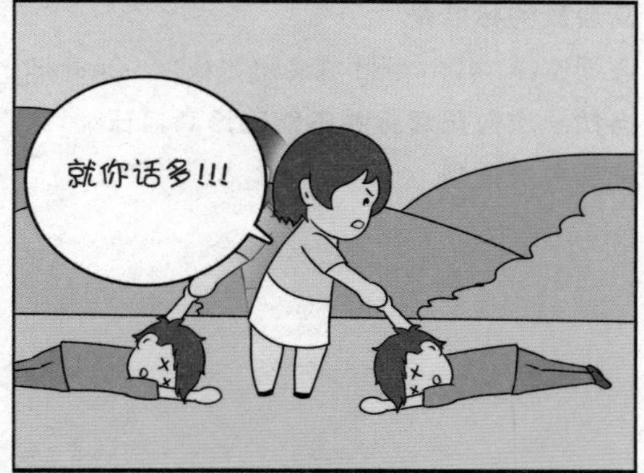

高血压是成人最常见的慢性疾病

体检最容易发现的慢性疾病

毫无疑问是高血压了

高血压的标准是

收缩压≥ 140mmHg 或者舒张压≥ 90mmHg

当然一次血压超标并不能确诊高血压

需要多次重复

如果体检发现血压超过140/90mmHg，最好买个电子血压计在家多测几次，如果多次超标的话，你懂的~
那电子血压计是不是没有医院的水银血压计准啊？

阿尔法狗都战胜人类了
医院还会用既不环保又操作
麻烦的水银血压计？

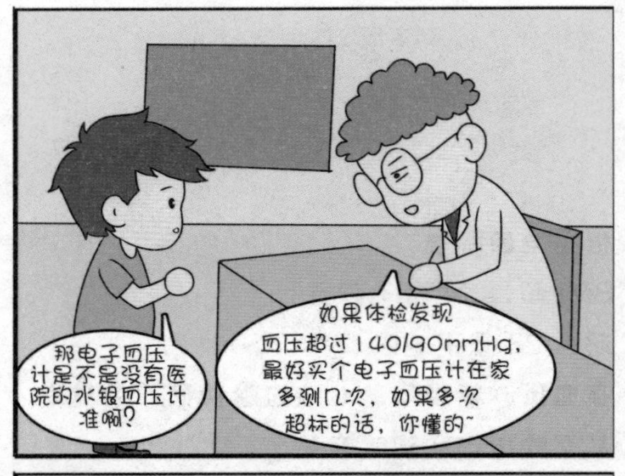

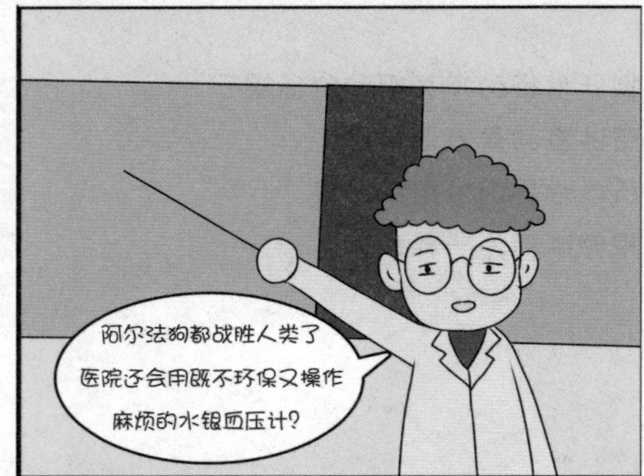

体检能诊断糖尿病吗?

答案是“能！”。

目前的糖尿病诊断标准
只需要符合下面三条之一

1. 空腹血糖 ≥ 7.0mmol/L
2. 口服糖耐量试验 (OGTT) 餐后
   2 小时血糖≥ 11.1mmol/L
3. 糖化血红蛋白 ≥ 6.5%

你的尿液分析成分出来了
水:78% 尿:9% 白糖:10%
酱油:2% 青菜:1%
你到底昨晚吃啥了...

额.......
吃了几盘大白菜...
你们真的是体检中心吗?
不是，我们是
食品安全分析中心

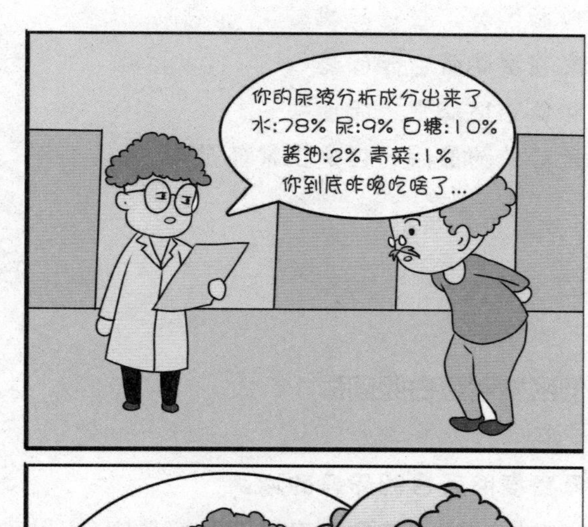

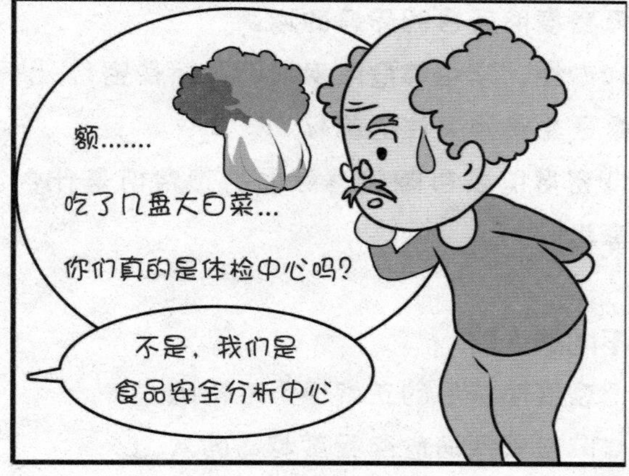

如果没有“达标”也不要大意
超过了正常值但没有达到糖尿病诊断标准的人
正走在通往糖尿病的危险道路上
还有悬崖勒马的机会

血脂化验单怎么看?

我是“好的胆固醇”，
但也不是越高越好
我是“坏的
胆固醇”，高于正常
值易发生心脑
血管疾病
高密度脂
蛋白胆固醇
低密度脂
蛋白胆固醇

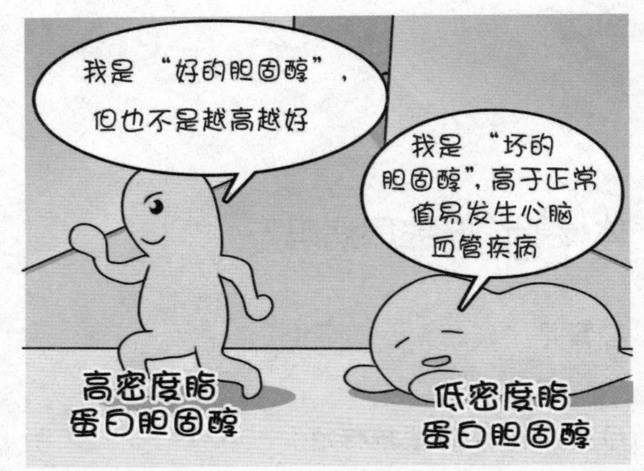

临床常用的血脂指标有

总胆固醇、甘油三酯

高密度脂蛋白胆固醇

和低密度脂蛋白胆固醇

化验单的最后一栏是正常值范围

低密度脂蛋白胆固醇

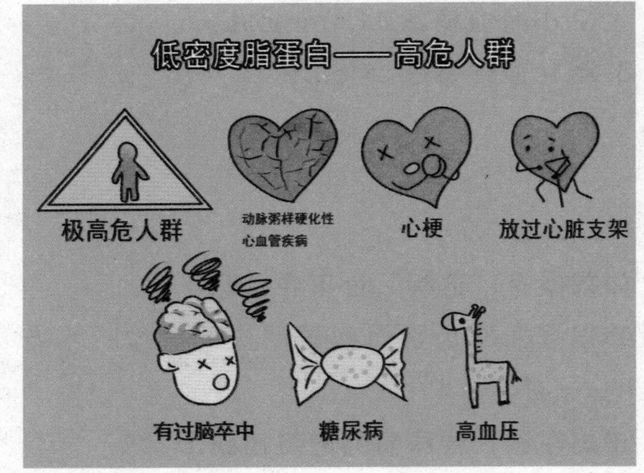

低密度脂蛋白胆固醇的增高

和心梗、卒中等危险疾病的关系最密切

是医生最为关注的指标

低密度脂蛋白胆固醇后面的正常值是什么意思?

不同的人群

低密度脂蛋白的正常值是不同的

心脑血管疾病危险程度越高的人

需要控制正常值越低

七、上医治未病，预防才是王道

1. 19 个科室医生最不想让你做的事，再不知道就晚了！

19 个科室医生的血泪总结
最不想让你做的一件事
不想惹病上身
就一定要牢记于心哦

血液病科医生

不希望你：染头发太频繁

染发剂中含有潜在的有害物质
有一定致癌和致敏作用
所以，老年人与孕妇不建议染发
一般人群如果非要染的话
那就最多半年一次吧

医生，你看我这个彩虹头是不是很酷炫？
你咋不上天做个真正的彩虹呢？

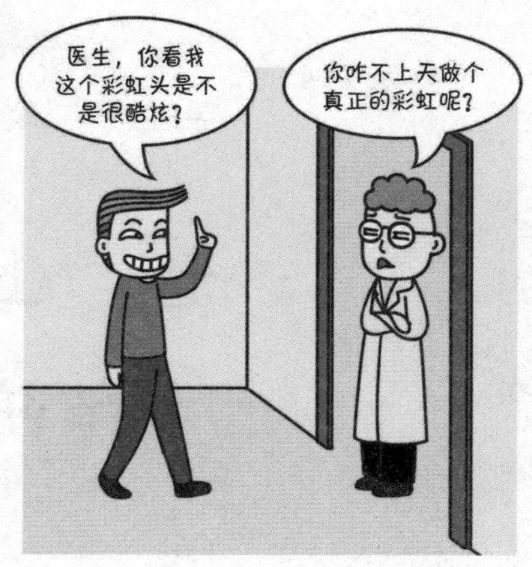

皮肤科医生

不希望你：爱用去角质、美白产品

去角质产品会破坏皮肤自身的防护系统
美白产品中的某些添加剂易导致过敏
出门戴墨镜、帽子，打遮阳伞
才是最安全的防晒方式

医生，我按你建议的防晒方法做了，现在怎么变这样了？
你还没领略到我的精髓，现在你领略到了~

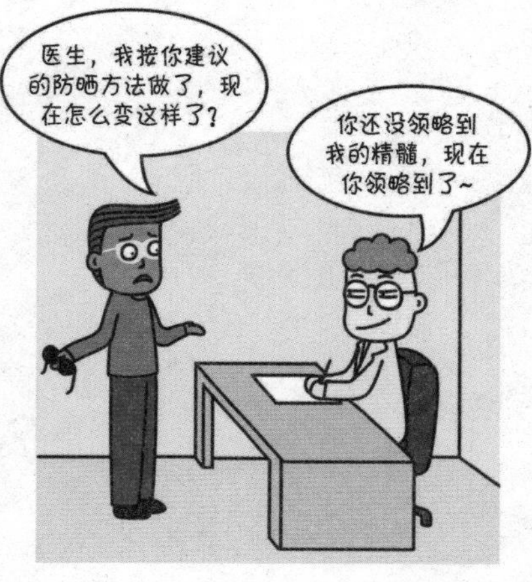

心内科医生

不希望你：感冒了还剧烈运动

感冒后人体抵抗力大大降低

病毒更容易乘虚而入

易引发急性心肌炎、心肺功能不全

39.6℃，快扶我起来，今天有重要的篮球比赛要打！
放心，你那些递水、递毛巾、呐喊助威的工作已经有人帮你做了~

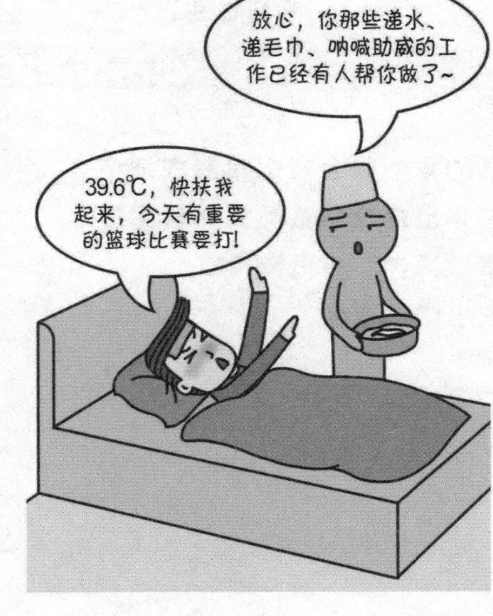

肾内科医生

不希望你：长时间憋尿

长时间憋尿

会造成自身抗感染能力下降

导致膀胱炎等尿路感染

严重的甚至会影响肾脏功能

上班8小时,憋尿9小时,感觉身体被掏空~

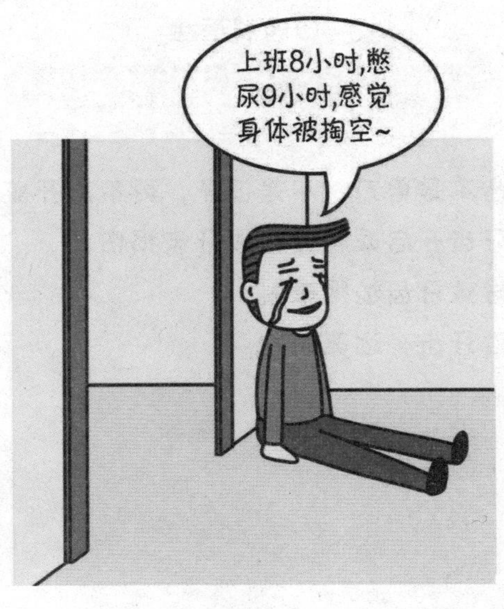

眼科医生

不希望你：晴天外出不戴墨镜

过强的紫外线会对眼睛造成损伤
晴天外出建议佩戴防紫外线墨镜
眼睛“裸奔”有危险
晴天出门需谨慎

口腔科医生

不希望你：用牙齿开酒瓶

牙齿不是剪刀，不是锤子，更不是开瓶器
用牙齿开启硬物会造成牙齿损伤
或导致牙齿边缘破裂
珍爱牙齿，远离硬物

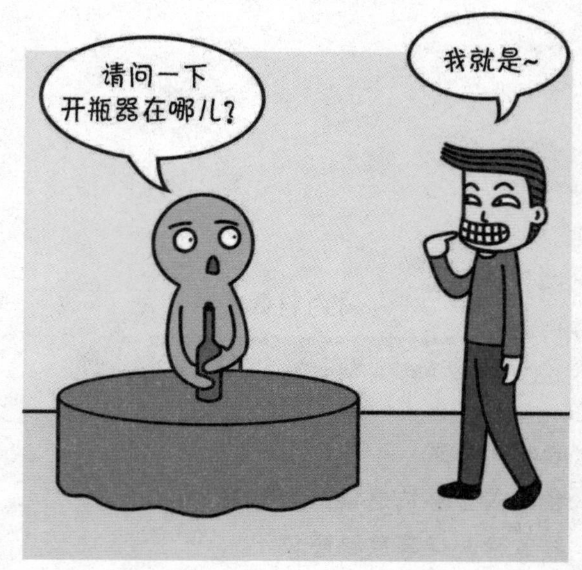

肝病科医生

不希望你：经常吃花生酱

今天好像
有点拉肚子~
花生酱

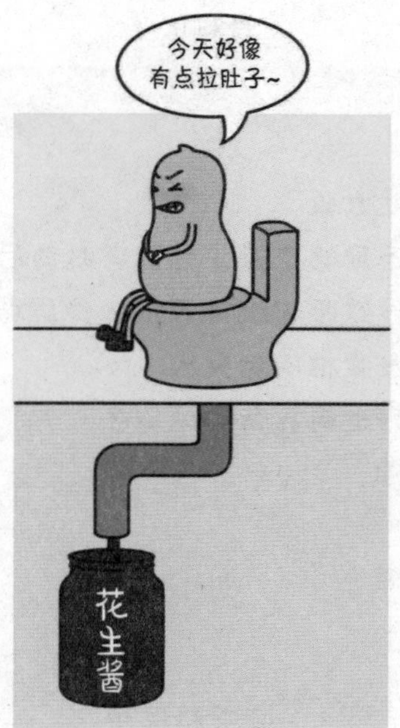

烘干的花生容易判断是否霉变

而花生酱中的花生好坏混在一起，很难判断

万一有花生霉变

其产生的黄曲霉素会增加致癌风险

耳鼻喉科医生

不希望你：车速快时，还开车窗

主任，你好帅~
你说什么？风
太大我听不见~

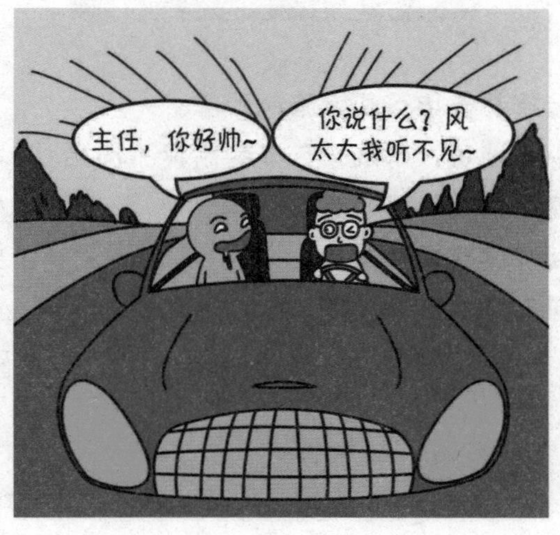

车速过快时

车外的噪声会对听力产生影响

所以开快车时应尽量将车子封闭

保护原本就不怎么样的听力

骨科医生

不希望你：总是坐软沙发

沙发质地太软

腰椎缺乏足够支撑，骨盆容易向后倾斜

久之会导致腰部肌肉劳损、骨质增生

甚至诱发腰椎间盘突出

所以最好坐有靠背的硬椅子

走，起来
活动活动~
哇，这沙发怎么
有股无形的吸力，
我起不来了~

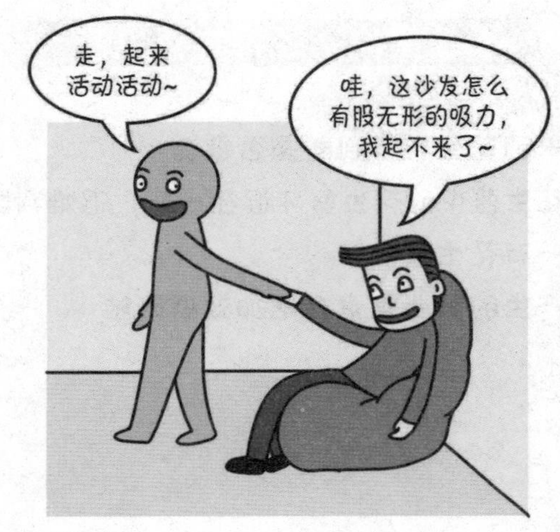

呼吸科医生

不希望你：过度装修

装修越豪华可能污染越严重

少用地毯，以及布艺多的家具、饰品

建议室内装修时简单一些

新房尽量晚些入住

可采购空气净化器，定期净化室内空气

哇，这房子
好豪华啊，不
过有股味道~
是红包的味道~

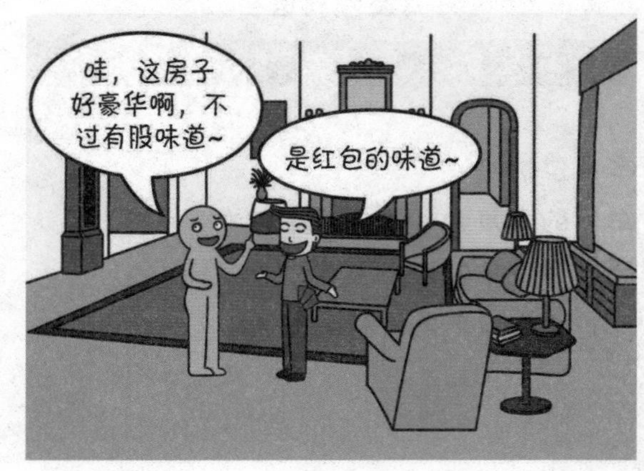

妇产科医生

不希望你：用酒店的浴巾和浴缸

要你自己准备
洗漱用品，你怎么
连被子都带了~
没办法，谁叫
我是处女座的~

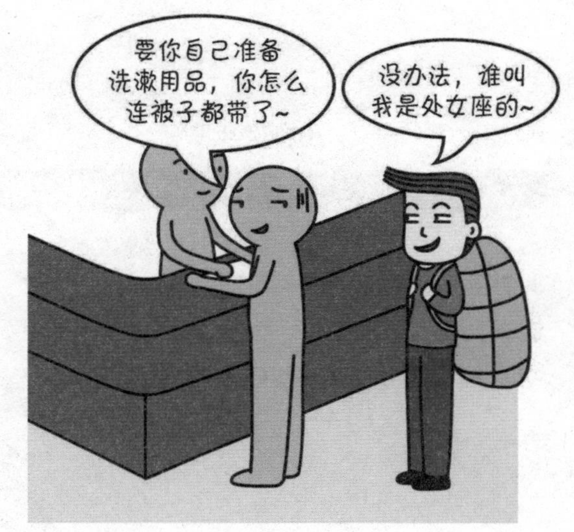

有些酒店的浴缸、浴巾等公共用品消毒不严格

如果身体直接接触

可能会因此感染一些疾病

所以，出差或旅行时尽可能自备洗漱用品

消化科医生

不希望你：总喝浓茶、浓咖啡

少喝点浓茶，
多喝点白开水~
浓茶不也是拿
白开水泡的么~

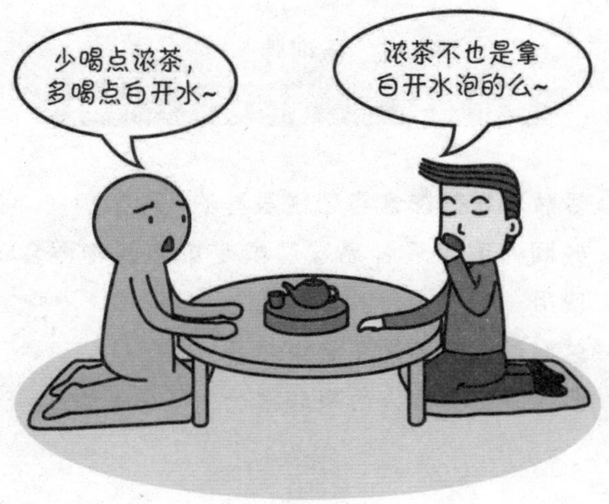

浓咖啡和浓茶

容易引起胃食管反流

刺激食管、咽喉

食管反流症是引起食管癌的主要诱因之一

白开水就是最好的饮料

儿科医生

不希望你：给 3 个月内的宝宝喂米糊

3 个月以下的宝宝
淀粉酶分泌很少
吃米糊容易引起消化不良

吃了这碗米
糊，我就是3个
月大的宝宝了

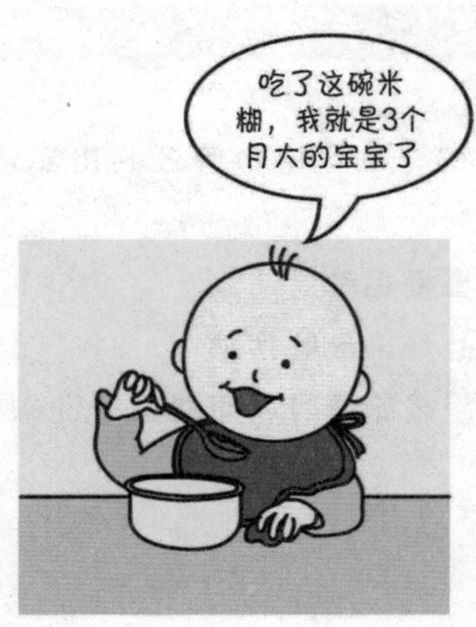

药剂师

不希望你：感冒同时吃几种药

多数感冒药都含有乙酰氨基酚
如同时服用多种感冒药或是中西药物混合使用
总剂量会在不知不觉中超量
造成肝脏受损，后果非常严重

1, 2, 3, 4, 5, 五种药
一起吃，感冒应该
好得比较快吧~
你以为这是吃
水果拼盘啊，要不
要再来点沙拉酱啊？
这样吃会出事的~

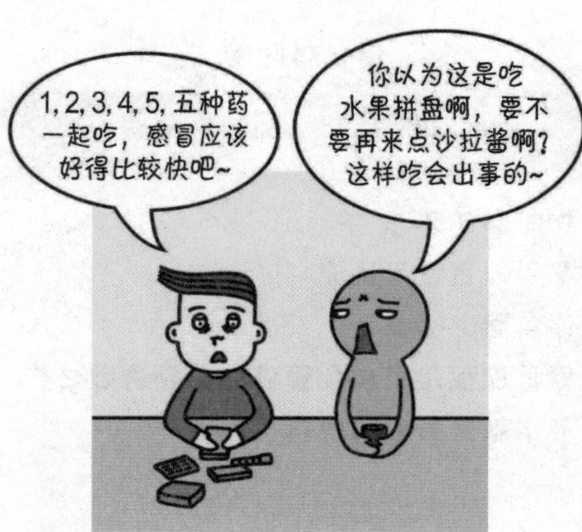

泌尿外科医生

不希望你：经常吃夜宵和火锅

夜宵和火锅中大量的煎炸、辛辣食品
容易使前列腺长期充血
再喝点烈酒的话
会加重前列腺充血的情况
容易引起前列腺炎

敌人火力太猛，
战壕就快守不住啦~

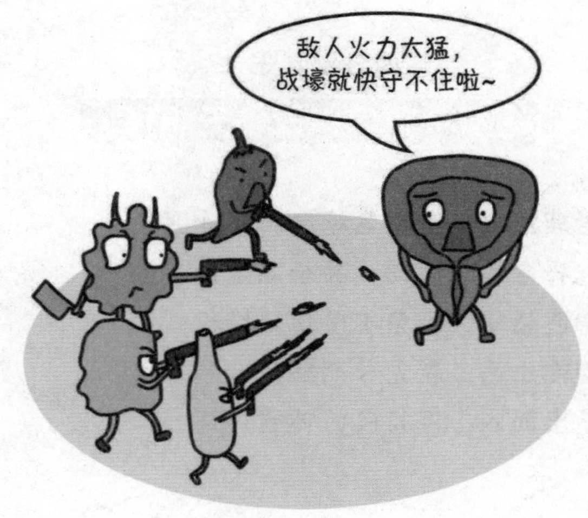

肿瘤科医生

不希望你：发霉食物还要吃

花生、玉米、黄豆、坚果等食物如果发霉
其产生的黄曲霉毒素会危害人体健康
长期食用会增加致癌风险
水洗和高温烹调也无法将其破坏
一定不能再吃了！

发霉的我们才是
最可怕的，必杀，
黄曲霉毒素攻击~

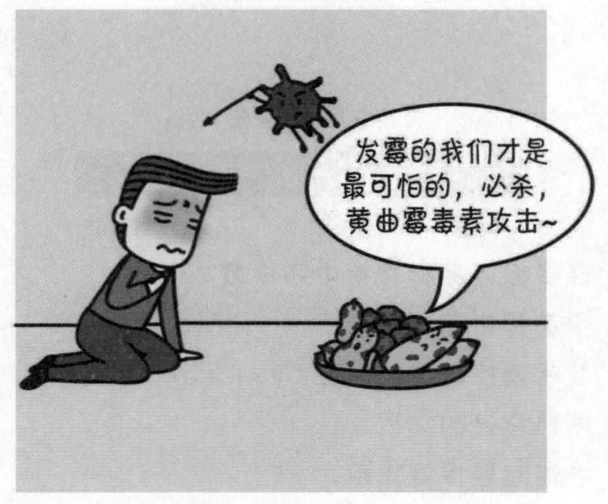

内分泌科医生

不希望你：饮食无规律

合理饮食，避免含糖饮料和冰激凌

选择合适的运动，并长期坚持下去

调适情绪，避免不良情绪堆积

规律生活，避免长期熬夜

量出而入，保持良好体重

说的我都知道，
可是我做不到啊~
从最简单的开始，相信你可以的，加油，你是最棒的~

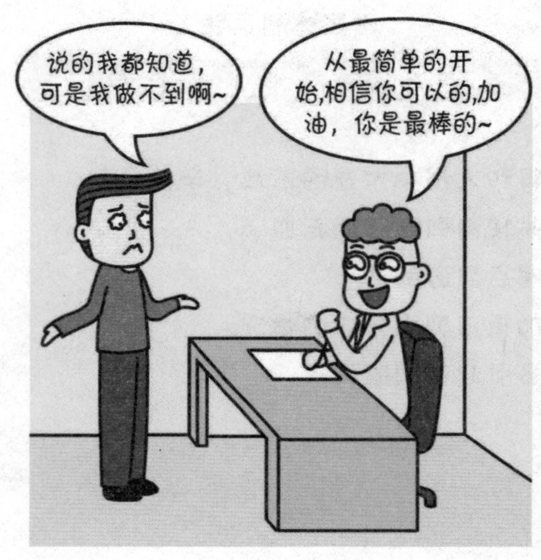

中医科医生

不希望你：乱吃保健品

许多保健品都含有中药成分

中药是有药性的

要明确保健品的药性

明白自己的体质

才能起到保健作用

这个叫铁皮石斛(hú)，药性甘寒，有滋阴清热的功效，但是不适合寒性体质~
铁皮石，石什么东西？
AFP↑
HCG↑
SCC↑

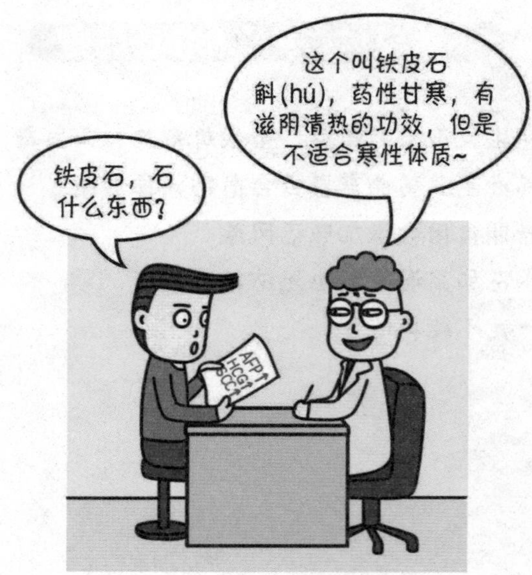

中医脾胃科医生

不希望你：三餐不规律

年轻人经常饥一顿饱一顿

或者暴饮暴食

会打乱胃的“作息时间”

很容易伤及脾胃，脾胃伤则百病生

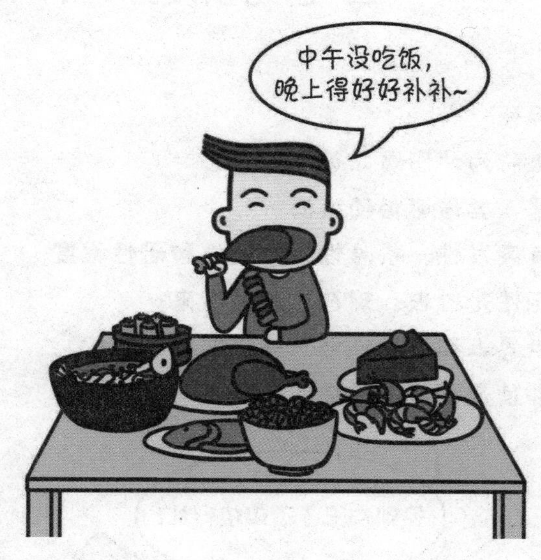

2. 容易引发猝死的 10 大恶习，你占了几条?

猝死
被称为“病魔之首”
是人类最可怕的疾病
其突发性、紧急性、严重性和恶性程度
无论是过去、现在，还是将来
世界上都没有任何一种病能与之相比
即使是癌症也只能望其项背

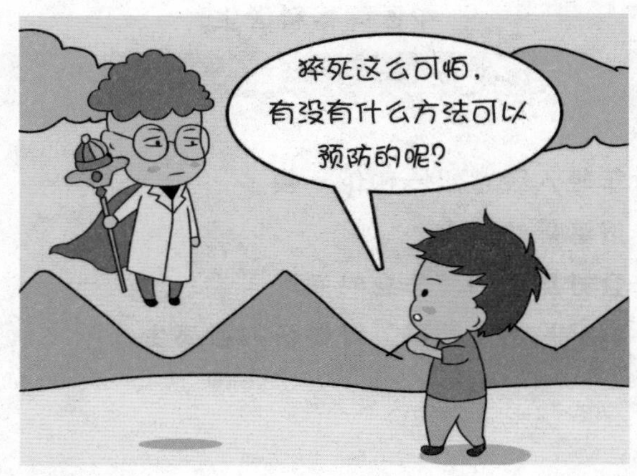

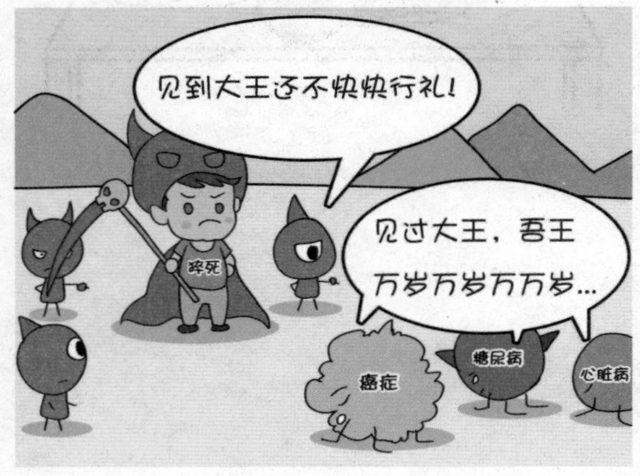

当然有
早在 2011 年
国际权威医学杂志《柳叶刀》
就发布了导致猝死的“十大恶习”
远离这些恶习
就能有效降低猝死的发生

我国每年有 180 万人死于猝死
平均每分钟有 3 ~ 4 人猝死
死亡人数甚至超过了前几大癌症的总和

闹市骑车

闹市骑车吸入的尾气最多
同时还要耗费一定体力踩踏自行车
引发供血不足
容易诱发心脏病发作

建议心血管疾病高危人群
若选择骑车锻炼
最好在医生的指导下
在环境较为清静和空气较为清新的地段进行

哟~啥时候当上
防暴警察了?
这你就不懂了,
我这是去
骑车锻炼~

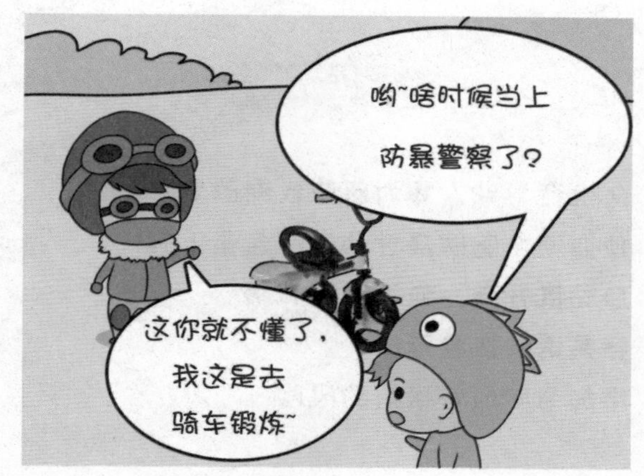

用力排大便

便秘的人群排大便时从静态中突然发力
瞬间血压会迅速升高
心脏承受的压力也会随之剧增
容易造成意外的发生

糖尿病患者、老年人、习惯久坐者、
高血压患者以及有心脏病史的人
都应该避免排大便时突然发力

生活就像是拉屎,
有时候努力了半天,
到最后却只是个屁
有时候也可能
是心梗!

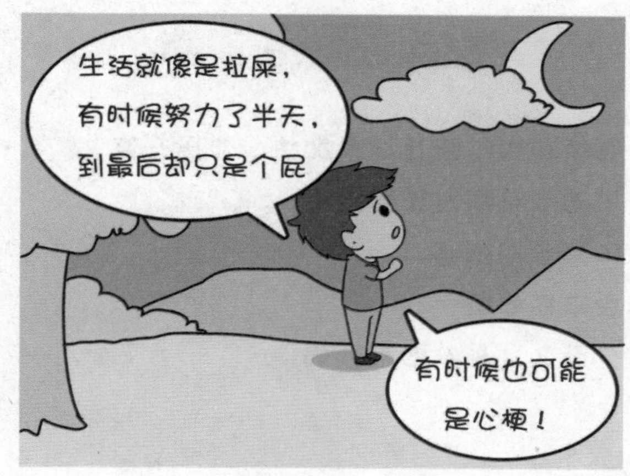

久坐不动

你都坐了一天了，
不知道起来活动一下吗？
站如松、坐如钟，
老祖宗的遗训
不能忘啊~

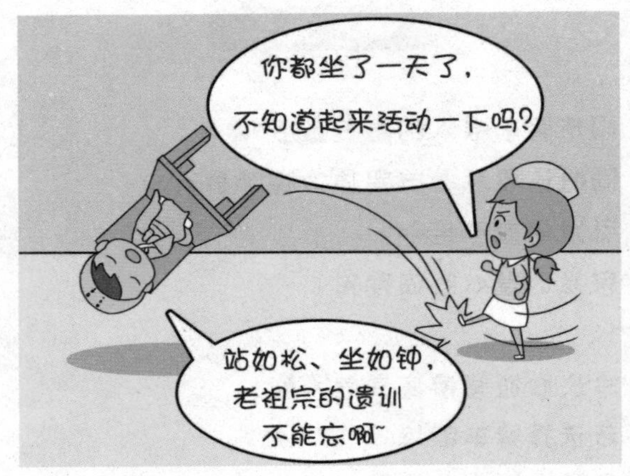

久坐会导致人体内新陈代谢改变
使血液中脂肪及甘油三酯含量上升
血黏度升高，血液循环减缓
容易诱发血栓形成
增加患心血管疾病的风险

大量喝酒或咖啡

再喝我可就
开枪了啊!!
我再也不敢了
心脏病
酒精
咖啡

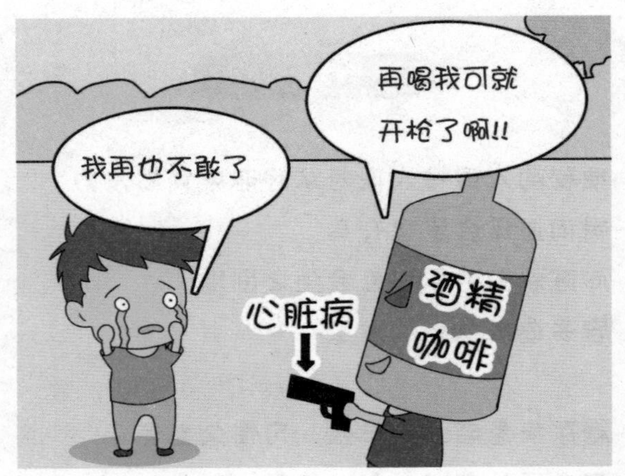

酒精和咖啡能让心率加快、血压升高
扣动心脏病发作的扳机
如果长期酗酒
会破坏心肌
久而久之导致心脏衰竭

心情抑郁

坏情绪是心脏大敌
抑郁通常和焦虑相伴
晚上的睡眠质量会很差
而心脏得不到休息
使得血压、心率都会升高
对心脏健康非常不好

你最近怎么了，
好像心情不大好
公司那群女生
老说我长得帅，搞的我
很郁闷，帅怎么了，
帅有错吗?

你以为你是万人迷啊！
???

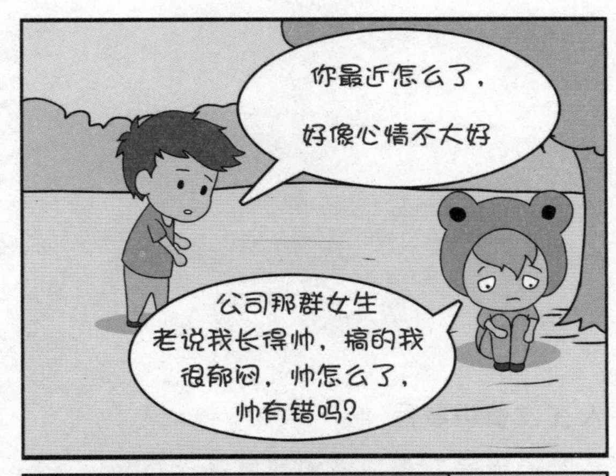

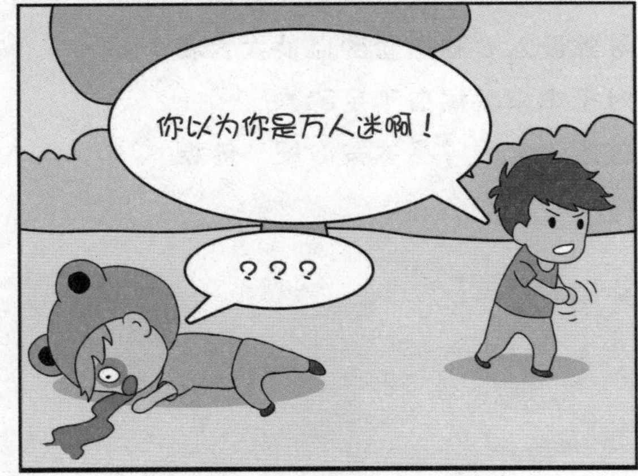

暴饮暴食

人在过量进餐后
胃肠道需要大量血液消化食物
导致流入心脑血管的血液大大减少
对于本来就供血不足的人
过量进食很容易诱发心梗、脑梗

你知道为什么
鸡蛋不能吃太多吗？
为什么？

因为吃太多对母鸡身体不好，
来不及下~

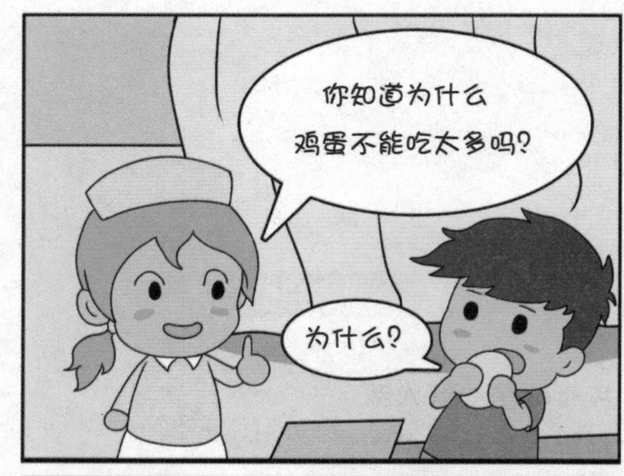

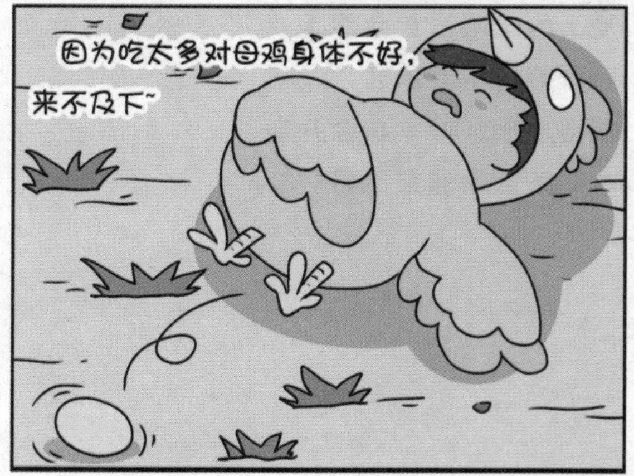

纵欲过度

适度的性生活会让人心情舒畅
但放纵的性欲会让心脏衰竭
过度兴奋时
心脏血管会突然痉挛
造成心肌缺血，引发心脏病

男人纵欲过度会肾虚，
那么问题来了，女人
纵欲过度会怎样？
也是男人肾虚

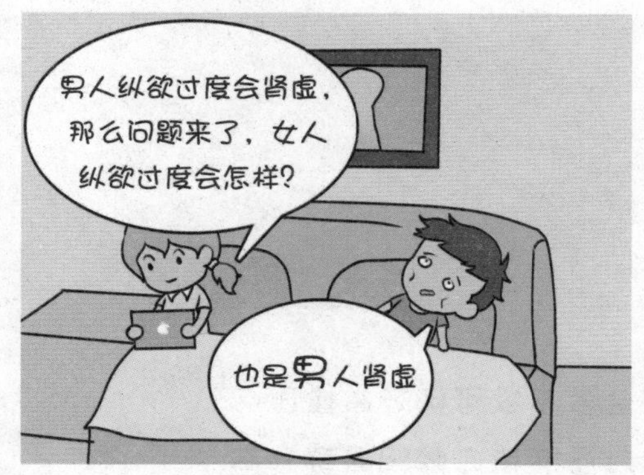

吸食毒品

吸食可卡因的人
患心脏病的风险是常人的 23 倍

一人得道
鸡犬升天
一人得道，
鸡犬升天，
下一句
一人吸毒，
全家遭罪

吸烟或被动吸烟

吸烟的人发生心肌梗死的风险
是常人的 3 倍

你们俩
为什么打架？
他呼出来的烟
碰到我了，我差点
就要发心脏病了~

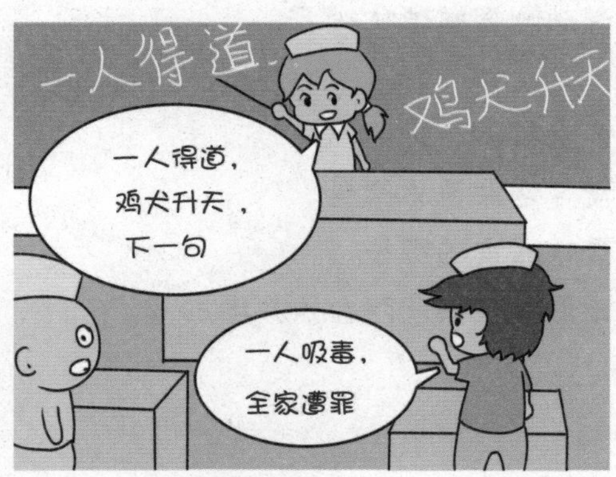

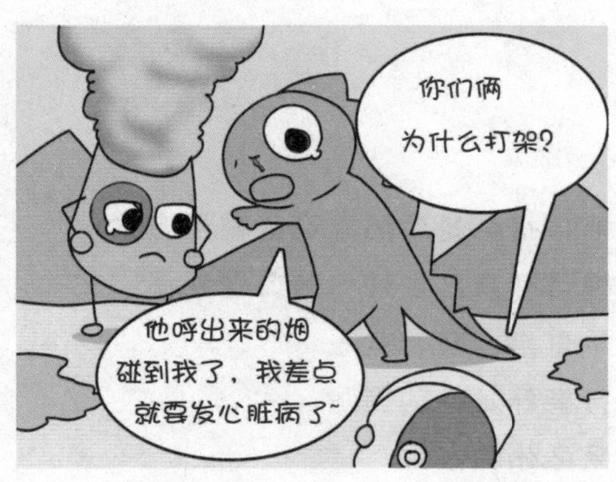

吃得太咸、太甜

吃盐多不仅可以升高血压
同时还能使血浆胆固醇升高
促进动脉粥样硬化

据调查显示
饮食中含大量甜饮料
或爱吃甜食的孩子
成年后心脏病危险会大大增加

小朋友，你现在有
八颗糖，我吃掉两颗，
还剩几颗呀？

你敢吃一颗试试！

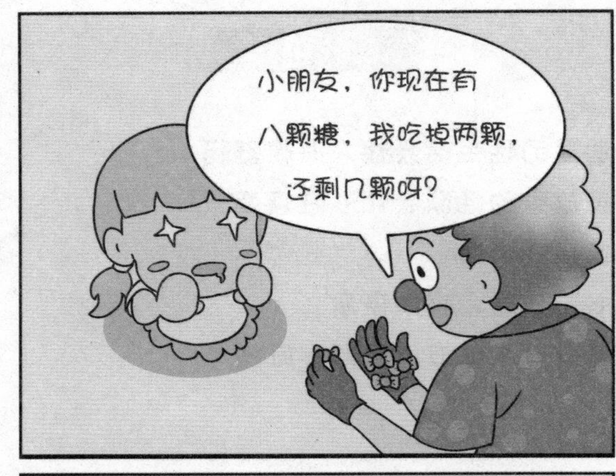

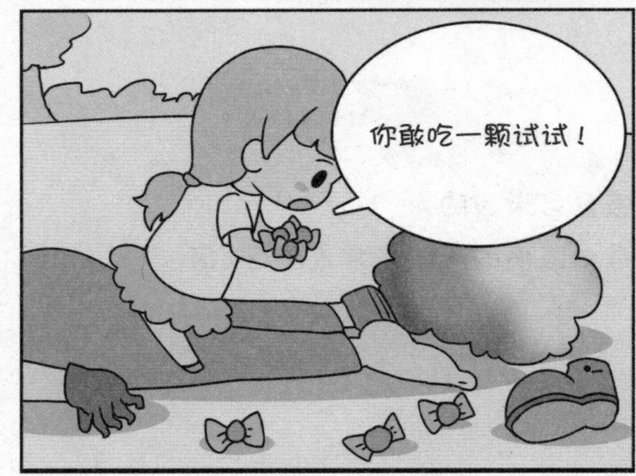

另外
定期体检也是预防猝死的重要方式
体检可以查出多种心脑血管疾病
尽早查出，及时就医
进行有针对性的预防
避免意外的发生

3. 想要远离糖尿病并发症，只要你不做这种人

小糖尿病，
叫你嚣张~
555~你
给我等着~
糖尿病
就是你欺负我
们家小糖糖的？
大哥们，就
是他欺负我~
糖尿病足
糖尿病神经病变
眼病
糖尿病肾病
糖尿病
大哥们饶命，
小弟再也不敢了~

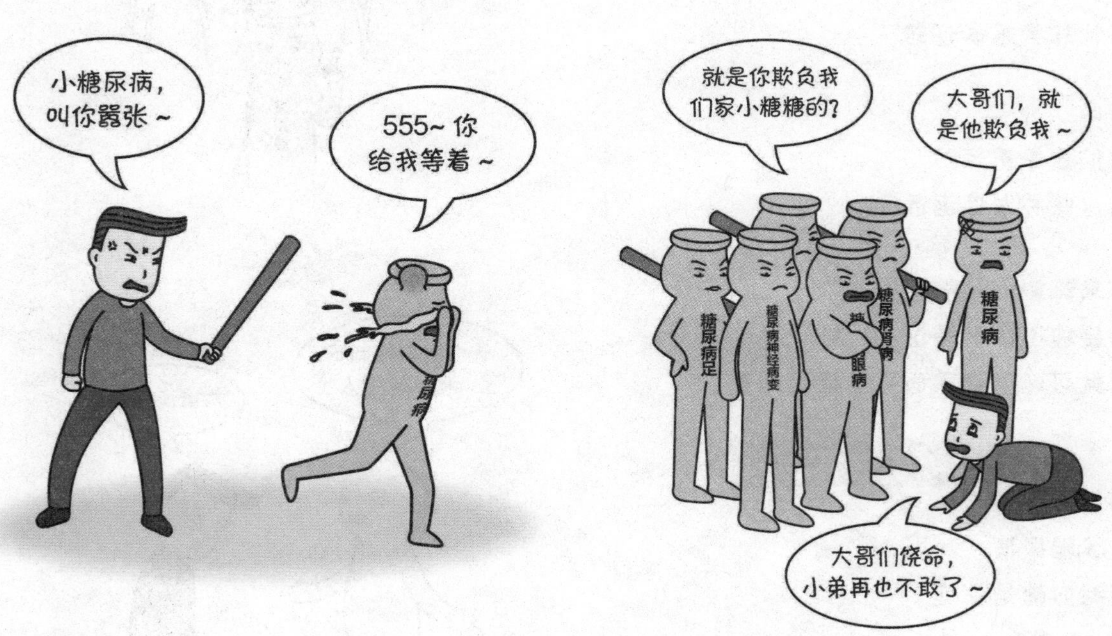

其实
糖尿病本身并不可怕
可怕的是它的并发症
目前已知的糖尿病并发症达 100 多种

一支穿云箭，千军万马来相见，出来吧我们的糖尿病并发症大军
糖尿病

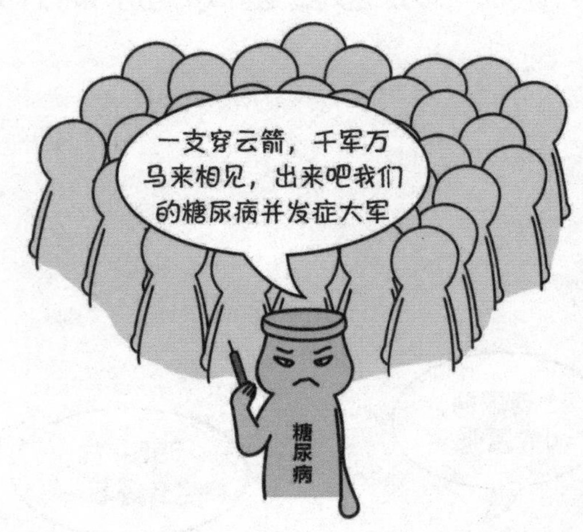

而且并发症一旦发生
一般都比较严重
药物非常难以逆转

所以
我们要着重预防
离这些并发症远远的

那又该如何预防呢？
只要你不做下面这 10 种人
你就可以离糖尿病并发症远一点

血糖不达标的人

连血糖都控制不了，何以掌控人生
大佬说得对

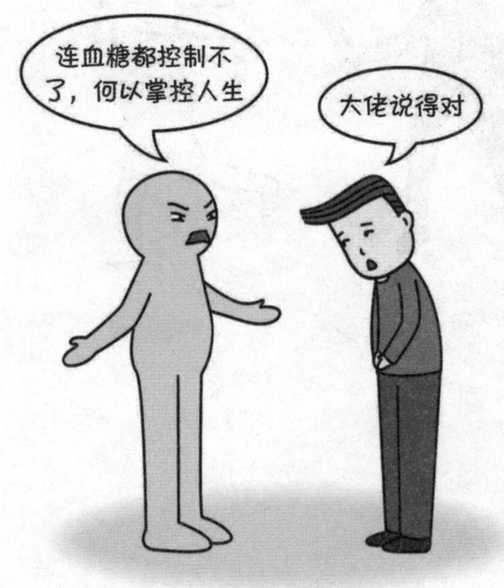

有了糖尿病
控制血糖是关键

空腹血糖超过 7.0mmol/L
或者餐后血糖超过 11.1mmol/L
糖化血红蛋白超过 6.5%
还有经常发生低血糖和血糖波动大
均会加速糖尿病并发症的发生

高血压人群

70%~80% 的糖尿病患者合并有高血压
这会加速糖尿病并发症的发生
糖尿病患者必须把血压控制在
140/80 mmHg 以下

滚~
我们做朋友好不好嘛~
糖尿病

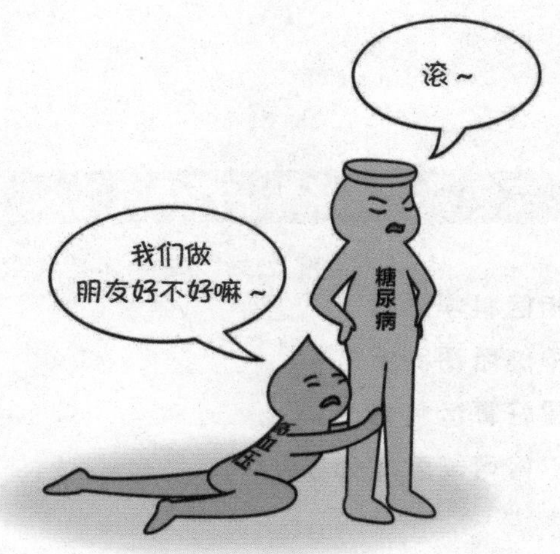

血脂异常人群

总胆固醇、甘油三酯、
低密度脂蛋白、高密度脂蛋白
四个指标只要有一个超标
就属于血脂异常

血脂异常会加速动脉硬化的形成
糖尿病心血管疾病并发症
发生风险会大大增加

都给我滚好吗~
我也想做你的朋友好不好嘛
糖尿病
高血脂

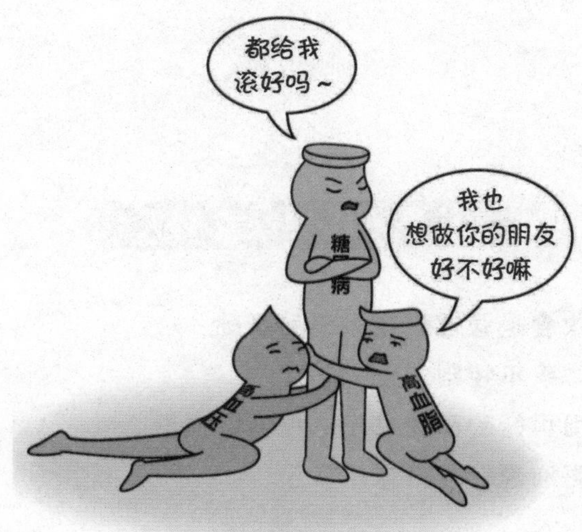

每天寻找糖尿病治疗偏方的人

大师，你
这个偏方真的
不收钱吗？
偏方治糖尿病

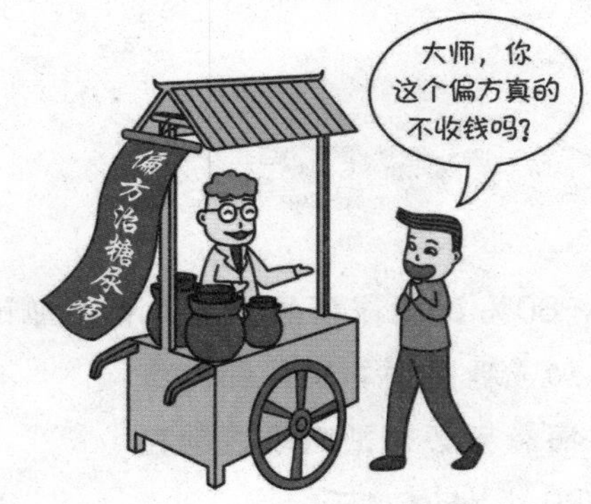

不相信科学治病

而相信所谓的偏方

治得好算运气好

治不好可能就成仙了

绝对不收
钱，只要命
偏方治糖尿病

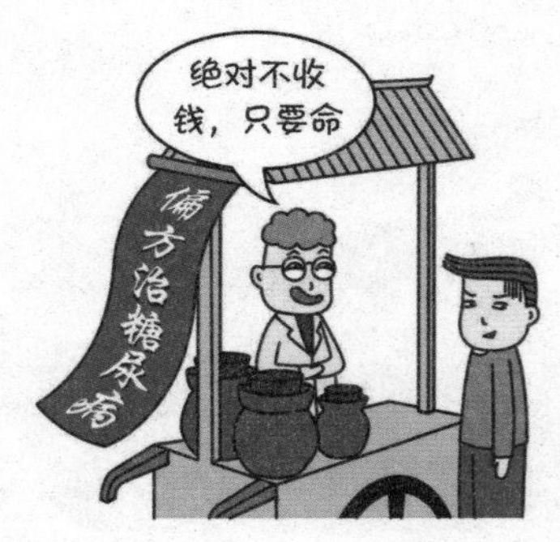

偏方不是万能的

不要轻易尝试

从来不控制饮食的人

老板再给
我加个鸡腿
血糖仪再给我
加高 10mmol/L

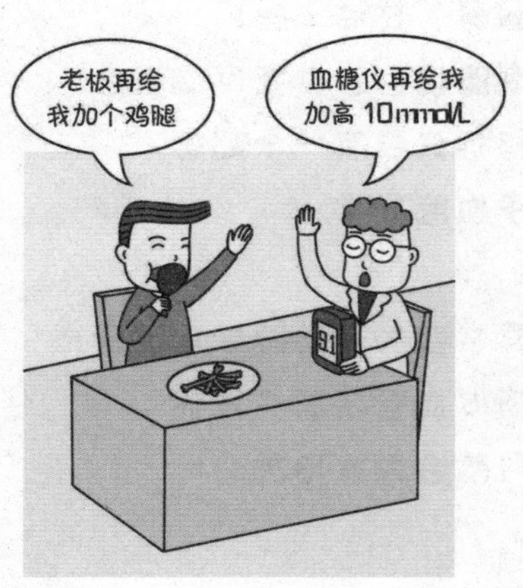

饮食是管理好糖尿病的基础

如果不控制饮食

用再好的药物也无法控制好血糖

更别说管理好糖尿病了

从来不测血糖的人

目前大多数早期疾病
只有通过体检才能发现
越早发现的糖尿病并发症越容易逆转

并不能通过感觉来控制血糖
而从来不做体检的人
发生严重糖尿病并发症的概率会更高

我感觉我血糖
控制得不错
我感觉你血糖
控制得不怎么样

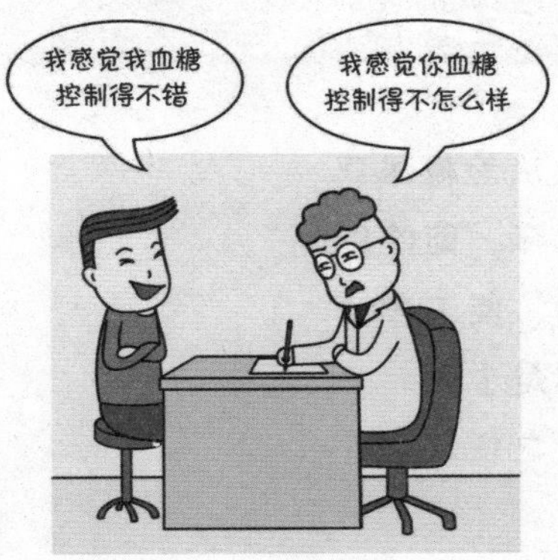

对糖尿病无知的人

对糖尿病越无知就越容易任性
任性吃喝不运动，随意熬夜不自律
生怕糖尿病并发症来得太慢了

每一位糖尿病病友
都应该学习糖尿病科普知识
制订属于自己的控糖计划
千万不能再任性了

爸，你
这是干嘛～
这不有糖尿病
嘛，我学习知识去

你也有今天，哈哈
哈哈，早去早回啊，今
天就不去接你了～
你个臭小子！

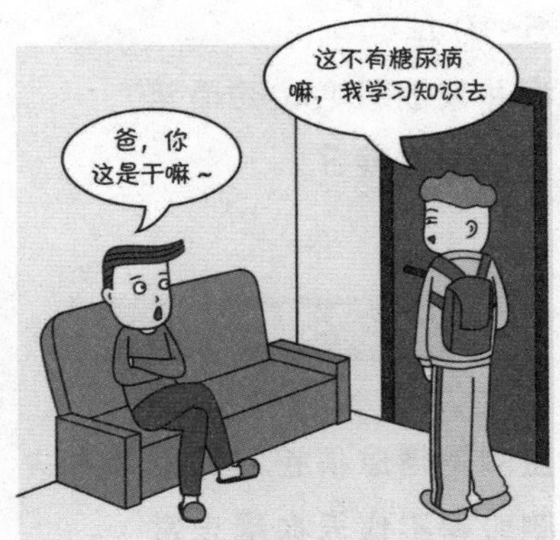

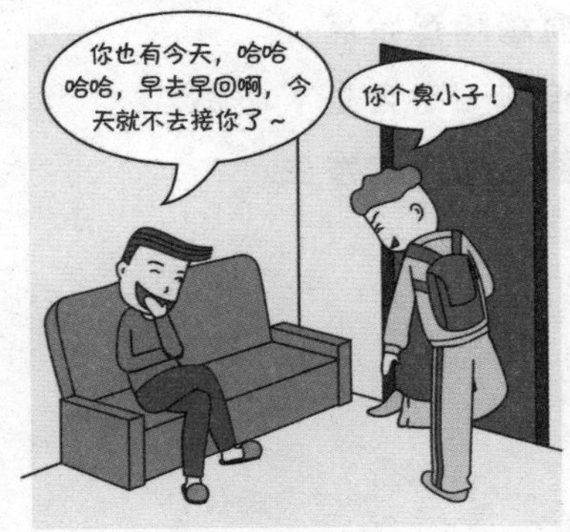

不把糖尿病当回事的人

有些人认为糖尿病
不痛不痒，能吃能喝
能运动、能工作
根本不是个病
于是听之任之

再过 10 年我
还是一条好汉
有本事你放
我 10 年试试
糖尿病

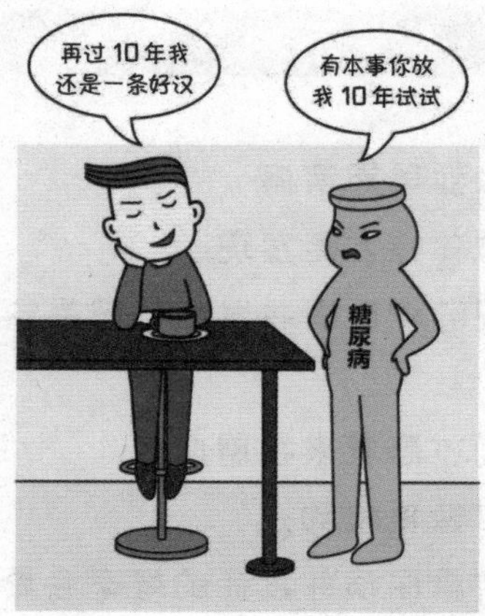

可能短时间不治疗影响不大
再过 5~10 年
糖尿病并发症就会如约而至
那时再后悔就晚了

不爱测血糖的人

今天你
测血糖没有

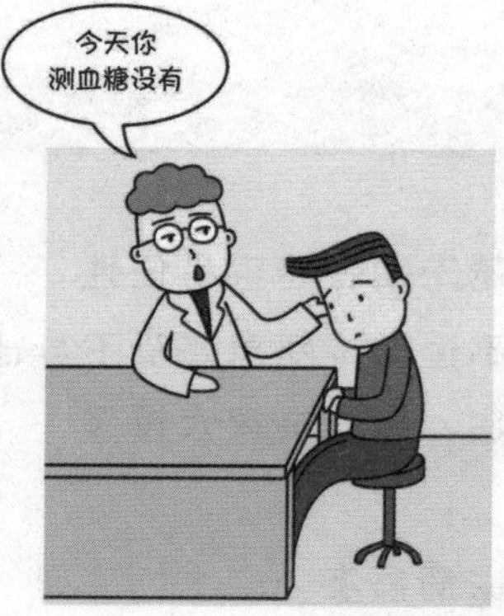

血糖监测是糖尿病控制的重要方式
不监测血糖不代表血糖正常
任由血糖随意发展
血糖控制一定会走下坡路
会加速糖尿病的发生

你看看我的
手，你看看!!

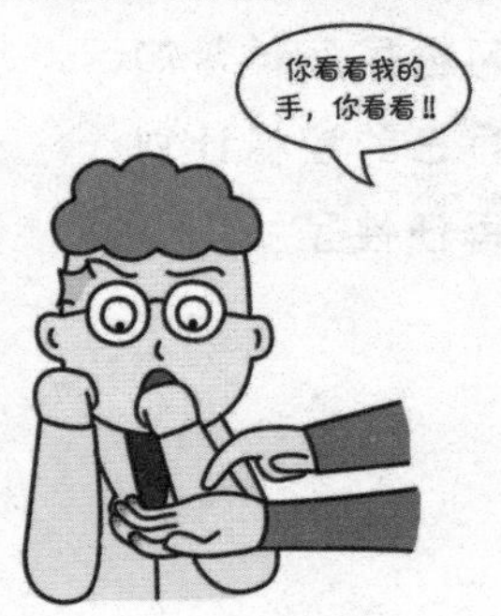

不遵从医嘱的人

医嘱算什么，我
自己就能控制好血糖
是你专业
还是医生专业

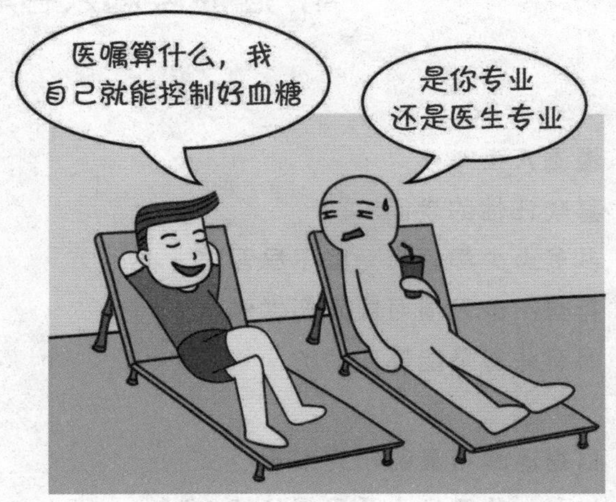

术业有专攻
医生给你的治疗建议
一定是有利于你控制病情的

但如果你不按医嘱来执行
自己想怎么样就怎么样
得～
那您还找医生干嘛？

如果你想控制好糖尿病
远离糖尿病并发症
记住
千万不要成为上面这些人

4. 癌症候选人名单，看看有你在吗？

你有什么习惯是持续了10年以上的吗？
吃饭！

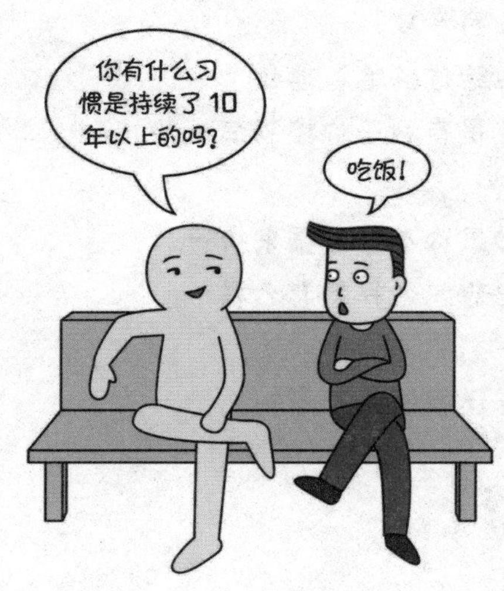

漫漫人生路
喜欢任性的我们
多多少少都会有一些不良习惯
有些不良习惯可能无伤大雅
而有些却是能够致命的

根据还算可靠的研究发现
如果一些不良生活习惯持续 10 年
就有可能成为
“癌症候选人”

你有权保持习惯，但是你的习惯将成为你患癌的呈堂证供
555~ 我再也不敢了~

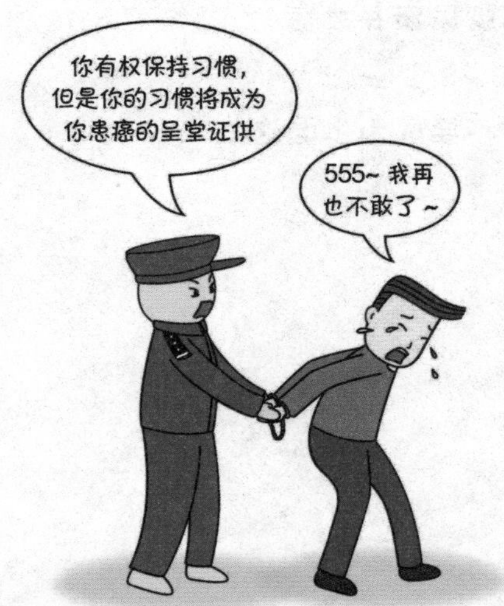

如果不想成为“癌症候选人”
就必须摒弃掉一些不良恶习
或者说是非常糟糕的生活习惯

如果你有以下习惯
为了生命安全着想
我们建议你立即停止

老吃滚烫的东西，喝滚烫的水

滚烫的食物和水
会烫伤食管黏膜
引发口腔黏膜炎、食管炎等
时间久了
就会发生癌变

所以吃东西的时候如果觉得烫
千万不要着急咽下去
一定要晾一晾、凉一凉

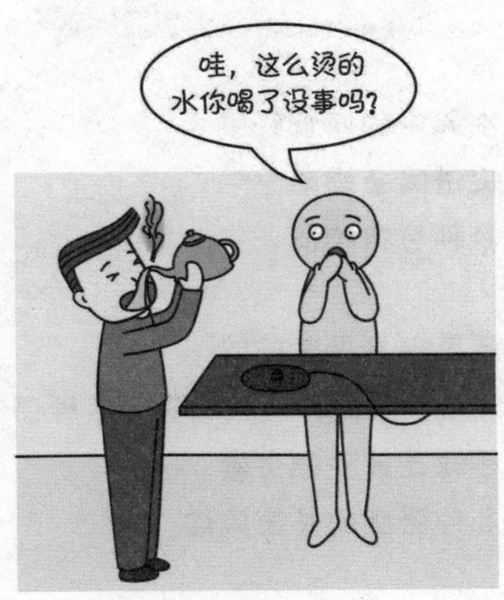

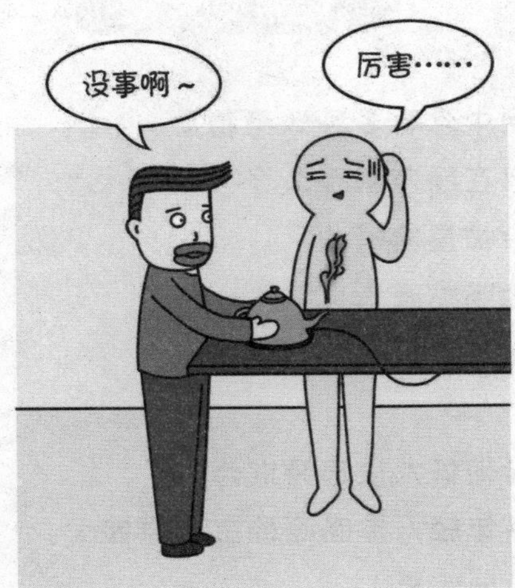

蔬菜水果吃得少

兄弟们，顶住啊，主人的身体就由我们来守护了

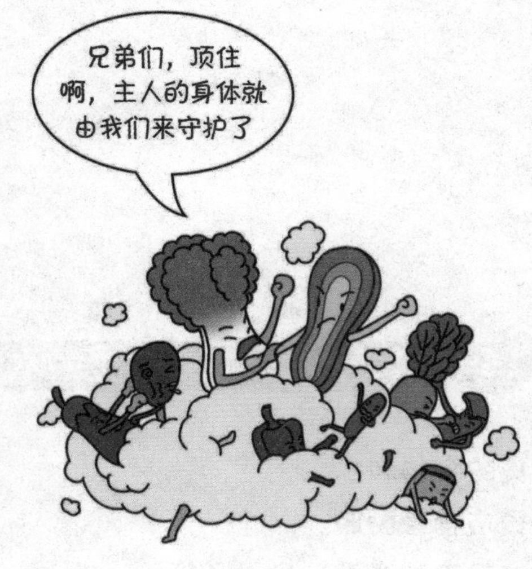

蔬菜水果中的膳食纤维
可以促进肠道蠕动
带走多种有害物质

不吃蔬菜容易导致肥胖
而肥胖与乳腺癌、前列腺癌等多种癌症有关
也容易缺乏各种维生素
增加多种癌症的患病风险

经常憋大便

生活就像排便，明明已经很努力了，蹦出来的却是个屁

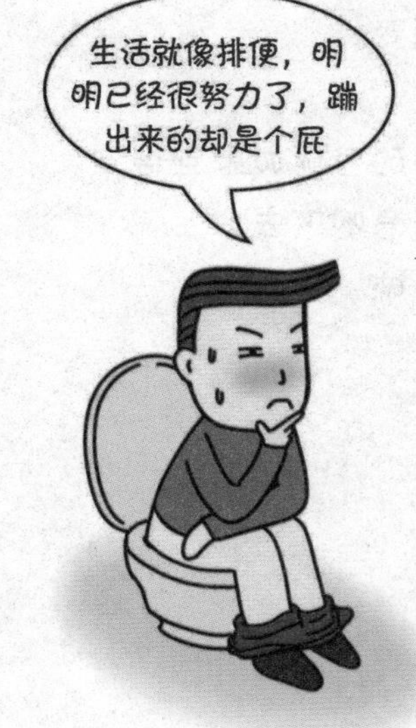

粪便中含有多种致癌物质
一旦在肠道积存久了
就会被重复吸收
刺激肠黏膜
增加患癌风险

没时间排大便已经成为
许多年轻人患肠癌的主要原因
所以一定要
养成一个良好的排便习惯

经常熬夜

这可能是年轻人猝死最大的因素了
熬夜不仅会扰乱生物钟
而且会破坏褪黑素的形成
内分泌失调、痤疮、长痘
这些都不用说

白血病、乳腺癌、前列腺癌等癌症
也会找上门
所以熬夜蹦迪、通宵打游戏这些
我们还是想想就好

大爷您好，我看您健步如飞，精神抖擞，有什么养生秘笈吗？
每天饮食无规律，睡得晚，起得早，一天3包香烟，从未间断！
大爷您今年高寿？
28~

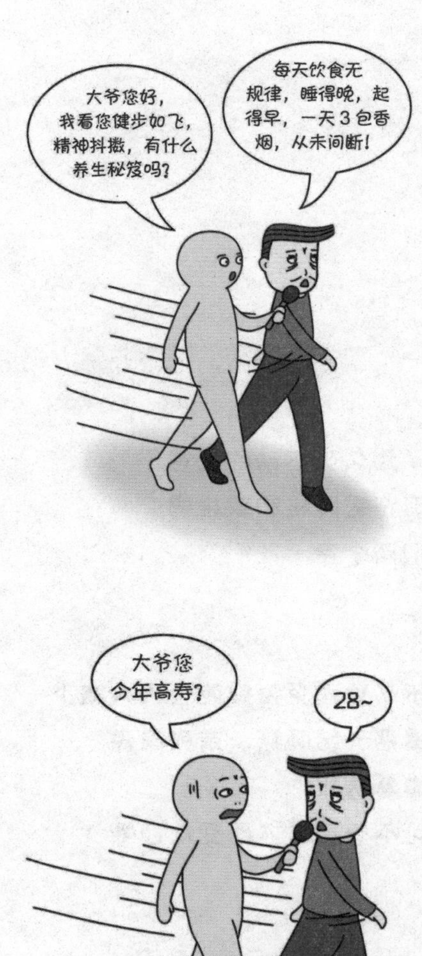

坐下就不想动

你们以为久坐不动的危害
就只有伤害腰椎和颈椎吗
送你们两个字
天真

久坐不动体内免疫细胞会大大减少
什么胃癌、结肠癌、前列腺癌
都会排着队找你
你们可不想在这方面受欢迎吧

你快起来，都坐了10几个小时了~
不，我正在练习“葛优瘫”

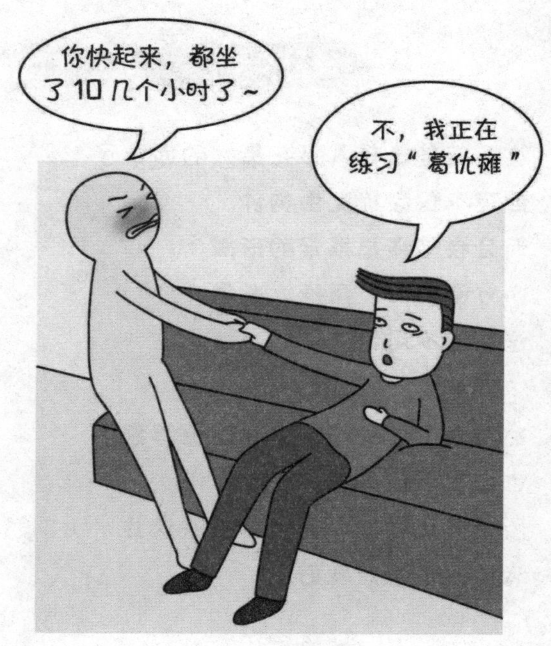

叶子的离去，
是风的追求，还
是树的不挽留～

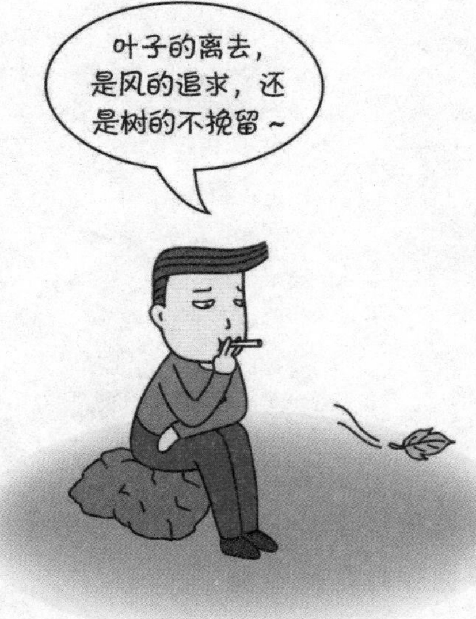

长期精神抑郁

愉悦的心情是癌细胞的天敌
生活中爱较真又不爱表达的人
容易导致内分泌和免疫系统
处于亢奋和紧张状态
从而导致乳腺癌和卵巢癌

而过于追求完美的人
得胃癌和胰腺癌的风险更高

赶紧起来搬砖
是～是～

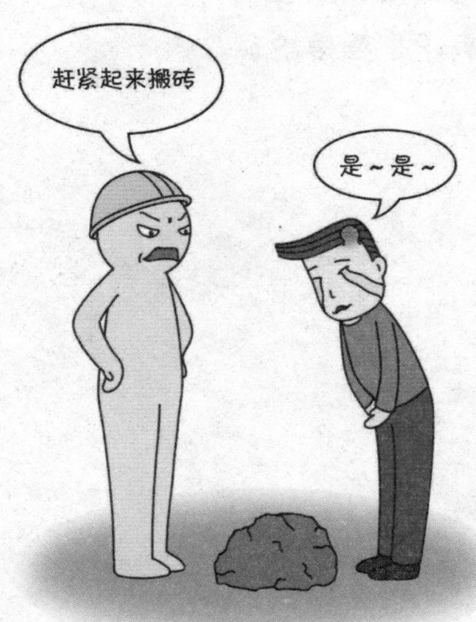

所以
不管有什么都不如有一个愉快的心情
保持乐观
癌症就会自动远离你

兄弟们，又
可以出去浪了，
哈哈哈哈
HPV
淋病
梅毒

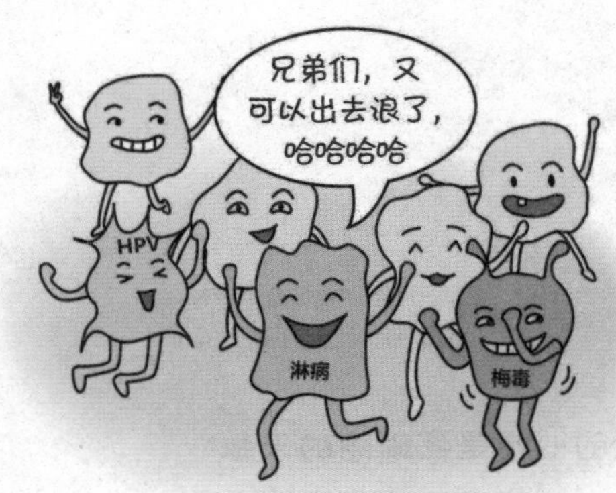

不戴安全套

人乳头瘤病毒 (HPV) 是宫颈癌的元凶
主要途径就是性传播
减少不安全的性行为
必要时使用安全套
女人啊还是要爱护自己

嘿嘿，有我
套套在，你们休
想为非作歹
HPV
淋病
梅毒

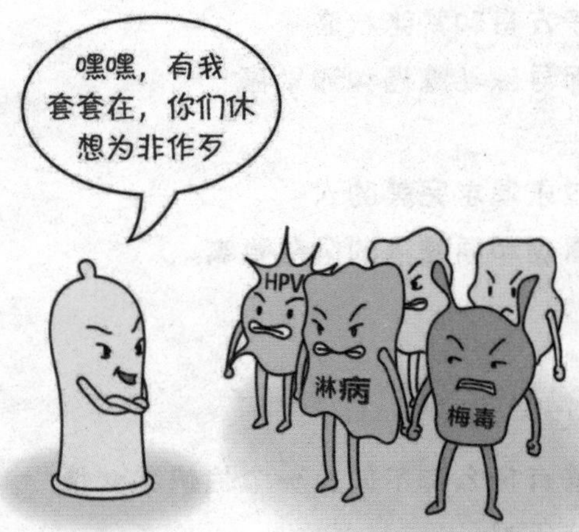

经常吸二手烟

吸烟除了会导致肺癌
还会导致……让我数数
鼻咽癌、口腔癌、食管癌
甚至膀胱癌、肾癌、胰腺癌和胃癌等

可谓是一支烟在手，全身都遭殃
而吸二手烟的危害更大
可能吸烟的人没什么问题
被动吸烟那个就倒下了

谁敢再让
我吸二手烟，我
就拿这个喷他

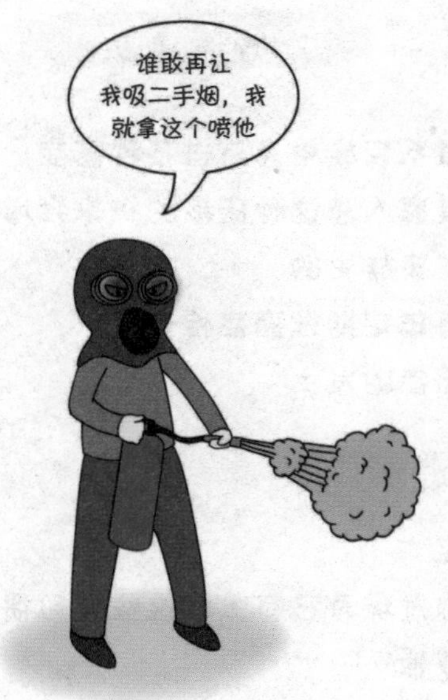

装修过于豪华

很多装修建材里面
都含有致癌的化学成分
装修越豪华
让身体受伤的概率就越大

而装修的污染
更有可能让儿童患上白血病
所以装修期间一定要开窗通风
装修完后通风 2~3 个月再入住

装修又抽烟，
赛过活神仙
我看你马上
就要见神仙了~

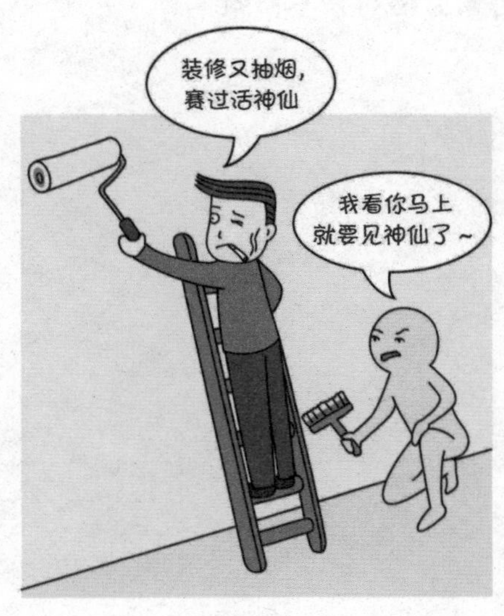

家人有患癌史

你有没有亲
人患过癌症的
我舅舅的姑父的
表姐的表弟的……
好像有过癌症

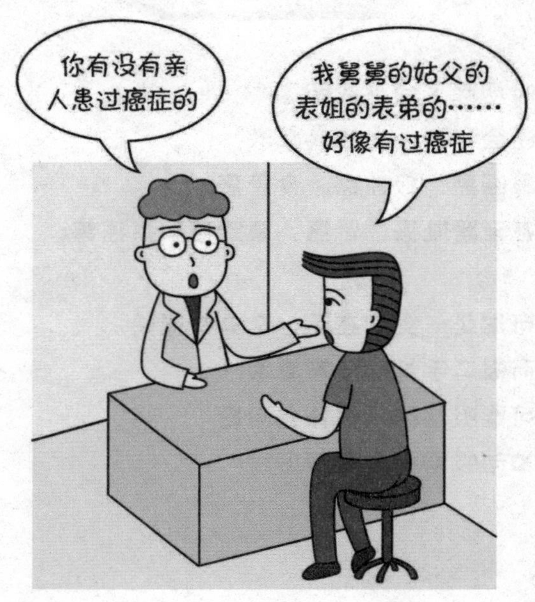

如果直系家族中患有过某种癌症
那么其家人患这种癌症的概率会增加
有癌症家族史的
最好每年定期做癌症检查
预防癌症的发生

所以呢
如果你发现自己有上面这些坏习惯
赶紧改掉
不然说不定哪天就“中奖”了
到时候后悔可来不及哦

5. 如果你想离癌症远远的，就好好看看这个

不知道大家有没有这种感受
现在的癌症
好像离我们越来越近了

我们总是能听到
身边的谁谁得癌症了
又有谁谁得癌症走了

你听说了吗，他好像得癌症了
不是吧，什么癌症啊

听说是懒癌！

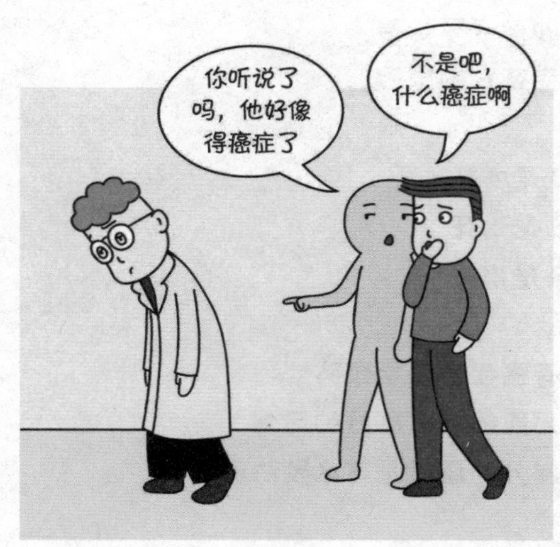

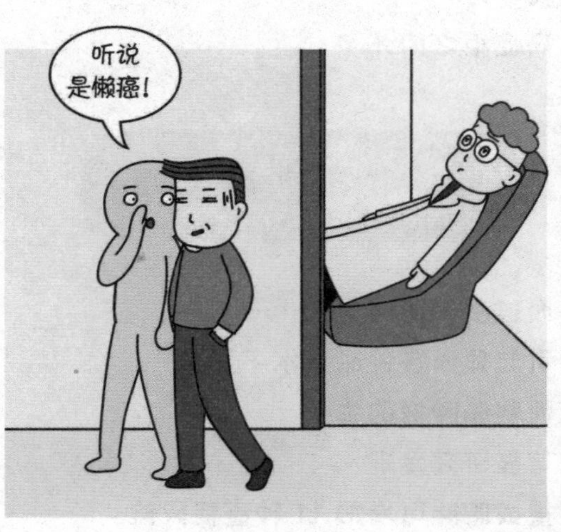

全球每年约有 1400 万人被诊断为癌症
约有 880 万人因癌症病发死亡
而肿瘤专家认为
癌症死亡的原因

那我没有
癌症的怎么说

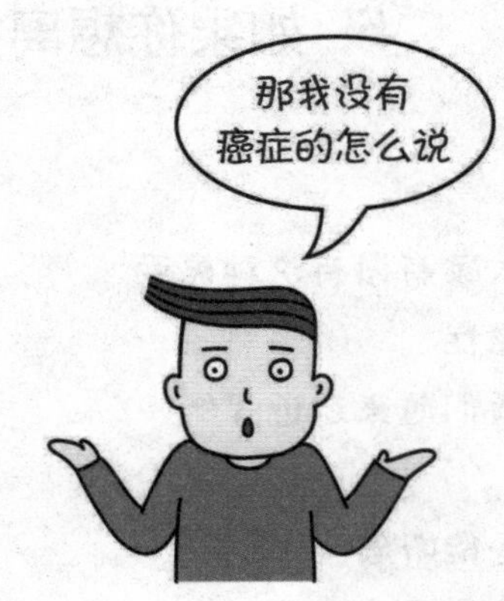

1/3 是吓死
1/3 是治死
1/3 是病死

没有癌症当然要预防
如果能够养成良好的习惯
大部分的癌症是可以预防的

10 条超棒的肿瘤专家的防癌建议
认真学习
将癌症拒之门外

体重超标 减肥是头等大事儿

你每天运动那
么多还长胖了，感
觉没有效果啊

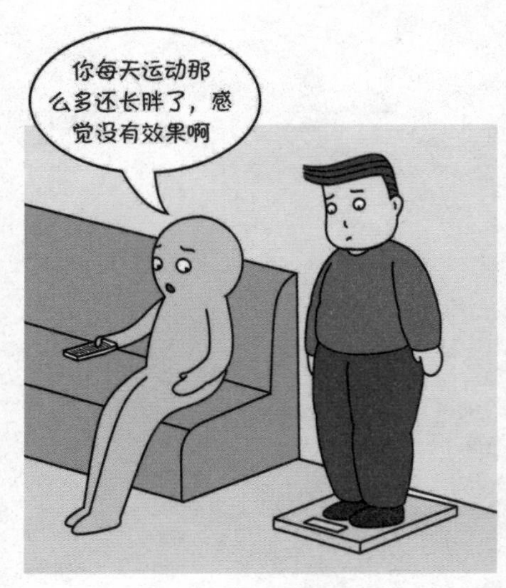

体内过多的脂肪
会引起体内各种激素水平异常
从而刺激肿瘤的生长
据可靠研究发现
超重或肥胖可增加 11 种癌症风险

保持健康的体重
是预防癌症最重要的事情之一
在正常的 BMI(18.5~23.9) 范围内
保持尽可能低的体重指数

怎么没有效果？每次运动完我都能多吃一两碗
……

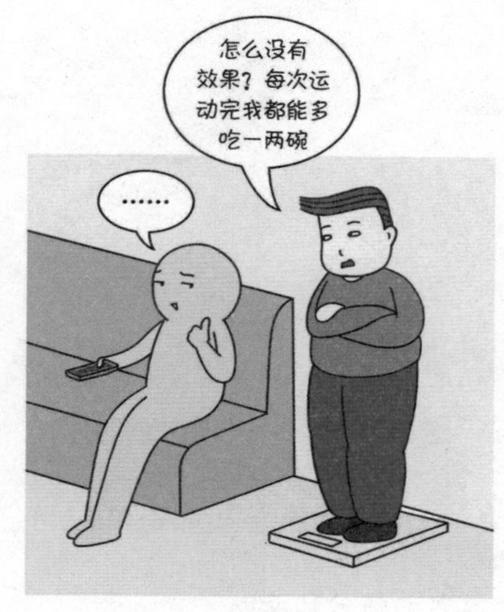

每天至少运动 30 分钟 千万别久坐

相比缺乏锻炼的人
达到最低运动推荐水平的人
癌症死亡风险可以降低 20%

教练，这里蚊子太多了，都被咬好几个包了
你懂什么，这才是有痒运动
痒
痒

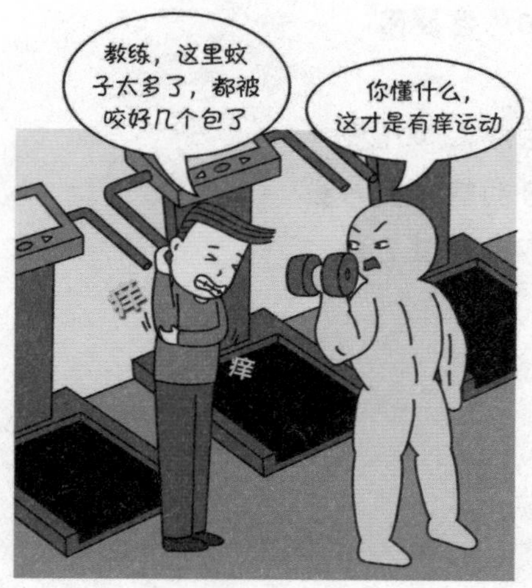

任何形式的体育锻炼
都有助于降低癌症风险
每天至少保持 60 分钟的身体活动
或 30 分钟以上的有氧运动

拒绝含糖饮料
限制高能量食物摄入

小朋友，糖
吃多了会吃
坏身体哦

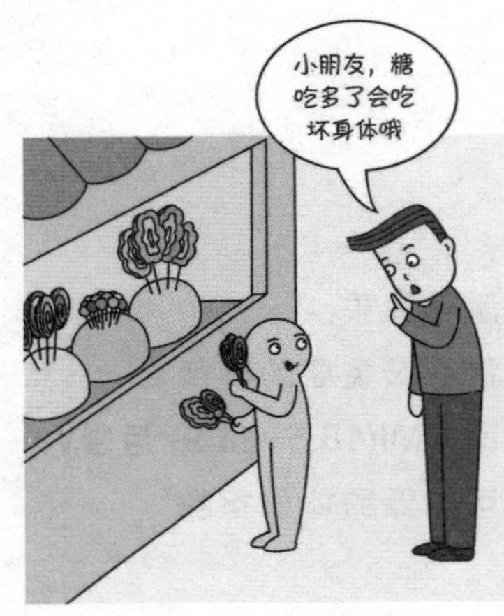

摄入过多的糖分和脂肪
会引起糖尿病和肥胖
增加患癌风险

是嘛，吃
糖吃的吗？
我奶奶活
了103岁~

不论成人和儿童
每日的糖分摄入量
都不应超过25g

不是，我
奶奶从来不
管闲事

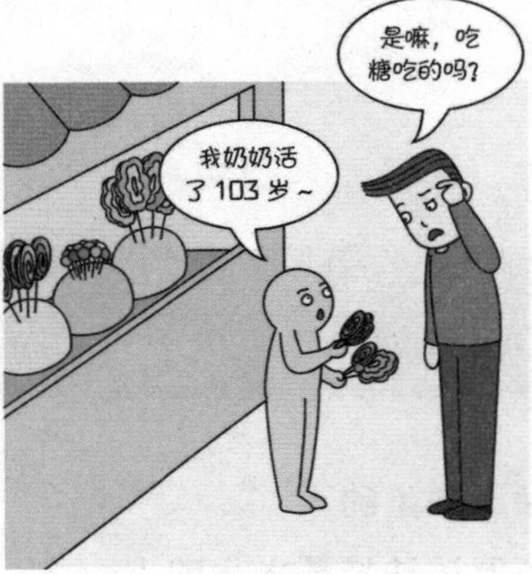

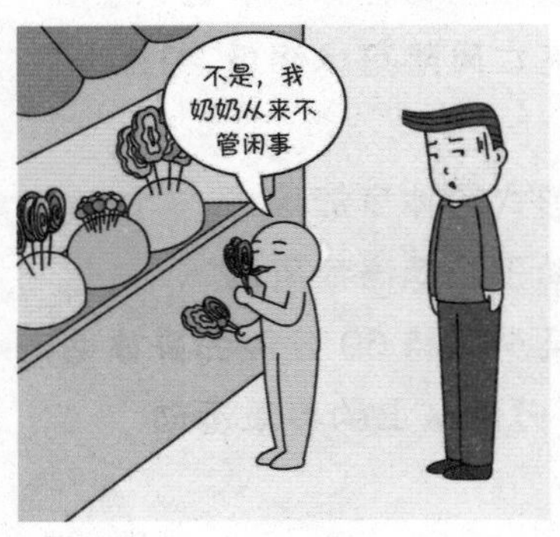

每顿饭 2/3 的植物性食物

在癌症的发病因素中
有 60% 的因素取决于个人生活方式
而个人生活方式的因素中
饮食是居首位的

我是个素食
主义者，我只
吃食草动物

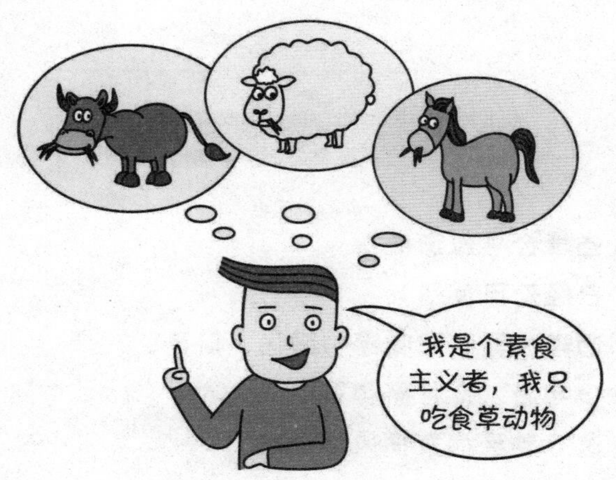

不吃或者少吃水果
各项癌症的发病率都会直线上升
建议每日水果摄入量 300g 以上

限制红肉摄入 避免加工肉制品

什么是红肉？
就是猪肉、牛肉、羊肉等哺乳动物肉类
世界卫生组织将红肉列为 IIA 类致癌物
将加工肉类列为 I 类致癌物

你说我吃
多了肉会不会
变得像猪一样
怎么会，你
吃再多也只有
两条腿啊

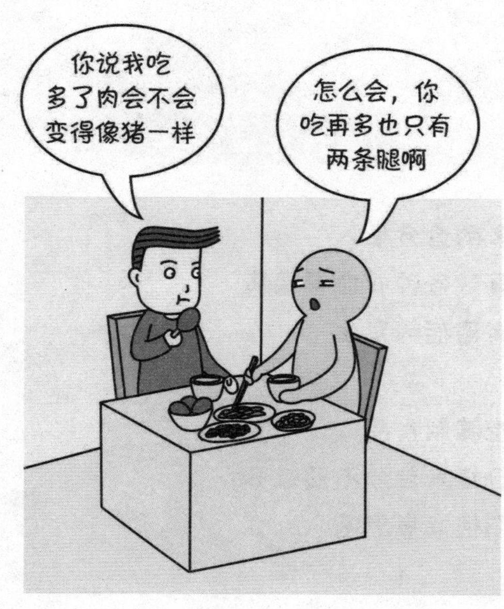

每天多吃 50g 红肉
癌症发病风险就会增加 11%
因此专家建议
每天摄入量不要超过 500g

严格限制酒精摄入量

你身体都
这样了，怎么
还在喝酒
说出来你
可能不信，是
酒先动的手

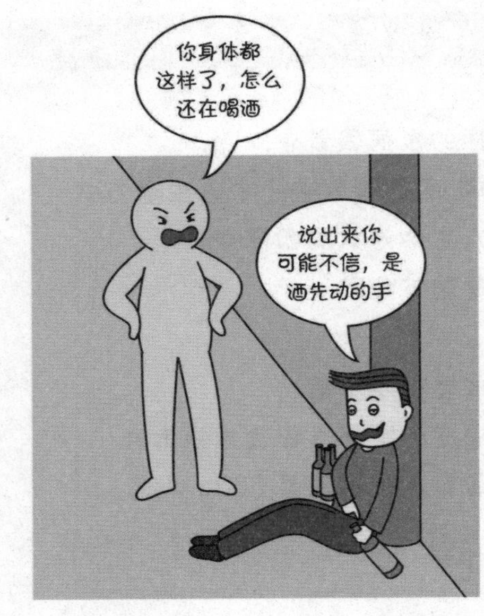

酒精会导致癌症

已经无可反驳

酒精会导致乳腺癌、肠癌、肝癌、

口咽癌、食管癌和胃癌

这 6 种癌症发病风险增加

保持低盐饮食

大家还记得 2011
年抢的盐吗，我现
在终于吃完了……

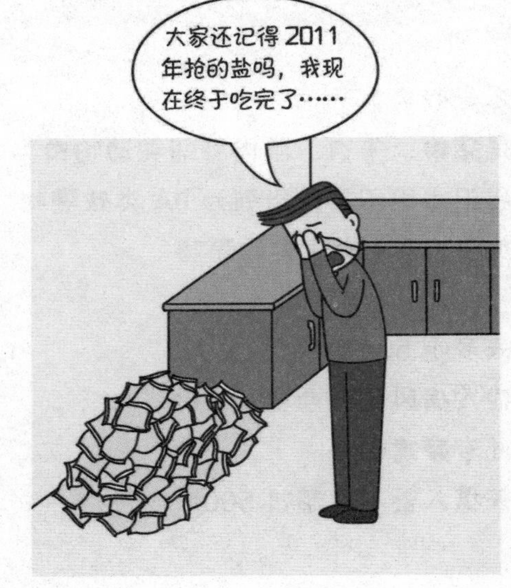

过多的盐分摄入

会导致各种心血管疾病

还有癌症的发生

少吃腌制食品

每日摄入盐分不超过 6g

你们懂我意思吧

不依赖营养补充剂预防癌症

医生，我是不是缺乏维生素啊，感觉每天都不开心
维生素倒是不缺，缺钱倒是真的

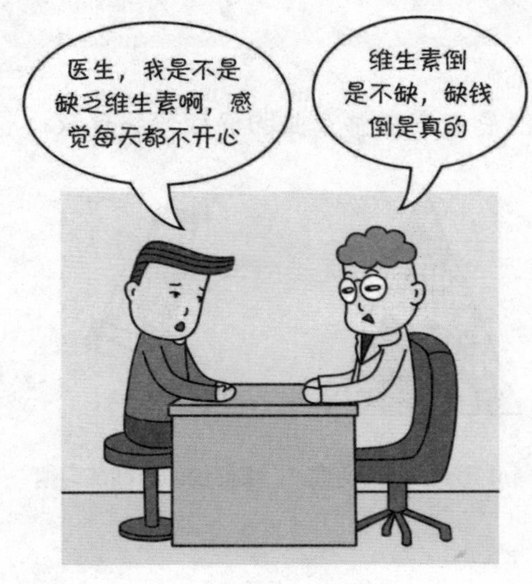

听说吃营养补充剂可以预防癌症？
真的不要太天真
过量的营养元素
会增加癌症发生的风险

我们应尽量从食物中获取营养素
只有在临床指导或生化指标
提示营养素缺乏时
才需要考虑服用营养补充剂

母乳喂养，让妈妈和孩子更健康

宝贝乖，来喝奶了~
一边去，你凑什么热闹

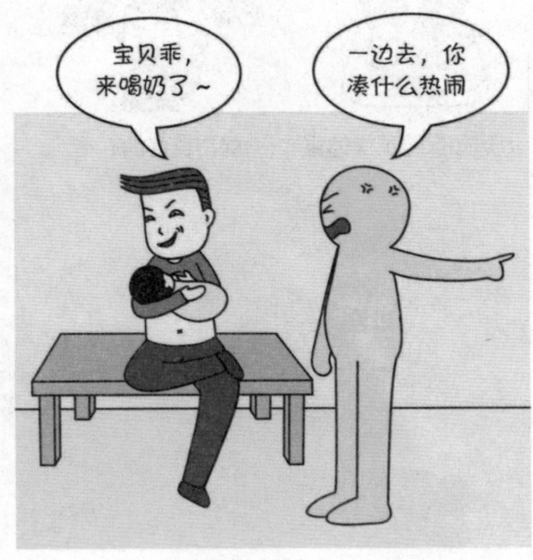

母乳喂养可降低乳腺癌的风险
也可以帮助宝宝保持健康体重
建议在条件允许的情况下
坚持母乳喂养6个月

癌症幸存者的健康生活指导

癌症患者应遵循专业的癌症预防建议

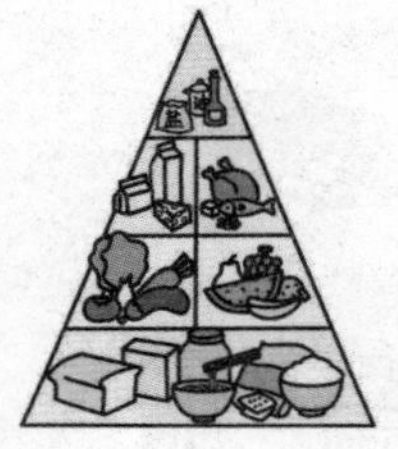

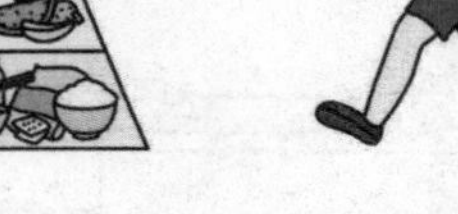

形成健康的膳食习惯　　良好的体育锻炼习惯

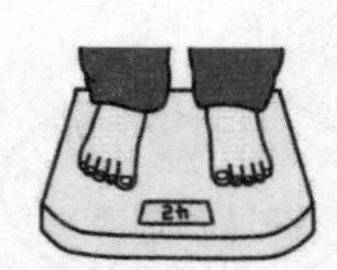

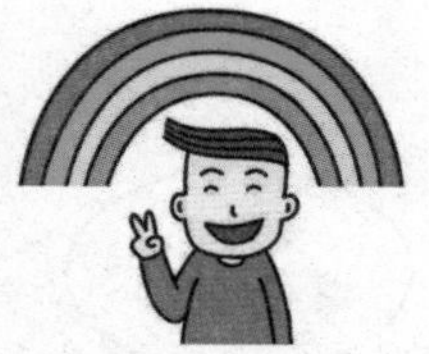

达到和保持正常体重　　保持良好的心情

促进整体健康状态

改善预后

有质量地长期生存

最后

一定不要吸烟！

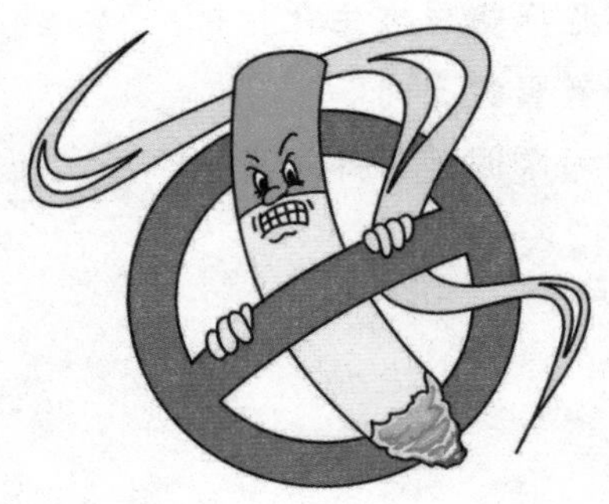

6. 有这 5 个坏习惯，再年轻也会得癌症！你中了几个？

@全晓平

27 岁，无业，乳腺肿瘤

@丁一酱

35 岁，兼职漫画家，神经内分泌肿瘤

@戎泽

31 岁，胃癌，主持人

@陈桔桔

24 岁，腮腺淋巴上皮瘤，未婚妈妈

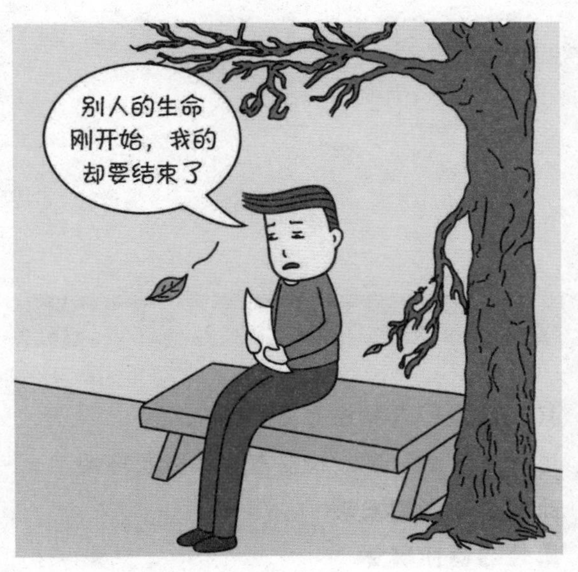

不知道大家看到上面这一组案例
会有什么感想
（以上案例来自丁香医生）

不管你们怎么想
有一点大家都能看到的是
他们都非常年轻
年轻到不敢相信他们会得癌症
用他们自己的话来讲就是

说出来你们可能不信
在过去 13 年间
年轻人癌症的发病率增加了近 80%

上面这些案例还只是冰山一角
在现在这个时代
癌症已经不再是老年人的专利

年轻人，
想要得癌还早
着呢，多活个几
十年再说吧

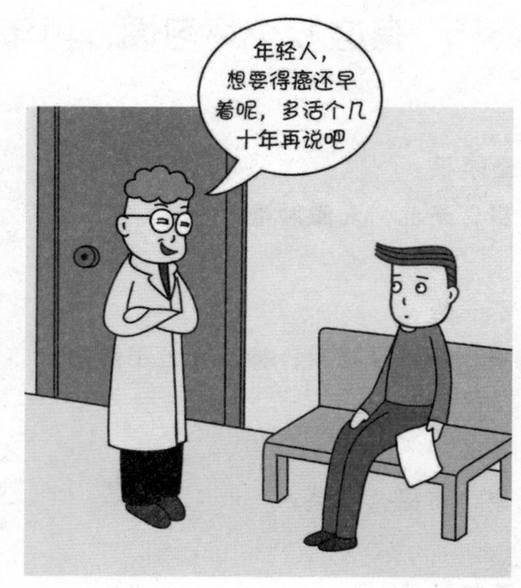

为什么年纪轻轻的就得了癌症?

其实人为因素就占了 80% 以上
也就是生活习惯、饮食方式和成长环境
而根据我们的发现
年轻的癌症群体
普遍都有一些共同的习惯

下面就来讲讲那些会致癌的坏习惯
如果你不想年纪轻轻的就患上癌症
还是趁早放弃这些习惯为妙

现在的
年轻人真是
不得了啊
不好意思，
我已经得上了

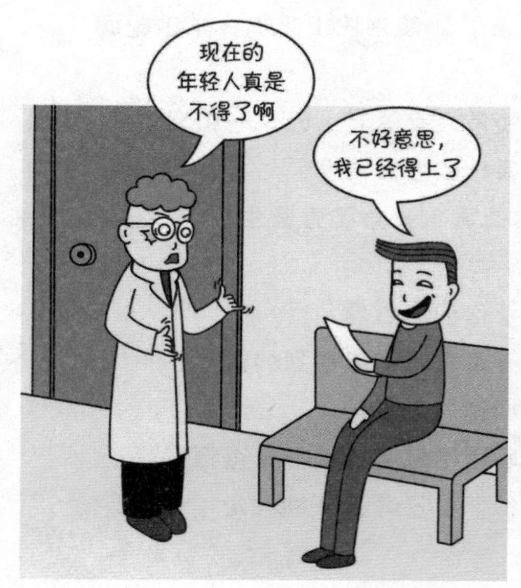

无节制大吃大喝或暴饮暴食

现在年轻人很多都是享乐主义
随时随地都能任性地吃
有的吃得太多、暴饮暴食
有的挑食、有的又过分节食
果蔬吃得太少，饮水不足
营养摄入不均衡

饮食不节制
肥胖、长痘、便秘、营养不良、胃炎、咽喉炎等危害接踵而来
后面还有胃癌、结肠癌这些在等着你们

哇！好饱，终于吃完了，我们走吧
这才刚开胃呢，老板上菜~

我想知道你的胃是用什么做的？
用饭做的~

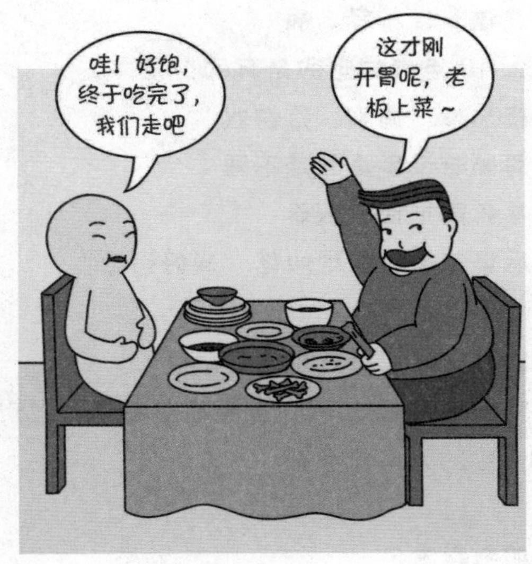

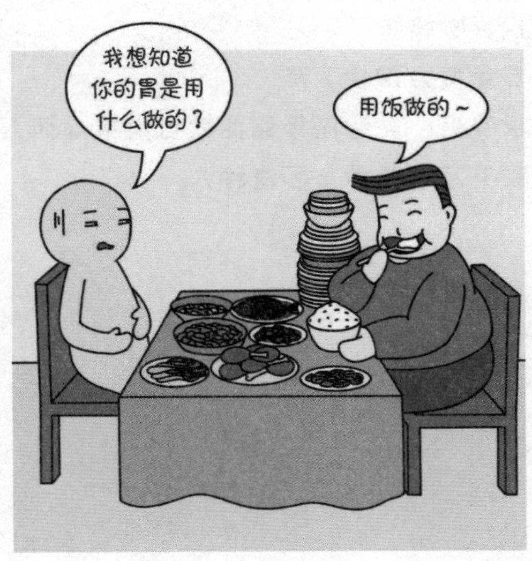

熬夜成性，睡眠无规律

现在这一代年轻人啊
晚上 10 点前睡觉的是真的少见
熬夜加班、追剧、打游戏
就算躺着没事也就是不睡
看看床能把他怎么着
然后第二天嗷嗷地叫着“我好困”

反正还有这么多
人陪我一起熬夜，要
得癌大家一起得，我反
手再玩两小时手机

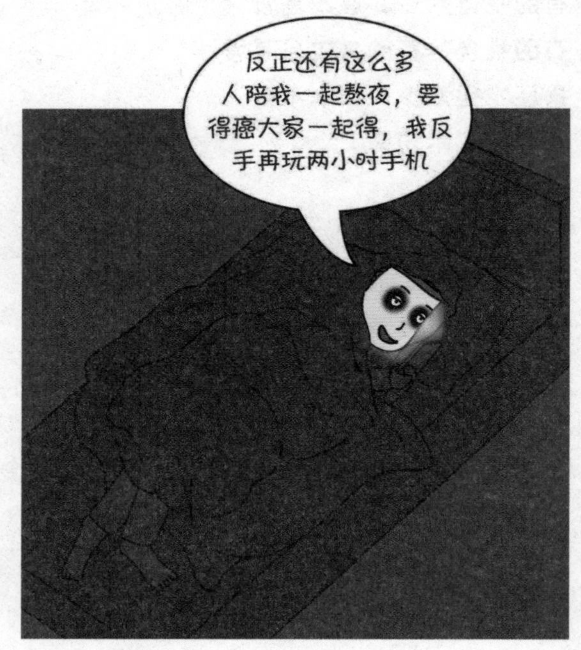

英国科学癌症研究中心
研究一千余名 35~50 岁癌症患者病例发现
99.3% 的人常年熬夜

长期睡眠不足
不仅影响精神
全身免疫力都会下降
甲状腺癌、乳腺癌等癌症就可能乘虚而入
大家千万不要学上面这种人

宅男宅女，缺乏运动

现在很多人下班一回家
躺的姿势比葛优还标准
上班一动不动
下班也一动不动
运动量严重不足

久坐会导致女性患癌
特别是乳腺癌、卵巢癌等的风险上升
而男性的前列腺、肾脏和心脏等
都会受到久坐的伤害
没事动一动总是有好处的

好久没运动了，要不我们出去走一走吧
难得被宅男邀请一次，走啊

好了，我累了，回家吧
你才刚踏出一步，门都还没出呢，还真是走一走啊

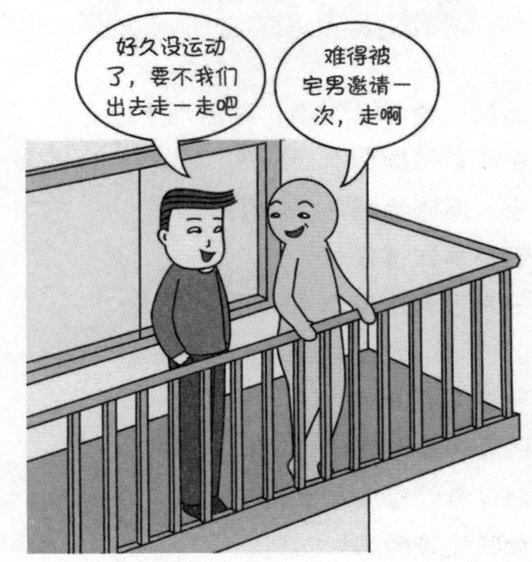

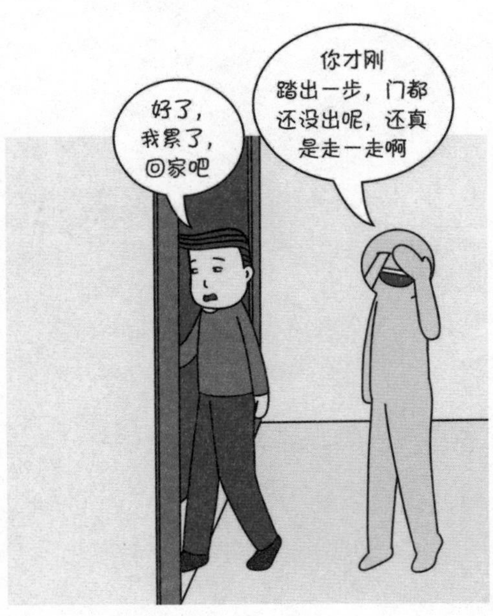

吸烟喝酒，长期不戒

俗话说：抽烟又喝酒，活到九十九
现在还真不能信
年轻人酗酒抽烟
眼下身体扛得住
年纪大了就慢慢吃不消了

80% 左右的肺癌
发病原因是长期吸烟
长期过量饮酒会加重肝脏负担
诱发肝癌等肿瘤

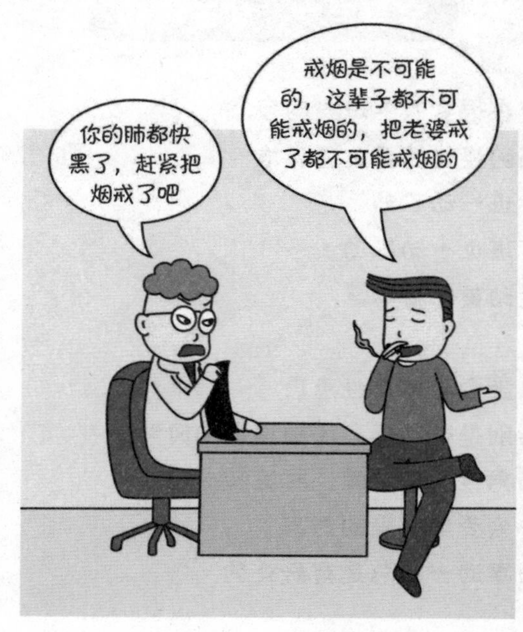

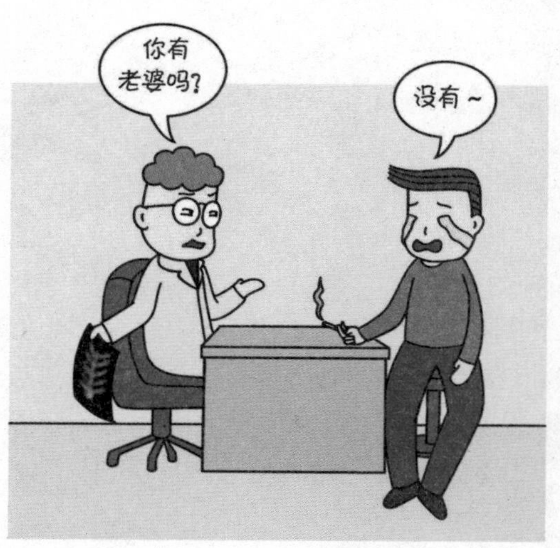

压力过大，不懂疏导

现在的年轻人啊
压力比山还大
读书时有学习成绩的压力
毕业后有找不到对象的压力
成家后有养小养老的压力

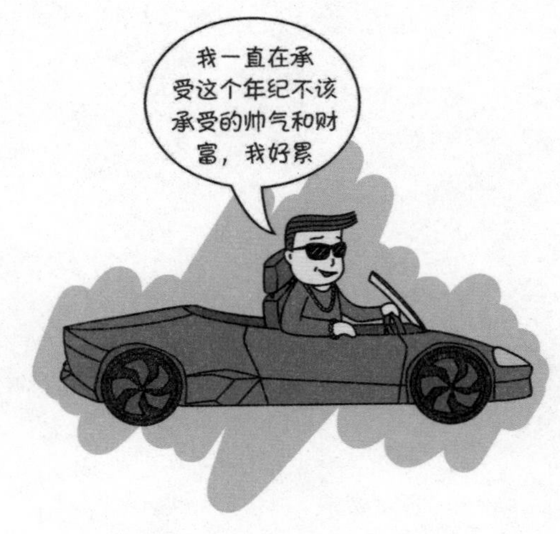

压力太大
精神和心理又长期不能得到调整
情绪和身体就容易崩溃
癌症发病年龄很有可能提前

以上这些
你们中了几个呢
如果不想癌症太早找上你
就要主动改变这些坏习惯

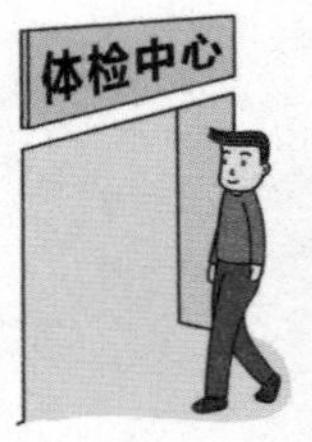

定期体检

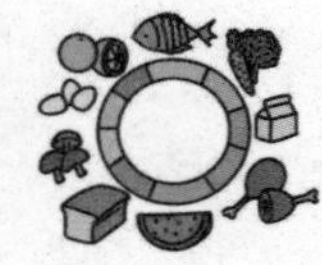

多样化饮食

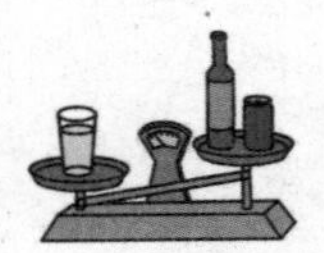

多喝水，少喝酒和饮料

你永远不知道明天和意外哪个先来
但是我们可以让意外到来的概率
更小一点

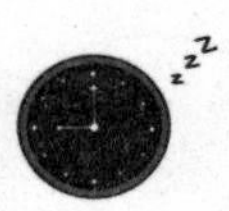

作息规律不熬夜

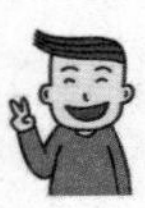

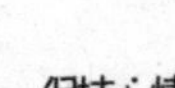

保持心情放松，心态平和

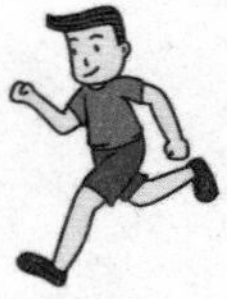

增加运动量